DE MOOIE

VOEDSEL-MACHINE

Van Giulia Enders is verschenen:
De mooie voedselmachine ◆

◆ Ook als e-book verkrijgbaar

MIX
Papier van verantwoorde herkomst
FSC® C004472
FSC www.fsc.org

Uitgeverij Luitingh-Sijthoff en drukkerij Bariet vinden het belangrijk om op milieuvriendelijke en verantwoorde wijze met natuurlijke bronnen om te gaan.

GIULIA ENDERS

DE MOOIE VOEDSEL-MACHINE

DE CHARME VAN JE DARMEN

ALLES OVER DE DARMEN, EEN ONDERSCHAT ORGAAN

Met illustraties van Jill Enders

Vertaald door Jolanda te Lindert

uitgeverij luitingh-sijthoff

De adviezen in dit boek zijn afkomstig van de auteur. De uitgeverij heeft ze zorgvuldig beoordeeld en gecontroleerd, maar toch kunnen ze deskundig medisch advies niet vervangen. Om die reden nemen de uitgeverij en de auteur geen enkele verantwoordelijkheid voor de inhoud van het boek. Om dezelfde reden aanvaarden de uitgeverij en auteur geen aansprakelijkheid voor de gevolgen van schade aan goederen of personen.

Eerste druk 2014
Zevende druk 2014

Oorspronkelijke titel: *Darm mit Charme*
Vertaling: Jolanda te Lindert
Omslagontwerp: Janine Jansen
Illustraties omslag en binnenwerk: Jill Enders
Auteursfoto: Jill Enders

ISBN 978 90 245 6586 3
NUR 320

www.lsamsterdam.nl
www.watleesjij.nu
www.boekenwereld.com

Voor alle alleenstaande ouders die evenveel energie en liefde voor hun kinderen opbrengen als onze moeder voor mijn zus en mij.

En voor Hedi.

Inhoud

Voorwoord

Ik ben met een keizersnee ter wereld gebracht en kon geen borstvoeding krijgen. Daardoor ben ik het perfecte voorbeeldkind van de darmwereld in de eenentwintigste eeuw. Als ik toen al meer over de darm had geweten, had ik weddenschappen kunnen afsluiten over welke ziekten ik in de toekomst zou krijgen. Eerst had ik last van lactose-intolerantie. Ik heb me nooit afgevraagd waarom ik vanaf mijn vijfde opeens wel weer melk kon drinken, en soms was ik dik en dan weer mager. Daarna ging het lange tijd goed met me, tot 'de wonden' opeens verschenen.

Op mijn zeventiende kreeg ik zomaar een wondje op mijn rechterbeen. Dat wondje wilde maar niet genezen en daarom ging ik na een maand naar de dokter. Zij wist niet echt wat het was en schreef me een zalfje voor. Drie weken later zat mijn hele been onder de wonden, en kort daarna mijn beide benen, mijn armen en rug. Vaak ook mijn gezicht. Gelukkig was het winter en dacht iedereen dat ik herpes had en dat het wondje op mijn voorhoofd een schaafwond was.

Geen dokter kon me helpen, ze gingen ervan uit dat het wel neurodermitis zou zijn. Ze vroegen of ik erg gestrest was en of ik me psychisch misschien niet goed voelde. Cortison hielp een beetje, maar zodra ik daarmee stopte, kwam alles gewoon weer terug. Een jaar lang droeg ik 's winters én 's zomers kousen, om te voorkomen dat mijn wonden vochtig werden door mijn broek. Op een bepaald moment begon ik me erover op te winden en ging ik zelf op zoek naar informatie. Puur toevallig kwam ik een artikel tegen over eenzelfde soort huidziekte: een man had er last van gekregen nadat hij antibiotica had geslikt. Ook ik had een paar weken voor de eerste wondjes antibiotica moeten nemen.

Vanaf dat moment behandelde ik mijn huid niet langer als de huid van iemand met een huidziekte, maar als de huid van iemand met een darmziekte. Ik at en dronk geen melkproducten en bijna geen gluten meer, zorgde dat ik verschillende soorten bacteriën binnenkreeg en ging gezonder eten. In die tijd heb ik een paar rare experimenten uitgevoerd... Als ik toen al medicijnen had gestudeerd, zou ik niet meer dan de helft hebben aangedurfd. Ik heb zelfs een paar weken achter elkaar een veel te hoge dosis zink geslikt met als gevolg wekenlang last van een uitermate versterkte reukzin.

Met een paar trucjes kreeg ik mijn ziekte ten slotte goed onder controle. Het ging echt heel goed; mijn eigen lichaam bevestigde de uitspraak dus dat kennis macht is. En toen ging ik medicijnen studeren.

In het eerste semester zat ik tijdens een feest naast een jongen die uit zijn mond stonk, erger dan ik ooit eerder had meegemaakt. Het was een heel vreemde geur, niet die zurige waterstofgeur van oudere, gestreste heren of de zoetig-weeë geur van te veel snoepende tantes. Na een tijdje ging ik ergens anders zitten. De volgende dag was hij dood – hij had zelfmoord gepleegd. Ik moest er steeds weer aan denken: was het mogelijk dat een erg zieke darm zo stinkt en dat zo'n ziekte ook iemands stemming kan beïnvloeden?

Een week later had ik genoeg moed verzameld om met een goede vriendin over mijn vermoedens te praten. Een paar maanden later kreeg deze vriendin een zware buikgriep en ze voelde zich ellendig. De volgende keer dat we elkaar zagen, zei ze dat mijn theorie best een kern van waarheid zou kunnen bevatten: ook zij had zich psychisch al heel lang niet meer zo slecht gevoeld. Dat was voor mij de aanleiding me nog meer in dit onderwerp te verdiepen en ik ontdekte een volkomen nieuw onderzoeksgebied: de relatie tussen de darmen en de hersenen. Dat is een snelgroeiend onderzoeksgebied; ongeveer tien jaar geleden verschenen hierover nog maar weinig publicaties, maar inmiddels zijn er al honderden wetenschappelijke artikelen gepubliceerd. De manier waarop de darmen onze gezondheid en ons gevoel van welzijn beïnvloeden, is een van de nieuwe onderzoeksgebieden van deze tijd. De beroemde biochemicus Rob Knight schreef in *Nature* dat deze minstens zo veelbelovend zijn als stamcelonderzoek. Ik was in een onderzoeksgebied beland dat me steeds meer fascineerde.

Tijdens mijn studie merkte ik hoe stiefmoederlijk dit onderwerp in de geneeskunde werd behandeld. Toch is de darm een volkomen uniek orgaan. Hij beslaat twee derde van ons immuunsysteem, haalt energie uit broodjes of tofoe, en produceert meer dan twintig eigen hormonen. De meeste artsen leren tijdens hun opleiding maar bitter weinig over dat onderwerp. Toen ik in mei 2013 in Lissabon een congres over darmbacteriën en gezondheid bijwoonde, was het gezelschap overzichtelijk: ongeveer de helft was afkomstig van instellingen die het zich financieel konden permitteren om er 'als eerste' bij te zijn, zoals Harvard, Yale, Oxford en het EMBL, een multidisciplinair onderzoekslaboratorium in Heidelberg.

Ik schrik er vaak van als wetenschappers achter gesloten deuren over belangrijke ontdekkingen discussiëren zonder dat het publiek hierover wordt geïnformeerd. Vaak is wetenschappelijke terughoudendheid beter dan een overhaaste bewering, maar angst kan ook belangrijke kansen om zeep helpen. Binnen de wetenschap wordt inmiddels erkend dat mensen met bepaalde spijsverteringsproblemen vaak een storing hebben in het zenuwstelsel van hun darm. Hun darm stuurt dan signalen naar een gebied in de hersenen dat onaangename gevoelens verwerkt, hoewel ze helemaal niets ergs hebben gedaan. Deze mensen voelen zich niet prettig en weten niet hoe dat komt. Als hun dokter hen dan als irrationele psychiatrische patiënten behandelt, is dat uiterst contraproductief. Dit is slechts één reden waarom men veel onderzoeksresultaten sneller bekend zou moeten maken!

Dat wil ik met dit boek bereiken: ik wil kennis concreter maken en tegelijkertijd bekendmaken wat wetenschappers in hun publicaties schrijven of achter de deuren van congrescentra vertellen, terwijl veel mensen op zoek zijn naar antwoorden. Ik snap heel goed dat veel patienten met een onaangename ziekte teleurgesteld zijn door de medische wereld. Ik kan natuurlijk geen wondermiddeltjes verkopen en ook een gezonde darm zal niet elke ziekte genezen. Maar wat ik wel kan, is op een leuke manier vertellen wat er in de darm gebeurt, welke nieuwe ontdekkingen er zijn en hoe we met deze kennis ons leven van alledag prettiger kunnen maken.

Dankzij mijn studie geneeskunde en mijn doctoraalscriptie aan het Institut für Medizinische Mikrobiologie kan ik uitkomsten beoordelen en samenvoegen, en dankzij mijn persoonlijke ervaring ben ik in staat deze kennis dichter bij de mensen te brengen. Mijn zus zorgt ervoor dat ik niet afdwaal, want als ik haar mijn tekst voorlees, kijkt ze me met een brede grijns aan en zegt: 'Dit moet je even anders formuleren.'

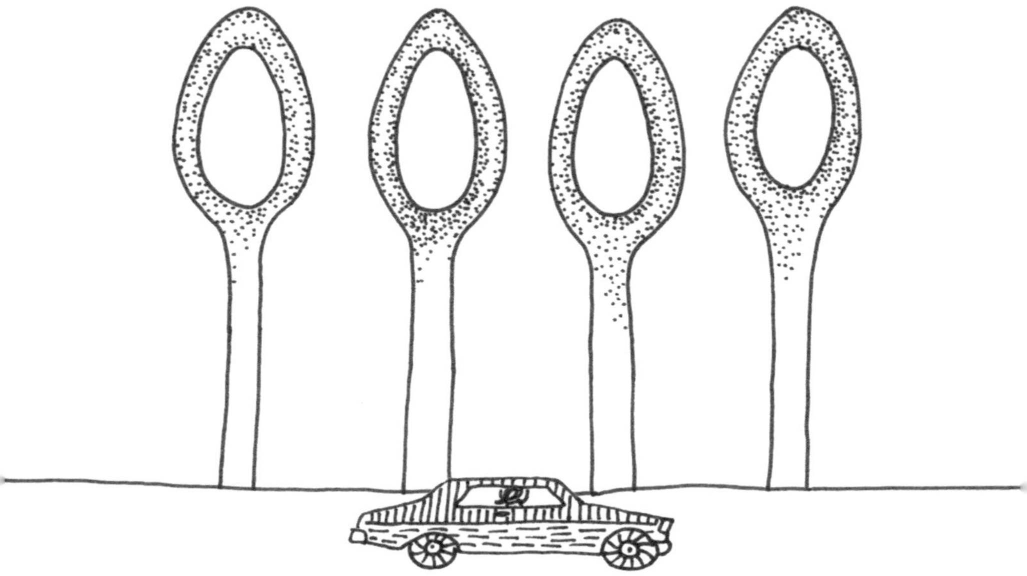

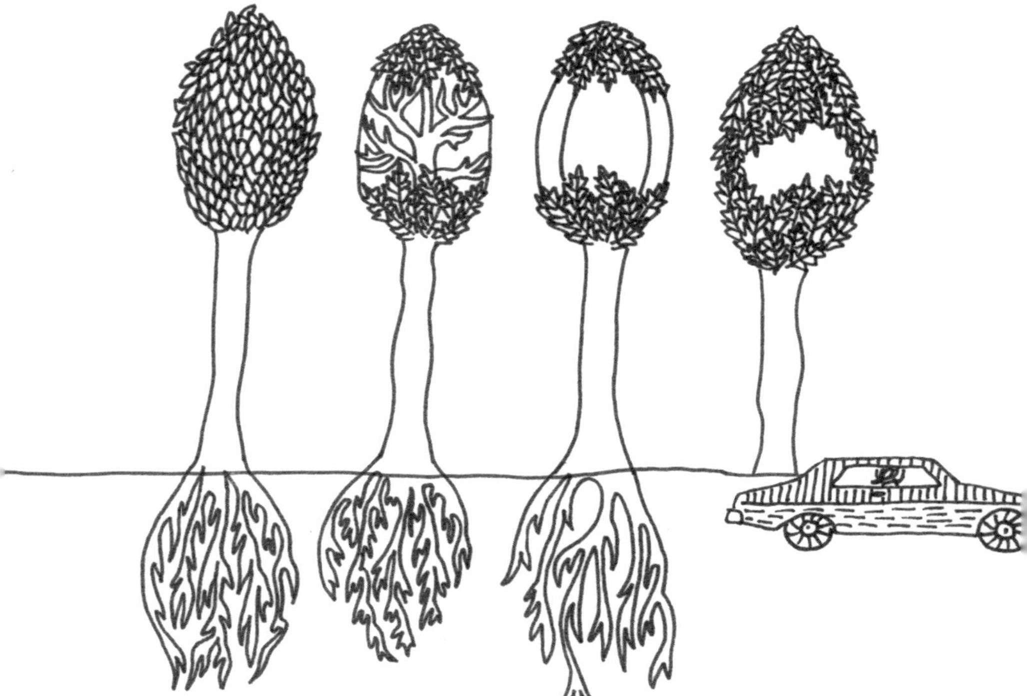

1

DE CHARME VAN JE DARMEN

De wereld zou er veel grappiger uitzien als we niet alleen konden zien wat zichtbaar is, maar de rest ook. Dan lijkt een boom namelijk niet op een lepel; dat is namelijk extreem vereenvoudigd alleen maar de vorm die we met onze ogen waarnemen: een rechte stam met een bolle kroon. Over deze vorm zeggen onze ogen: 'lepel.' Maar onder het aardoppervlak zitten nog minstens evenveel wortels als takken in de lucht. Onze hersenen zouden dan eigenlijk iets moeten zeggen als 'halter', maar dat doen ze niet. De meeste input krijgen onze hersenen van onze ogen en een enkele keer van een afbeelding in een boek waar een volledige boom op te zien is. Dus beschrijven de ogen gehoorzaam het voorbijschietende bos met de woorden: 'Lepel, lepel, lepel, lepel.'

Terwijl wij met die 'lepelachtige blik' door het leven wandelen, missen we geweldige dingen. Onder onze huid is bijvoorbeeld altijd iets aan de hand. We stromen, pompen, zuigen, slaan, pletten, herstellen en vormen. Een grote groep uitgekiende organen werkt zo perfect en efficiënt samen dat een volwassen mens per uur ongeveer evenveel energie nodig heeft als een gloeilamp van 100 watt. Elke seconde filteren onze nieren ons bloed minutieus schoon – veel beter dan een koffiefilter – en meestal houden ze het ook nog eens ons hele leven vol.

Onze longen zijn zo slim ontworpen dat we eigenlijk alleen tijdens het inademen energie verbruiken; het uitademen gebeurt feitelijk vanzelf. Als we doorzichtig waren, zouden we kunnen zien hoe mooi een long eruitziet – als een grote opwindbare auto – en dat hij slap en longvormig is. Terwijl een mens zich vaak druk maakt dat niemand hem meer aardig vindt, draait zijn hart de zevenduizendste vierentwintiguursdienst om de boel draaiend te houden. Het is dus misschien een beetje onterecht om dat motortje zo te bejegenen.

Als we meer konden zien dan wat zichtbaar is, zouden we ook kunnen zien hoe klompjes cellen in de baarmoeder van een vrouw zich ontwikkelen tot een mens. Dan zouden we opeens begrijpen dat we ruwweg uit drie 'buisjes' ontstaan. Het eerste buisje loopt door ons lichaam en verspreidt zich vanuit het midden; dat is ons bloedvatenstelsel met ons hart als centrale vaatknoop. Het tweede buisje ontstaat bijna parallel op onze rug, dwaalt naar het bovenste uiteinde van ons lichaam en blijft daar; dat is ons zenuwstelsel, in het ruggenmerg, vanwaaruit de hersenen zich ontwikkelen en waar alle zenuwen in ons lichaam vandaan komen. Het derde buisje loopt van boven naar onderen door ons lichaam; dat is het darmkanaal.

Het darmkanaal regelt onze 'binnenwereld', alles in ons lichaam. Het vormt knoppen die steeds verder naar links en rechts uitlopen. Deze knoppen worden onze longen. Een stukje verder naar beneden krijgt ons darmkanaal een bobbel, onze lever. Het vormt ook de galblaas en de alvleesklier. Maar het buisje wordt vooral steeds vindingrijker: het is betrokken bij de geperfectioneerde bouwwerkzaamheden van de mond, vormt een slokdarm die kan 'breakdancen' en een klein maagzakje, zodat we ons eten een paar uur kunnen opslaan. Tot slot vormt het darmkanaal zijn meesterwerk, waar hij naar is vernoemd: de darm.

De beide 'meesterwerken' van de andere buisjes – hart en hersenen – genieten hoog aanzien. Het hart wordt beschouwd als noodzakelijk voor het leven, omdat het bloed door het lichaam pompt; de hersenen worden bewonderd omdat ze elke seconde verbijsterende gedachten bedenken. Maar de darm, dat denken de meeste mensen tenminste, gaat ondertussen hoogstens een keer naar het toilet. Verder hangt hij waarschijnlijk nietsdoend in de buik of hij poept af en toe. De speciale vaardigheden van de darm kent eigenlijk niemand, dus je zou kunnen zeggen dat we de darm een beetje onderschatten. Eerlijk gezegd onderschatten we de darm niet alleen, we schamen ons zelfs vaak voor ons darmkanaal!

Daar zou dit boek verandering in moeten brengen. Wij gaan proberen te doen wat een boek zo geweldig kan: concurreren met de zichtbare wereld. De darm is geweldig!

Hoe poep je eigenlijk? En waarom zou je dat willen weten?

Mijn huisgenootje kwam de keuken binnen en vroeg: 'Giulia, jij studeert toch medicijnen? Hoe poep je eigenlijk?' Die vraag was natuurlijk geen geniale openingszin voor mijn proefschrift, maar voor mij wel een eyeopener. Ik liep naar mijn kamer, ging op de grond zitten en verdiepte me in drie verschillende boeken. Toen ik het antwoord wist, was ik stomverbaasd. Iets doodgewoons als poepen was veel ingewikkelder en indrukwekkender geregeld dan ik ooit had gedacht. Onze stoelgang is een topprestatie, want twee zenuwstelsels werken nauwgezet samen om ons afval zo discreet en hygiënisch mogelijk af te voeren. Vrijwel geen enkel dier doet dat even goed en netjes als wij. Ons lichaam heeft hiervoor een hele serie trucs en een complete installatie ontwikkeld. Dat begint al bij de ingenieuze manier waarop ons sluitmechanisme in elkaar zit: vrijwel iedereen kent alleen de buitenste sluitspier, die je bewust kunt openen en sluiten. Maar een paar centimeter verderop zit de vrijwel identieke binnenste sluitspier, die we niet kunnen aansturen.

Samen verdedigen deze twee sluitspieren de belangen van een ander zenuwstelsel. De buitenste sluitspier gehoorzaamt aan ons bewustzijn: wanneer onze hersenen vinden dat dit geen geschikt moment is om naar de wc te gaan, sluit hij alles hermetisch af. De binnenste sluitspier gehoorzaamt aan ons binnenste: het maakt hem niets uit of tante Truus het wel of niet prettig vindt als ze een wind ruikt. Deze sluitspier houdt zich uitsluitend bezig met het welzijn van ons binnenste. Zit er te veel gas in onze darm? Dan zal onze binnenste sluitspier er alles aan doen om het ons lijf naar de zin te maken. Wat hem betreft mag tante

Truus rustig wat vaker een wind laten. Zolang het maar goed gaat met onze darm en er nergens iets in de weg zit.

De twee sluitspieren moeten wel samenwerken. Zodra de restanten van ons verteerde voedsel bij de binnenste sluitspier aankomen, gaat hij vanzelf open. Maar hij laat niet alles in één keer door naar zijn collega aan de buitenkant en begint met een testhapje. De ruimte tussen de beide sluitspieren zit vol sensorcellen die het aangeleverde testhapje analyseren. Ze bepalen of het vast of gasvormig is, en sturen deze informatie door naar de hersenen. De hersenen concluderen dan of je naar de wc moet of alleen een wind hoeft te laten. Vervolgens doen ze wat ze 'bewust' zo goed kunnen: ze stellen zich af op onze omgeving. Ze nemen informatie in zich op via onze ogen en oren, en voegen daar hun ervaring aan toe. In een fractie van een seconde schatten ze de situatie in en seinen hun conclusie door naar de buitenste sluitspier: 'Ik heb even rondgekeken en we zijn nu in de woonkamer van tante Truus. Een wind kan nog net, maar alleen als je hem heel zachtjes laat ontsnappen. Poepen kan nu echt niet.'

De buitenste sluitspier begrijpt de bedoeling en sluit de uitgang nog beter af dan hij al deed. De binnenste sluitspier merkt dat en respecteert voorlopig de beslissing van zijn collega. Vervolgens werken ze samen en zetten ze het testhapje in de wachtkamer. Dat testhapje moet er natuurlijk wel een keer uit, maar niet hier en niet nu. Wat later zal de binnenste sluitspier het gewoon weer proberen met een testhapje. Als we op dat moment gezellig thuis op de bank zitten, is er geen enkel probleem meer: eruit!

Onze binnenste sluitspier is een stoere kerel en zijn stelregel is: Wat eruit moet, moet eruit! Dat laat dus niet veel ruimte voor discussie. Maar de buitenste sluitspier heeft voortdurend met de veel gecompliceerdere buitenwereld te maken. Ja, misschien kan ik wel naar dat onbekende toilet, maar zal ik dat wel doen? Ken ik hem of haar nu zo goed dat ik me niet meer hoef te schamen als ik een wind laat, zal ik de eerste zijn die het aandurft? Als ik nu niet naar de wc ga, kan ik pas vanavond weer, en daar kan ik in de loop van de dag behoorlijk last van krijgen!

Onze sluitspieren hebben dus niet bepaald hoogdravende gedachten, maar ze stellen wel fundamentele vragen over ons mens-zijn. Hoe belangrijk vinden we wat er in ons lichaam gebeurt? Welke compromissen vinden we acceptabel voor de buitenwereld? De een probeert koste wat het kost te voorkomen dat hij een wind laat en gaat met buikpijn naar huis. De ander voert op het familiefeestje van oma een hele show op rond zijn luidruchtige scheten. Voor de lange termijn is de gulden middenweg tussen deze beide extreme voorbeelden waarschijnlijk de beste oplossing.

Wanneer we onszelf vaak verbieden om naar de wc te gaan terwijl we wel aandrang voelen, maken we de binnenste sluitspier bang. Op die manier voeden we hem zelfs opnieuw op: hij en de spieren eromheen zijn dan zo vaak door de buitenste sluitspier tot de orde geroepen dat ze de moed verliezen. Dat heeft een negatieve uitwerking op de communicatie tussen de beide sluitspieren en dat kan uiteindelijk tot verstopping leiden. Datzelfde kan gebeuren bij een vrouw die een kind baart, zelfs zonder dat ze haar stoelgang bewust heeft onderdrukt. Dat komt doordat tijdens een bevalling zenuwen beschadigd kunnen raken die de beide sluitspieren normaal gesproken voor hun onderlinge communicatie gebruiken.

Het goede nieuws is dat zenuwen ook weer aan elkaar kunnen groeien. Of deze zenuwen nu zijn beschadigd door een bevalling of door een andere oorzaak: voor dergelijke gevallen is er gelukkig de *biofeedback*-therapie, waarbij sluitspieren die ruzie met elkaar hebben leren om weer met elkaar samen te werken. Deze behandeling wordt uitgevoerd in klinieken die in het maag-darmkanaal zijn gespecialiseerd. Een apparaat meet hoe de samenwerking tussen de buitenste en de binnenste sluitspier verloopt. Gaat dat goed, dan word je beloond met een bepaald geluid of een groen lichtje. Het heeft wel wat weg van een tv-quiz, waarbij zodra iemand het goede antwoord geeft alle lampen in de studio beginnen te knipperen en het publiek begint te juichen. Alleen zit je hier niet in een tv-studio, maar lig je op de behandeltafel van een arts met sensoren in je achterste. Toch is het wel de moeite waard: als de binnenste en de buitenste sluitspier weer goed met elkaar kunnen opschieten, ga je toch meteen een stuk vrolijker naar het toilet.

Sluitspieren, sensorcellen, bewustzijn en sensoren in je achterste – een antwoord met zoveel interessante details had mijn huisgenootje natuurlijk niet verwacht. En al helemaal die keurige studentes bedrijfskunde niet, die inmiddels in onze keuken stonden omdat er iemand jarig was. Toch werd het nog een gezellige avond, en ik kwam tot de ontdekking dat vrij veel mensen belangstelling hebben voor het onderwerp 'darm'. Er werden ook een paar goede, nieuwe vragen gesteld. Klopt het dat we allemaal verkeerd op de wc zitten? Hoe kun je gemakkelijker boeren? Hoe is het mogelijk dat wij energie halen uit vlees, appels of gebakken aardappelen, terwijl een auto alleen uit de voeten kan met een bepaalde soort brandstof? Waarom heb je een blindedarm? Waarom heeft poep altijd dezelfde kleur?

Ondertussen weten mijn huisgenoten precies hoe ik kijk als ik de keuken binnenstorm om hun de nieuwste darmwetenswaardigheden te vertellen. Zoals over piepkleine hurktoiletten of over lichtgevende poep...

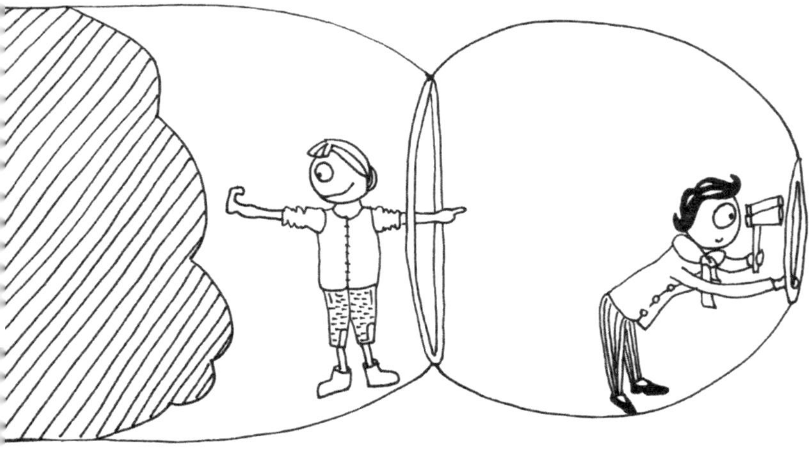

Zit ik wel goed op de wc?

Het is verstandig om je af en toe af te vragen of bepaalde gewoontes wel slim zijn. Loop ik echt via de mooiste en kortste weg naar de bushalte? Is het wel handig en modern om mijn laatste restje haar over mijn kalende schedel te kammen? Of: zit ik op de juiste manier op de wc?

Op al dit soort vragen zal niet altijd een duidelijk antwoord mogelijk zijn, maar een beetje uitproberen kan een frisse wind over de oude akkers blazen. Dat dacht Dov Sikirov waarschijnlijk ook. Voor een onderzoek vroeg de Israëlische arts achtentwintig proefpersonen om de dagelijkse stoelgang in drie verschillende houdingen uit te voeren: op een gewoon toilet zitten, op een extreem klein toilet moeizaam op de hurken zitten, of door de knieën zakken zoals ze buiten zouden doen. Hij hield de tijd bij en liet hen na afloop een vragenformulier invullen. De uitkomst was ondubbelzinnig: hurken duurde gemiddeld ongeveer vijftig seconden en werd door de deelnemers als een volledige lediging ervaren. Zitten duurde gemiddeld honderddertig seconden en voelde lang niet zo bevredigend. (Bovendien zien heel kleine wc's er altijd schattig uit, wat je er ook op doet.)

Hoe komt dat? Doordat ons darmafsluitingsapparaat niet zo is ontworpen dat het luik tijdens het zitten helemaal opengaat. Het is een spier die als je zit en zelfs ook als je staat, de darm als een soort lasso dichtsnoert en opzij trekt zodat er een knik ontstaat. Dit mechanisme is feitelijk een extra service van de andere sluitspieren. Een dergelijke kniksluiting ontstaat ook wel eens in een tuinslang: dan vraag je je af waarom er geen water meer uit komt, maar nadat je de knik er snel uit hebt gehaald is het weer voor elkaar.

Terug naar de knikafsluiting van de darm: de poep komt daardoor dus eerst bij een bocht en die heeft, net als een afslag van de snelweg, een remmende werking. Daardoor hoeven de sluitspieren, als we zitten of staan, minder kracht op te brengen om alles binnen te houden. Maar zodra de spier ontspant, verdwijnt de knik, is de rijbaan weer recht en kun je probleemloos het gaspedaal weer intrappen.

De hurkzit is al sinds onheuglijke tijden de natuurlijke houding om te poepen. Het moderne zittoilet bestaat pas sinds eind achttiende eeuw, toen het toilet van buiten naar binnen werd verplaatst. Een 'holenmens altijd al...'-verklaring heeft bij artsen vaak een twijfelachtig imago. Wie zegt dat de hurkzit de spieren zoveel beter ontspant en dat de poepsnelweg daardoor eindelijk rechtdoor loopt? Om dat te weten te komen, hebben Japanse onderzoekers proefpersonen lichtgevende stoffen laten innemen en toen ze gingen poepen in verschillende houdingen een röntgenfoto gemaakt. Uitkomst één: het klopt, in hurkzit wordt het darmkanaal prachtig recht en kan alles er supersnel uit. Uitkomst twee: er zijn aardige mensen die zich voor de wetenschap lichtgevende stoffen laten toedienen en tijdens het poepen röntgenfoto's van zichzelf laten maken. Allebei behoorlijk indrukwekkend, vind ik.

Aambeien, darmziekten zoals diverticulitis, maar ook verstopping komen bijna alleen voor in landen waar men op dezelfde manier poept. Een van de redenen daarvoor, vooral ook bij jonge mensen, is niet een slap weefsel, maar het feit dat de druk op de darm te groot is. Sommige mensen spannen ook overdag hun buik aan als ze erg geconcentreerd bezig zijn. Vaak merken ze dat niet eens. De aambeien ontwijken de druk vanuit het lichaam liever en gaan dan lekker buiten de anus bungelen. Bij de uitstulpingen drukt het weefsel in de darm zichzelf naar buiten en dan ontstaan er minuscule peervormige uitstulpingen in de darmwand.

Onze houding op de wc is zeker niet de enige reden voor aambeien en uitstulpingen. Gezegd moet worden dat de 1,2 miljard mensen op de wereld die in hurkzit poepen zelden uitstulpingen en veel minder aambeien hebben. Maar wij persen ons weefsel uit onze anus en moeten dat door een arts laten oplossen, en dat alleen maar omdat adellijk hurken cooler is dan onnozel hurken? Artsen gaan ervan uit dat geregeld persen op het toilet het risico op spataderen, beroertes en verstopping veel groter maakt.

Tijdens een vakantie in Frankrijk sms'te een vriendin me: 'De Fransen zijn gek geworden: iemand heeft hier bij drie benzinestations

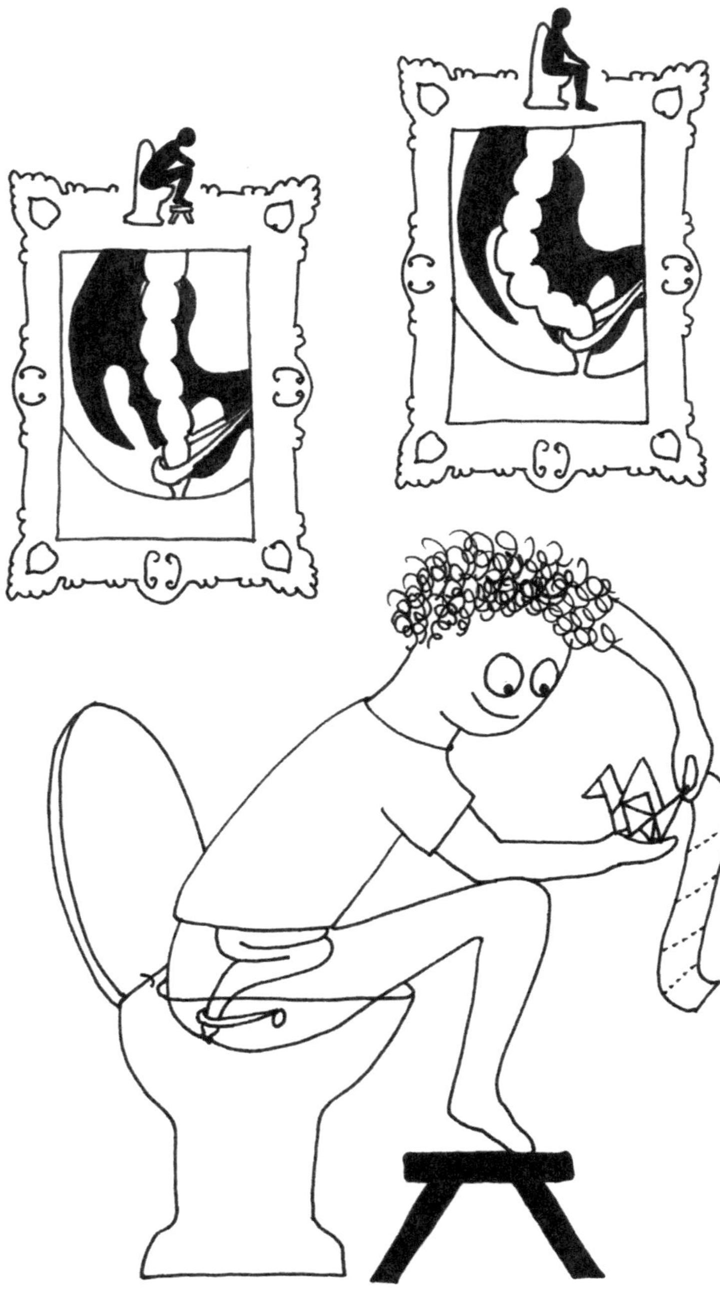

langs de snelweg de toiletpotten gejat!' Ik schoot in de lach, omdat ik eerst dacht dat ze dit echt meende. Pas daarna herinnerde ik me de eerste keer dat ik voor een Frans hurktoilet stond. Waarom moet ik in vredesnaam hurken als jullie hier net zo goed een wc-pot hadden kunnen plaatsen, dacht ik een beetje huilerig en geschokt over de grote leegte voor me. In grote delen van Azië, Afrika en Zuid-Europa staat men kort in de vecht- of skipositie op het toilet. Wij doden de tijd tot we klaar zijn met poepen door het lezen van de krant, het van tevoren dubbelvouwen van het toiletpapier of het staren naar vieze hoekjes van de badkamer of de muur tegenover ons.

Nadat ik deze sms in de woonkamer aan mijn familieleden heb voorgelezen, zie ik verstoorde blikken. Moeten we nu allemaal van onze porseleinen troon klauteren en in een ongebruikelijke, wankele hurkpositie in een gat poepen? Het antwoord is: nee. Ondanks de aambeien! Hoewel het waarschijnlijk heel leuk zou zijn om op de toiletbril te klimmen om van daaruit alles in de pot te lozen. Maar dat is niet nodig, want je kunt ook zittend hurken. Dat is vooral nuttig als het niet zo gemakkelijk gaat. Buig dan je bovenlichaam iets naar voren en zet je voeten op een kruk, en voilà: alles zit in de juiste hoek, zodat je met een gerust hart kunt lezen, dubbelvouwen en staren.

De ingang van het darmkanaal

Misschien denk je dat het einde van de darm een verrassing in petto heeft, omdat we er zelden over praten. Ik zou niet eens willen zeggen dat het alleen maar daardoor komt. Ook de ingang van ons spijsverteringsstelsel heeft het nodige te bieden, al staan we daar elke dag tijdens het tandenpoetsen naar te kijken.

Het eerste geheime plekje vind je met je tong. Eigenlijk zijn het vier puntjes. Twee ervan zitten aan de binnenkant van de wang, tegenover de bovenste rij tanden, vrijwel in het midden. Hier voel je rechts en

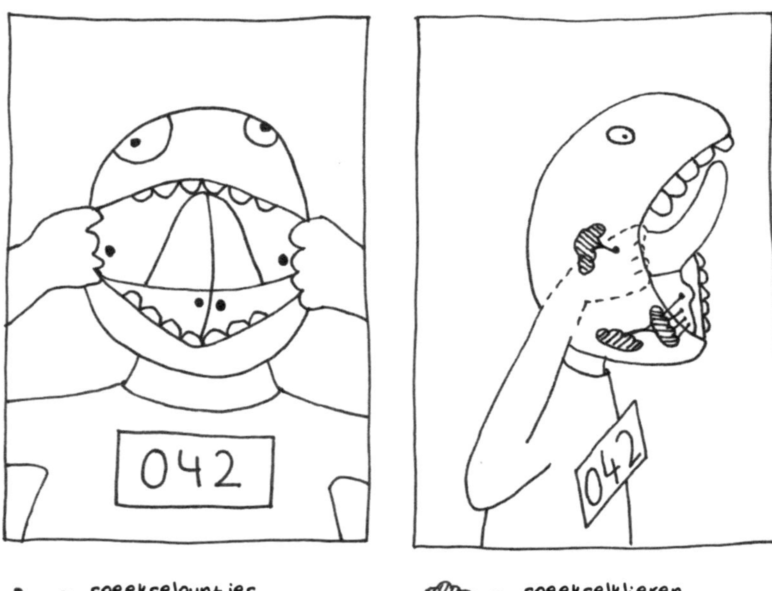

links een kleine verhoging. Veel mensen denken dat ze zich ooit een keer in hun wang hebben gebeten, maar dat is niet zo. Deze puntjes zitten bij ieder mens precies op deze plaats. De andere twee liggen onder de tong, rechts en links van het velletje waar je tong mee vastzit. Uit deze vier puntjes komt speeksel.

Uit de wangkliertjes komt speeksel als er een actuele aanleiding voor is, zoals voedsel. Uit de twee openingen onder de tong komt altijd speeksel. Wanneer je in deze openingen zou duiken en tegen de speekselstroom in zou zwemmen, zou je uitkomen bij het Hoofd Speekselklieren. Zij produceren het meeste speeksel, driekwart tot een hele liter per dag. Als je vanuit de keel in de richting van de kaken gaat, kun je twee zachte, ronde verhogingen voelen. Mag ik u even voorstellen? Dat zijn de Hoofden.

Doordat de beide tongpuntjes van het 'continu-speeksel' precies op de achterkant van onze onderste snijtanden zijn gericht, ontstaat hier altijd heel snel tandsteen. In speeksel zitten namelijk kalkhoudende stoffen die eigenlijk alleen het glazuur harder willen maken, maar als je tanden continu worden belaagd, is dat misschien een beetje te veel van het goede. Kleine moleculen die onschuldig in de buurt rondzweven, worden gewoon mee versteend. Het probleem is niet het tandsteen zelf, maar dat het zo ruw is. Parodontose- of cariësbacteriën hechten zich veel gemakkelijker aan ruwe oppervlakken dan op tandglazuur, dat op zich veel gladder is.

Hoe komen deze kalkhoudende en tandsteen veroorzakende stoffen in ons speeksel terecht? Speeksel is gefilterd bloed; het bloed wordt gezeefd of gefilterd in de speekselklieren. Hierbij worden de rode bloedcellen tegengehouden, omdat we die nodig hebben in onze aderen en niet in onze mond. Maar kalk, hormonen of de afweerstoffen van ons immuunsysteem komen vanuit het bloed in het speeksel terecht. Daarom is het speeksel van ieder mens een beetje anders. Je kunt zelfs met een speekselmonster testen of iemand een bepaalde immuunziekte of bepaalde hormonen heeft. Bovendien kunnen de speekselklieren er nog bepaalde stoffen aan toevoegen, zoals kalkhoudende en tandsteen veroorzakende stoffen of zelfs pijnstillers.

In speeksel zit een pijnstiller met een veel sterkere werking dan morfine. Die wordt opiorfine genoemd en is pas in 2006 ontdekt. Natuurlijk produceren we hier maar kleine hoeveelheden van, want ons speeksel wil ons niet compleet verdoven. Maar doordat onze mond bijzonder gevoelig is, heeft ook deze kleine hoeveelheid een bepaalde werking! In de mond zitten veel meer zenuwuiteinden dan elders in het lichaam: het kleinste aardbeipitje kan ons helemaal gek maken en we merken het meteen als er een zandkorrel in de salade zit. Een klein wondje, dat ons op de elleboog niet eens zou opvallen, doet in de mond ontzettend pijn en voelt gigantisch groot.

Zonder de pijnstillers in ons speeksel zou dat nog veel erger zijn! Doordat we tijdens het kauwen een extra hoeveelheid van deze speekselstoffen uitscheiden, heb je na het eten altijd minder last van keelpijn en doen ook kleine wondjes in je mond dan minder pijn. Daar is niet per se voedsel voor nodig; ook tijdens het kauwen op kauwgum wordt deze pijnstiller in de mond aangemaakt. Inmiddels zijn er enkele onderzoeken gedaan waaruit blijkt dat opiorfine antidepressieve eigenschappen heeft. Heeft eten uit frustratie voor een deel ook iets met speeksel te maken? In de komende jaren kan onderzoek naar pijn en depressies deze vraag misschien beantwoorden.

Speeksel beschermt de gevoelige mondholte niet alleen tegen te veel pijn, maar ook tegen veel foute bacteriën. Daarvoor zit er bijvoorbeeld mucine in, slijmstoffen waarmee kinderen zichzelf soms urenlang vermaken als ze hebben ontdekt dat je met speeksel bellen kunt blazen. Mucine bedekt ons gebit en ons tandvlees met een soort beschermend net. Wij spuiten dat mucinenet ongeveer op dezelfde manier uit onze speekselpuntjes als Spiderman zijn net uit zijn pols schiet. In dit net blijven bacteriën hangen voordat ze ons kunnen aanvallen en terwijl ze daar gevangenzitten, kunnen andere antibacteriële stoffen uit het speeksel slechte bacteriën doden.

Net als bij de pijnstiller in het speeksel geldt ook hier dat de concentratie bacteriëndodende stoffen niet overdreven hoog is. Ons spuug wil ons niet te veel ontsmetten. Wij hebben zelfs een goede hoeveelheid kleine wezentjes in onze mond nodig. Onschadelijke mondbacteriën worden door ons speeksel niet volkomen uitgeroeid. Zij kunnen immers de ruimte innemen die anders door gevaarlijke kiemen ingenomen zou kunnen worden.

Als we slapen, produceren we bijna geen speeksel. Dat is prettig voor mensen die op hun hoofdkussen sabbelen, want als zij de totale één tot anderhalve liter speeksel van overdag ook 's nachts zouden produceren, zou dat een onplezierige gewoonte zijn. Doordat er 's nachts zo weinig speeksel wordt geproduceerd, stinken veel mensen 's ochtends uit hun mond of hebben ze last van keelpijn. Acht uur weinig speeksel betekent dat de micro-organismen in de mond het rijk alleen hebben: brutale bacteriën worden niet meer zo goed onder de duim gehouden doordat het slijmvlies in de mond en de keelholte z'n sprinklerinstallatie missen.

Tandenpoetsen voor het naar bed gaan en na het opstaan is daarom een slimme gewoonte. 's Avonds verminder je daardoor het aantal bacteriën in je mond, zodat je de nacht dus begint met een kleinere hoeveelheid micro-organismen. 's Ochtends ruim je de restanten van het nachtelijke drinkgelag op. Gelukkig worden onze speekselklieren 's ochtends tegelijk met ons wakker en gaan dan meteen aan het werk! Het eerste broodje of onze tandenborstel activeert de speekselproductie en doodt de micro-organismen of transporteert ze naar de maag. Hier rekent het maagzuur af met de rest.

Als je overdag ook uit je mond ruikt, heb je waarschijnlijk niet genoeg sterk ruikende bacteriën kunnen verwijderen. Bepaalde bacterien verstoppen zich graag onder het pas uitgespreide mucinenet en zijn daardoor niet goed bereikbaar voor de antibacteriële speekselstoffen. Dan kan een tongschraper zijn diensten bewijzen, maar ook op kauwgum kauwen zorgt ervoor dat er voldoende speeksel wordt geproduceerd en dat de mucine deze bacteriën wegspoelt. Als dit ook niet helpt, is er nog een andere plek waar de bron gezocht kan worden. Daar komen we zo op, nadat ik het tweede geheime plekje in de mond heb geïntroduceerd.

Deze locatie is een openbaring; soms denk je dat je iemand kent en kom je opeens tot de ontdekking dat die persoon een uiterst onver-

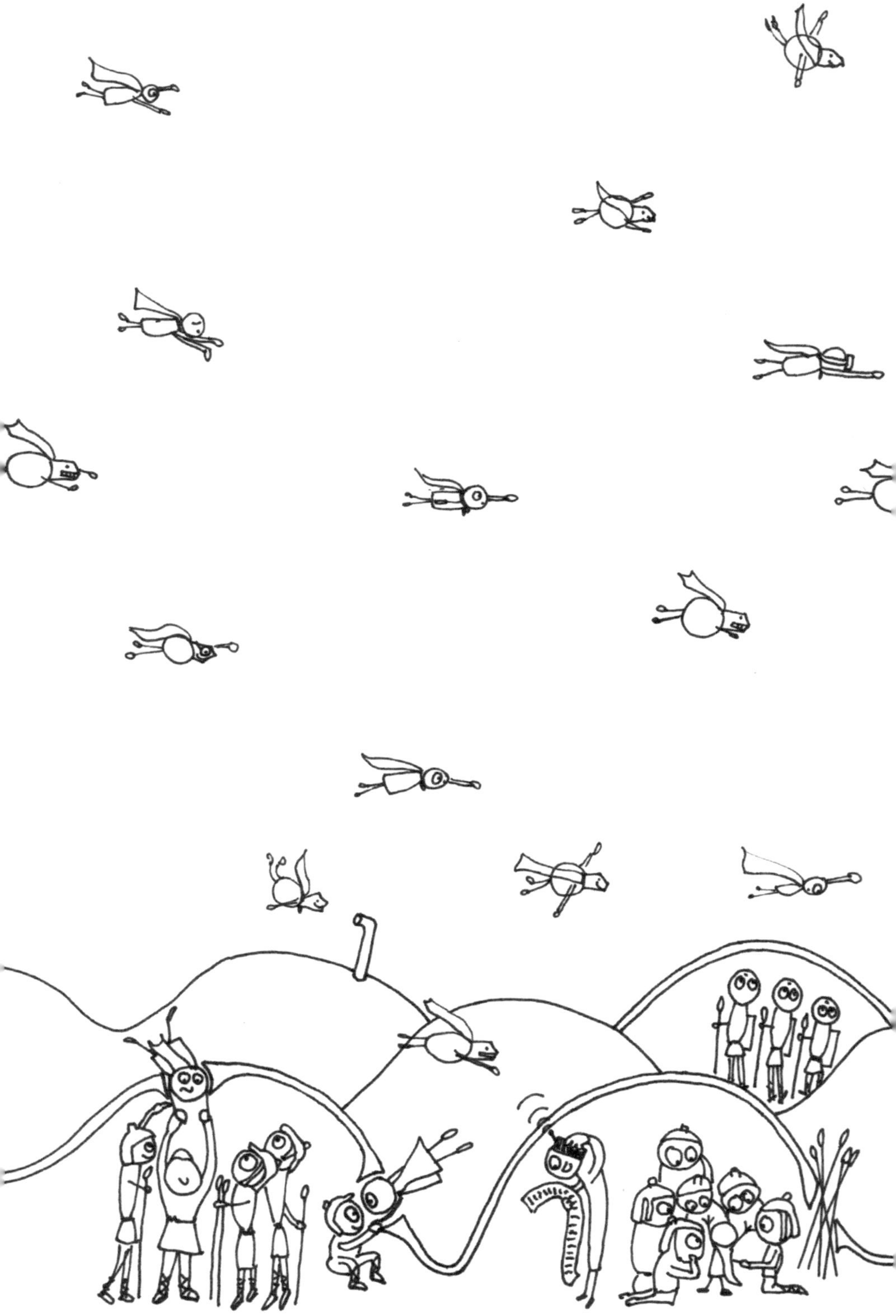

wachte, gekke kant heeft. De secretaresse uit Laren met haar keurige kapsel blijkt bijvoorbeeld 's avonds wilde fretten te fokken. De gitarist van een heavymetalband kom je tegen bij een wolkraam, omdat hij breien zo ontspannend vindt en als een goede training voor zijn vingers beschouwt. De grootste verrassingen komen na de eerste indruk, en dat geldt ook voor de eigen tong. Als je voor de spiegel staat en je tong uitsteekt, zie je hem niet meteen helemaal en vraag je je misschien af wat je niet ziet. En daar begint dus het gekke deel van de tong: de tongwortel.

Daar zie je een totaal ander landschap, vol roze bobbeltjes. Als je niet snel hoeft over te geven, kun je met je vinger heel voorzichtig helemaal achter op de tong voelen. Zodra je bij het laatste stukje komt, merk je dat het daar heel bobbelig is. Deze bobbeltjes moeten alles wat wij doorslikken testen. Dat doen ze door minuscule stukjes uit je eten, je drinken of de lucht die je inademt te halen en naar binnen te zuigen. Daar wacht een grote hoeveelheid immuuncellen, die met bepaalde vreemde stoffen uit de buitenwereld kunnen afrekenen. Stukjes appel moeten ze met rust laten, maar veroorzakers van keelpijn moeten ze juist aanvallen. Dus wie wie onderzoekt als je je vinger achter op je tong legt, is niet duidelijk, want dit is een van de nieuwsgierigste weefsels van je lichaam: het lymfeweefsel.

Het lymfeweefsel heeft een paar van deze nieuwsgierige hotspots. Rondom de keelholte ligt een hele kring lymfeweefsel, ook wel de ring van Waldeyer genoemd. Deze ring bevindt zich onder de tongkoepel, links en rechts van onze amandelen en erboven bij de bovenkant van de keelholte (in de buurt van de neus en de oren; als ze bij kinderen te groot worden, noemen we ze ook wel poliepen). Als je nu denkt dat je geen amandelen meer hebt, vergis je je. Alle delen van de ring van Waldeyer worden namelijk als amandelen beschouwd en bestaan uit de keel-, neus- en tongamandelen. En die doen allemaal hetzelfde: het nieuwsgierig aftasten van alles wat onbekend is en dit aanvallen met immuuncellen om zichzelf te verdedigen.

Afb.: Het lymfeweefsel op de tongbodem, ook wel tonsilla lingualis *geheten.*

De amandelen, die vaak worden verwijderd, doen dat helaas niet altijd erg slim: zij hebben namelijk geen bobbeltjes, maar diepe voren (om het oppervlak te vergroten). Daar blijft dan ook al snel iets onbekends hangen wat er maar moeilijk weer uit kan, waardoor het weefsel hier vaak ontsteekt. Dat is feitelijk de bijwerking van te nieuwsgierige amandelen. Dus als duidelijk is dat slechte adem onmogelijk door de tong of het gebit wordt veroorzaakt, kun je deze amandelen controleren – als die er nog zijn.

Hier zitten vaak kleine witte steentjes verstopt die verschrikkelijk stinken! Mensen weten dat vaak niet en vechten dan dus wekenlang tegen een walgelijke stank uit hun mond of een vieze smaak in hun mond. Daar helpt eigenlijk niets tegen: tandenpoetsen niet, gorgelen niet en de tong schoonmaken niet. Op een bepaald moment komen de steentjes er vanzelf weer uit en is alles weer in orde, maar zo lang hoef je niet te wachten. Deze steentjes kun je er met een beetje oefening uit drukken en dan is de stank van het ene op het andere moment verdwenen.

Of de onaangename geur daarvandaan komt, kun je het beste controleren door met een vinger of een wattenstaafje over de amandelen te strijken. Als dat stinkt, kun je op zoek gaan naar steentjes. KNO-artsen kunnen dergelijke stenen ook verwijderen; dat is prettiger en veiliger. Als je het leuk vindt om naar walgelijke YouTube-video's te kijken, kun je ook daar verschillende manieren zien om de steentjes eruit te drukken en ook enkele extreme exemplaren zien. Maar niet iedereen kan daar tegen.

Er zijn ook andere huismiddeltjes tegen amandelstenen. Sommige mensen gorgelen een paar keer per dag met zout water, andere zweren bij rauwe zuurkool uit de reformwinkel. Weer anderen beweren dat ze geen last meer hebben van deze stenen sinds ze geen melkproducten meer gebruiken. Maar het succes van al deze methoden is niet wetenschappelijk bewezen. Beter onderzocht is de vraag vanaf welk moment amandelen operatief te verwijderen zijn. Het antwoord is: zodra een kind ouder is dan zeven.

Vanaf die leeftijd hebben onze immuuncellen alles wat belangrijk is namelijk al meegemaakt: in een volkomen onbekende wereld terechtkomen, met mama knuffelen, in de tuin of een bos rondlopen, een dier aanraken, vaak verkouden zijn, op school een heleboel onbekende mensen tegenkomen. Dat is het dan wel. Vanaf dat moment is ons immuunsysteem klaar met zijn studie en kan het de rest van ons leven gewoon aan het werk gaan.

Vóór het zevende levensjaar zijn de amandelen nog belangrijke opleidingsplaatsen. De opleiding van ons immuunsysteem is niet alleen belangrijk voor de strijd tegen een verkoudheid, maar speelt ook een rol als het om de gezondheid van ons hart of om ons gewicht gaat. Als je amandelen vóór je zevende verjaardag worden verwijderd, is de kans bijvoorbeeld groter dat je te dik wordt. Hoe dat komt, weten artsen nog niet. Het verband tussen immuunsysteem en gewicht is echter steeds vaker onderwerp van onderzoek. Voor te magere kinderen kan het 'amandel-dikmaak'-effect ideaal zijn, doordat zij door de gewichtstoename op een normaal gewicht komen. In alle andere gevallen krijgen de ouders het advies om na de operatie te zorgen voor een uitgebalanceerd dieet van hun kind.

Er moet dus echt een goede reden zijn om al vóór de zevende verjaardag de amandelen van een kind te laten verwijderen. Wanneer de amandelen bijvoorbeeld zo groot zijn dat slapen en ademhalen moeilijk is, is het amandel-dikmaak-effect onbelangrijk. Het is weliswaar prettig dat ons eigen lymfeweefsel ons zo fel wil verdedigen, maar in dat geval heeft dat meer na- dan voordelen. Vaak kunnen artsen dan alleen maar het slechte deel van de amandelen weglaseren en hoeven ze ze niet meteen helemaal weg te halen. Dat geldt niet als de amandelen constant ontstoken zijn. Dan kunnen de immuuncellen zich nooit ontspannen en dat is op de lange duur niet goed. Of een kind dan vier, zeven of vijftien is, een overgevoelig immuunsysteem kan er ook baat bij hebben als de amandelen worden verwijderd.

Dat geldt bijvoorbeeld voor mensen met psoriasis (of schubvlecht). Zij hebben door een overgevoelig immuunsysteem last van jeukende huidontstekingen (die vaak op het hoofd beginnen) of van gewrichtsklachten. Over het algemeen hebben psoriasispatiënten vaker keelpijn.

Een mogelijke factor bij deze ziekte zijn bacteriën die zich constant in de amandelen verstoppen en van daaruit het immuunsysteem verstoren. Al meer dan dertig jaar beschrijven artsen steeds nieuwe patiënten bij wie na het verwijderen van de amandelen ook de huidziekte vrijwel of helemaal verdween. Daarom deden IJslandse en Amerikaanse onderzoekers in 2012 onderzoek naar dit verband. Ze verdeelden negenentwintig psoriasispatiënten met vaak optredende keelpijn in twee groepen. De ene helft liet de amandelen verwijderen en de andere helft niet. Bij dertien van de vijftien patiënten die hun amandelen lieten verwijderen, verbeterde de ziekte duidelijk en langdurig. Bij de patiënten die hun amandelen niet lieten verwijderen, waren amper veranderingen te zien. Ook bij reumatische ziekten kan men al meteen de amandelen verwijderen zodra het ernaar uitziet dat deze hier de veroorzaker van zijn.

Amandelen behouden of amandelen laten verwijderen, voor beide keuzes zijn goede argumenten aan te voeren. Als de amandelen al op jonge leeftijd verwijderd moeten worden, is dat geen reden om bang te zijn dat het immuunsysteem nu alle belangrijke lessen uit de mond misloopt. Want de neus- en tongamandelen zijn er immers ook nog!

Iedereen die nog amandelen heeft, hoeft ook niet bang te zijn voor verstopte bacteriën. Veel mensen hebben gewoon niet zulke diepe voren in hun amandelen en ondervinden dus ook geen problemen. Ziektekiemen verstoppen zich bijna nooit in de neus- en tongamandelen. Ze zijn anders gebouwd en hebben klieren waarmee ze zich op bepaalde tijden zelf schoonmaken.

In onze mond gebeurt elke seconde iets: onze speekselpuntjes gooien mucinenetten uit, verzorgen ons gebit en beschermen ons tegen te grote gevoeligheid. Onze ring van Waldeyer houdt vreemde deeltjes tegen en bereidt zijn immuunleger daarop voor. Dat zouden we allemaal niet nodig hebben als het achter de mond niet verder zou gaan. De mond is alleen maar het portaal naar een wereld waarin het onbekende verandert in iets wat van jezelf is.

De samenstelling van de darmen

Soms valt iets tegen als je het beter leert kennen. De chocoladekoekjes uit de reclame worden bijvoorbeeld helemaal niet liefdevol gebakken door huisvrouwen in een boerinnenoutfit, maar komen uit een fabrieksgebouw met tl-verlichting en een lopende band. De school is helemaal niet zo leuk als je op de eerste schooldag nog dacht. Achter de coulissen van het leven is iedereen onopgemaakt en veel ziet er vanuit de verte veel beter uit dan van dichtbij.

Dat geldt niet voor de darm. Ons darmkanaal ziet er vanuit de verte vreemd uit. Vanaf onze mond loopt een twee centimeter brede slokdarm door de keel en langs de bovenkant van de maag en gaat dan ergens opzij over in de maag. De rechterkant van de maag is veel korter dan de linker; het is een halvemaanvormig, scheef zakje. De zeven meter lange dunne darm kronkelt willekeurig naar rechts en dan weer naar links, tot hij ten slotte overgaat in de dikke darm. Daaraan hangt weer een schijnbaar nutteloze blindedarm, die niet anders lijkt te kunnen dan ontsteken. Bovendien heeft de dikke darm alleen maar uitstulpingen. Hij ziet eruit als een zielige poging om op een parelketting te lijken. Vanuit de verte gezien is het darmkanaal een onooglijke, weinig charmante en asymmetrische buis.

Daarom bekijken we hem eerst even van een afstandje. Er is vrijwel geen enkel ander orgaan in ons lichaam dat er steeds fascinerender uitziet naarmate we dichterbij komen. Hoe meer je over de darm weet, hoe mooier hij wordt. Laten we eerst de vreemde plaatsen wat beter bekijken.

De 'rare' slokdarm

Wat allereerst opvalt, is dat de slokdarm niet de kortste weg naar de maag neemt. Hij gaat niet meteen aan de bovenkant over in de maag, maar aan de rechterkant. Dat is heel slim, want deze kleine omweg is al die moeite waard. Als we lopen wordt de druk in de buik verdubbeld doordat we onze buikspieren aanspannen. Als we lachen of hoesten wordt de druk zelfs nog groter. Omdat de buik van onderen tegen de maag drukt, zou het niet goed zijn als de slokdarm precies op het bovenste deel zou duwen. Nu hij aan de zijkant zit, krijgt hij maar een fractie van de druk te verwerken. Als we na de maaltijd in beweging komen, hoeven we hem dus niet bij elke stap omhoog te duwen. En als we echt hard moeten lachen, is het aan deze slimme omweg en zijn afsluitmechanismen te danken dat we hoogstens een enkele keer een klein beetje poepen – maar overgeven doordat we lachen komt maar zelden voor.

Een ander gevolg van de zijingang is de 'maagblaas'! Op elke röntgenfoto zie je boven in de maag een klein luchtblaasje. Lucht stijgt namelijk omhoog en zoekt niet eerst naar een zijuitgang. Daarom moeten veel mensen eerst een beetje lucht inslikken voordat ze kunnen boeren. Door te slikken verplaatsen ze de opening van de slokdarm een beetje dichter naar het luchtblaasje, zodat de lucht vrijuit naar buiten kan. Als je liggend wilt boeren, gaat dat veel gemakkelijker als je op je linkerzij ligt. Als je de hele tijd op je rechterzij ligt en druk op je buik voelt, hoef je je alleen maar om te draaien.

Ook het 'rare' uiterlijk van de slokdarm is mooier dan het er op het eerste gezicht uitziet. Als je hem goed bekijkt, zie je dat enkele spieren spiraalvormig om de slokdarm liggen, en zij zijn de oorzaak van de 'rare' bewegingen. Als je ze in de lengte zou uitrekken, scheuren ze

Afb.: Om het maagblaasje beter te kunnen laten zien, hebben we op deze tekening niet de exacte zwart-witverdeling van een röntgenfoto gebruikt. Daarop zijn dichte delen, zoals tanden en botten, namelijk licht en minder dichte delen, zoals het maagblaasje of lucht in de longen, donker.

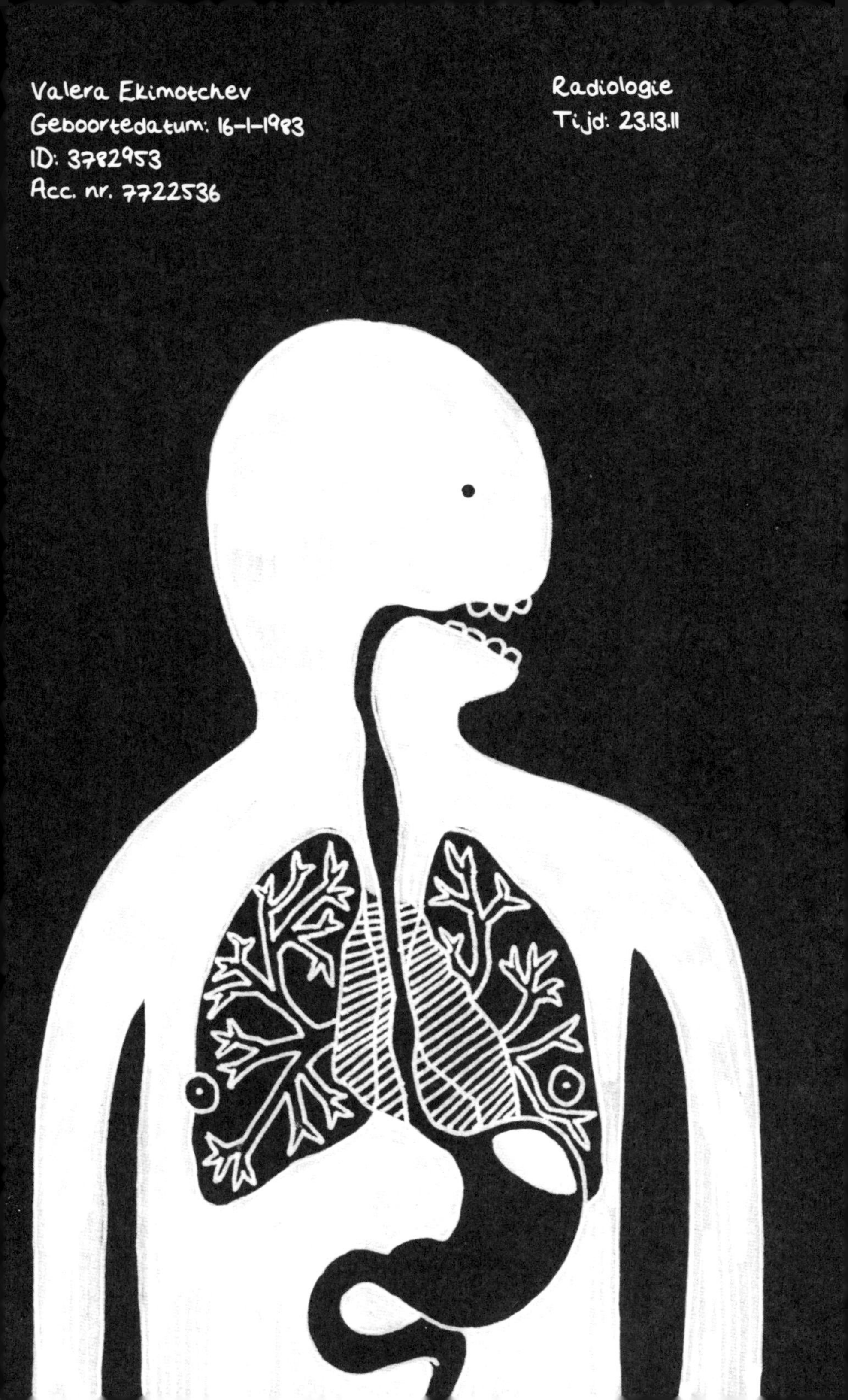
Valera Ekimotchev
Geboortedatum: 16-1-1983
ID: 3782953
Acc. nr. 7722536
Radiologie
Tijd: 23.13.11

niet maar trekken zich als een telefoonsnoer in een spiraalvorm samen. Onze slokdarm is via vezels met onze ruggengraat verbonden. Als je helemaal rechtop gaat zitten en je kin omhoogbrengt, rek je de slokdarm in de lengte uit. Daardoor wordt hij smaller en kan hij zich beter naar onder en naar boven afsluiten. Na een overvloedige maaltijd helpt een rechte houding dus beter tegen zure oprispingen dan een gebogen rug.

Het scheve maagzakje

Je maag zit veel hoger dan je zou denken: hij begint vlak onder de linkertepel en eindigt onder de rechterribboog. Als er onder dit scheve zakje iets pijn doet, is het niet de maag. Veel mensen denken dat ze last van hun maag hebben, terwijl ze in werkelijkheid last van hun darm hebben. Boven op de maag zitten het hart en de longen. Daardoor is het moeilijker om diep adem te halen als je veel hebt gegeten.

Een ziektebeeld dat een huisarts vaak niet onderkent is het syndroom van Roemheld. In de maag wordt vaak zoveel lucht verzameld dat die op de zenuwen van het hart en de ingewanden drukt. Mensen reageren hier verschillend op: ze worden duizelig of onpasselijk. Bij veel mensen gaat het zover dat ze bang worden of ademnood krijgen, en weer anderen krijgen evenveel pijn in hun borst als bij een hartinfarct. Vaak worden de klachten van deze mensen door hun arts niet serieus genomen: ze worden eerder behandeld als overdreven bange simulanten die zich alles alleen maar inbeeldden. Het zou beter zijn als ze hun patiënt zouden vragen: 'Hebt u al geprobeerd te boeren of te poepen?' Op de lange duur is het dan verstandig af te zien van voedsel dat opzet in de maag, de maag- en darmflora te herstellen en af te zien van grote hoeveelheden alcohol. Alcohol kan de hoeveelheid gasproducerende bacteriën wel duizend keer vergroten. Bepaalde bacteriën gebruiken alcohol namelijk als voeding (wat je bijvoorbeeld bij gistende vruchten kunt proeven). Als er ijverige gasproducenten in het darmkanaal zitten, verandert de disco van de nacht in een trompetconcert in de ochtend. Hoezo 'alcohol desinfecteert'?

En nu iets over de vreemde vorm van de maag. De ene kant van de maag is veel langer dan de andere, zodat het orgaan helemaal kromtrekt. Daardoor zitten er grote vouwen in de maag. Je zou ook kunnen zeggen: de maag is de Quasimodo van de spijsverteringsorganen. Maar deze vreemde vorm heeft een bepaald doel. Wanneer we een slok water drinken, kan de vloeistof uit de slokdarm direct langs de korte rechterkant van de maag stromen en bij de poort naar de dunne darm terechtkomen. Eten botst echter tegen de langere kant van de maag. Op deze manier scheidt ons verteringszakje precies wat hij moet kneden en wat hij sneller mag doorlaten. Onze maag is dus niet zomaar scheef, hij heeft gewoon twee kanten, elk met zijn eigen specialisme: de ene kant kan beter uit de voeten met vloeistoffen en de andere met vast voedsel. Twee magen in één, dus eigenlijk.

De kronkelige dunne darm

In onze buik ligt een drie tot zes meter lange dunne darm, heel ontspannen, kronkel na kronkel. Als we trampoline springen, springt hij gewoon mee. Als we in een opstijgend vliegtuig zitten, wordt ook hij tegen de rugleuning van de stoel geperst. Als we dansen, zwabbert hij vrolijk mee, en als we buikpijn hebben en ons gezicht vertrekken, spant hij zijn spieren ongeveer in dezelfde vorm aan.

Er zijn maar weinig mensen die hun eigen dunne darm hebben gezien. Ook bij een darmonderzoek kijkt de arts meestal alleen naar de dikke darm. Als je de kans krijgt mee te kijken met een kleine inslikbare camera die naar je dunne darm gaat, zul je verbaasd zijn. Dan zie je geen donkere buis maar iets totaal anders: glanzend als zijde, nat en roze en een beetje zacht. Bijna niemand weet dat alleen de allerlaatste meter van de dikke darm iets met poep te maken heeft. De meters daarvoor zijn verbazingwekkend schoon (en trouwens ook bijna reukloos) en houden zich trouw en gretig bezig met alles wat we naar hen toe sturen.

Op het eerste gezicht lijkt de dunne darm misschien iets ongeorganiseerder dan de andere organen. Ons hart heeft vier kamers, onze le-

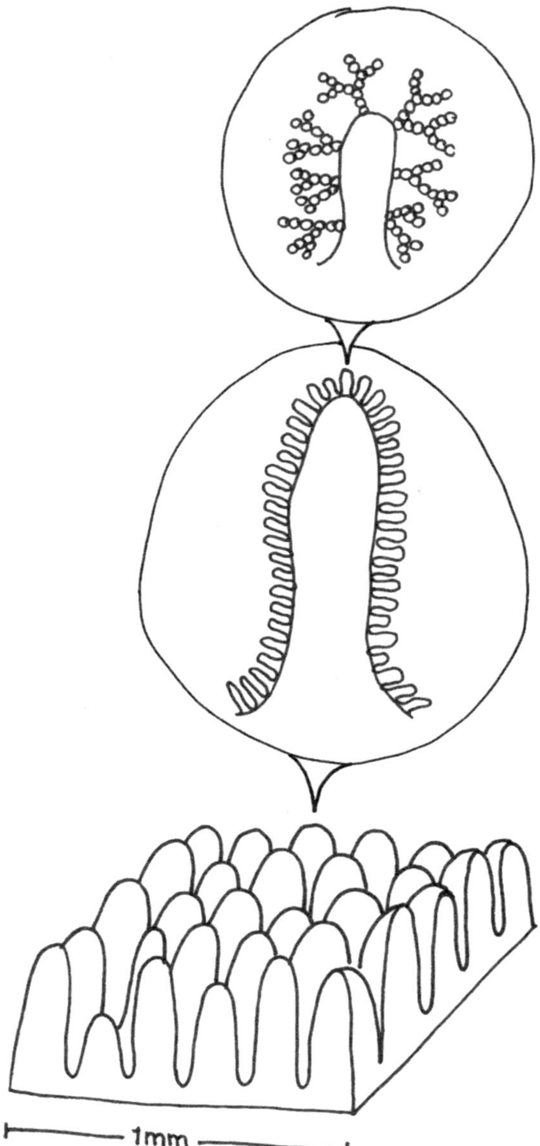
1mm

ver leverkwabben, aderen hebben kleppen en de hersenen gebieden. De dunne darm slingert maar een beetje rond. Zijn ware gedaante wordt pas zichtbaar onder de microscoop. Wij hebben hier te maken met iets waarvoor het compliment 'liefde voor detail' meer dan op zijn plaats is.

Onze darm wil ons zo veel mogelijk oppervlak aanbieden en daarom heeft hij zoveel vouwen. Eerst heb je de zichtbare vouwen; zonder deze vouwen zouden we een achttien meter lange dunne darm moeten hebben om genoeg verteringsoppervlak te hebben. Hoera voor deze vouwen!

Een perfectionist als de dunne darm heeft echter meer te bieden. Op één vierkante millimeter darmvlies steken dertig minuscule vlokjes omhoog in de voedselbrij. Deze vlokjes zijn zo klein dat we ze nog net kunnen zien. Het grensgebied tussen het zichtbare en het onzichtbare wordt door onze ogen zo opgelost dat we nog net een zijdeachtige structuur kunnen zien. Deze kleine vlokjes lijken onder de microscoop op grote golven van alleen maar cellen. (Zijde ziet er net zo uit.) Onder een sterkere microscoop is te zien dat elke cel weer bezet is met vlokachtige uitstulpingen. Vlok op vlok dus. Deze vlokken zijn bedekt met een zijdeachtig laagje, dat ontstaat door ontelbare composities van suiker die op het gewei van een hert lijken. Dat is de zogenoemde glycocalix. Als je alles glad zou strijken – vouwen, vlok op vlok op vlok – zou onze darm ongeveer zeven kilometer lang zijn. Waarom moet hij eigenlijk zo gigantisch zijn? Onze spijsvertering vindt dus plaats op een gebied dat honderd keer zo groot is als onze huid. Dat lijkt niet in verhouding te staan tot een kleine portie aardappelen of een appel. Maar daar gaat het dus om in onze buik: wij vergroten onszelf en we verkleinen alles wat onbekend is tot het zo klein is dat we het kunnen opnemen en het een deel van onszelf wordt.

Daar beginnen we al mee in onze mond. Een hap van een appel klinkt alleen maar zo sappig doordat wij met onze tanden vele miljoe-

Afb.: Darmvlokken, microvilli en de glycocalix.

nen appelcellen laten knappen, als ballonnen. Hoe verser de appel, hoe meer cellen nog intact zijn.

Net zoals de meeste mensen van knapperige verse vruchten houden, hebben ze een voorkeur voor verhitte eiwitrijke levensmiddelen. Een gebakken biefstuk, roerei of gebakken tofoe vinden we lekkerder dan rauw vlees, een glibberig ei of koude tofoe. Ook dat komt doordat we instinctief iets hebben begrepen. In de maag gebeurt met een rauw ei namelijk hetzelfde als in de pan: eiwit wordt wit, eigeel wordt pastelkleurig, en beide stollen. Als we na een bepaalde tijd overgeven, zou er een op het oog zuiver roerei uit komen, en dat zonder verhitting. Eiwitten reageren op een kookplaat net zoals op maagzuren: ze ontvouwen zich. Dan kunnen ze zich bijvoorbeeld niet meer onzichtbaar in eiwit oplossen, maar zien ze eruit als witte brokjes. Zo kunnen ze in de maag en de dunne darm veel gemakkelijker worden afgebroken. Koken bespaart ons dus de eerste lading 'ontvouwingsenergie' die de maag anders zou moeten gebruiken, en is daardoor het uitbestede deel van ons verteringsbedrijf.

De allerlaatste fase van het kleinmaken van ons voedsel gebeurt in de dunne darm. Helemaal aan het begin van de darmwand zit een gaatje, de papil. Hij heeft wel iets van het speekselpuntje in de mond, maar is groter. Door deze minuscule opening worden onze verteringssappen op de voedselbrij gespoten. Zodra we iets eten, worden deze geproduceerd in de lever en de alvleesklier, en gaan vervolgens naar de papil. Ze bevatten dezelfde bestanddelen als de was- en afwasmiddelen uit de supermarkt: verteringsenzymen en vetoplossers. Wasmiddelen werken tegen vlekken omdat ze vettige, eiwithoudende of suikerachtige substanties van de kledingstukken 'wegverteren' en met het vuile water afvoeren terwijl alles nat wordt gekneed. Dat is ongeveer hetzelfde als wat er in de dunne darm gebeurt. Hier worden ook relatief grote stukken eiwit, vet of koolhydraten opgelost en ze komen daarna via de darmwand in het bloed terecht. Een stukje appel is dan geen stukje appel meer, maar een voedingsoplossing die uit miljarden energierijke moleculen bestaat. Er is een groot oppervlak nodig om al deze miljarden stukjes te kunnen opnemen: zeven kilometer lengte is dan precies goed. Zo is er ook altijd nog een vangnet voor het geval er in de darm ontstekingen zitten of als je buikgriep hebt.

In elk vlokje van de dunne darm zit een minuscuul bloedvaatje, dat wordt gevoed met de opgenomen moleculen. Alle vaten van de dunne darm komen bij elkaar en stromen dan door de lever, die ons eten controleert op schadelijke stoffen en giften. Gevaarlijke stoffen kunnen hier nog worden vernietigd voordat ze in onze grote bloedsomloop terechtkomen. Als we te veel eten, worden hier de eerste energievoorraden aangelegd. Vanuit de lever stroomt het voedselrijke bloed direct naar het hart. Van hieruit wordt het met een stevige stoot naar de vele lichaamscellen gepompt. Een suikermolecuul komt dan bijvoorbeeld terecht bij een huidcel in de rechtertepel. Hier wordt hij opgenomen en met zuurstof verbrand. Daarbij ontstaat energie om de cel in leven te houden, en als bijwerking ontstaan warmte en een klein beetje water. Alles bij elkaar gebeurt dat tegelijkertijd bij zoveel kleine cellen dat onze lichaamstemperatuur altijd rond de 36 tot 37 graden Celsius ligt.

Het basisprincipe van onze energiestofwisseling is eenvoudig. Om de appel te laten rijpen, verbruikt de natuur energie. Wij mensen verkleinen de appel en verbranden hem vervolgens tot op molecuulniveau. De energie die daarbij vrijkomt, gebruiken we om te leven. Alle organen die uit het darmkanaal ontstaan, kunnen brandstof voor onze cellen leveren. Ook onze longen doen niets anders dan met elke ademteug moleculen opnemen. 'Inademen' betekent eigenlijk 'gasvormige voeding opnemen'. Een groot deel van ons lichaamsgewicht komt tot stand door de ingeademde atomen en niet alleen door een cheeseburger. Planten halen zelfs het grootste deel van hun gewicht uit de lucht en niet uit de aarde... Ik hoop natuurlijk niet dat ik nu even het nieuwste dieet voor een vrouwentijdschrift heb geopperd.

We stoppen dus energie in al onze organen, en pas in de dunne darm krijgen we iets terug. Daarom is eten zo'n dankbare bezigheid. Direct na de laatste hap kunnen we echter nog geen energieboost verwachten; sterker nog, veel mensen zijn dan moe. Het eten is dan nog lang niet in de dunne darm terechtgekomen, maar wordt voorbereid op het spijsverteringsproces. De honger is wel verdwenen doordat de maag door het eten is uitgerekt. Maar we zijn nog even slap als vóór het eten en moeten ook nog eens de energie opbrengen voor het uitgebreide mengen en verkleinen. Daarom stroomt er heel veel bloed door onze spijsverteringsorganen. Veel wetenschappers gaan ervan uit dat onze hersenen door de geringere doorbloeding moe worden.

Een van mijn hoogleraren zei hierover: 'Als al ons bloed uit het hoofd in de buik zou zitten, waren we dood of bewusteloos.' Maar er zijn natuurlijk ook andere mogelijke oorzaken voor het vermoeide gevoel na het eten. Bepaalde signaalstoffen die we uitscheiden als we verzadigd zijn, zouden hersengebieden kunnen stimuleren die ons een moe gevoel geven. Onze hersenen storen zich misschien aan die vermoeidheid als we aan het werk zijn, maar onze dunne darm vindt dat prima. Hij kan het meest efficiënt werken als we lekker ontspannen zijn, want dan kan hij over de meeste energie beschikken en zit het bloed niet vol stresshormonen. Wie na het eten rustig een boek leest, heeft meer kans op een goede spijsvertering dan een gespannen topmanager na een vluchtig fastfoodmaal.

De nutteloze blindedarm en de mollige dikke darm

Je ligt in de behandelkamer van een dokter, met een thermometer in de mond en een in je achterste. Er zijn leukere dingen... Zo werd iemand vroeger onderzocht als een blindedarmontsteking werd vermoed. Als de temperatuur in de anus hoger was dan de temperatuur in de mond, gold dat als een belangrijke aanwijzing. Tegenwoordig vertrouwen artsen niet meer op temperatuurverschillen. Aanwijzingen voor een blindedarmontsteking zijn koorts plus pijn rechts onder de navel (bij de meeste mensen zit hier de blindedarm).

Als je op deze plek drukt, doet dat vaak pijn, hoewel dat links van de navel vreemd genoeg goed voelt. Zodra je de vinger links weer weghaalt, doet het weer pijn. Dat komt doordat onze buikorganen zijn omgeven door een beschermende vloeistof. Bij druk op de linkerkant zwemt de ontstoken darm in een groter 'vloeistofkussen', en dat vindt hij prettig. Een andere aanwijzing voor een blindedarmontsteking zijn pijn bij het optillen van het rechterbeen bij weerstand (iemand moet het tegenhouden) en gebrek aan eetlust of misselijkheid.

Onze blindedarm wordt beschouwd als een nutteloos orgaan, maar toch zal geen arts de blindedarm weghalen bij een patiënt met hevige buikpijn. De blindedarm is namelijk een belangrijk deel van de dikke darm. Dat wat operatief wordt verwijderd is het zogenaamde wormvormig aanhangsel (de appendix), dat onder aan de blindedarm hangt. Hij lijkt niet eens op een echt stuk darm, maar op een langwerpige, lege ballon. Niet vreemd dus dat niemand hem serieus neemt en men hem heeft genoemd naar het grotere deel van de darm waar hij aan vastzit.

Onze appendix is niet alleen te klein om zich met de voedselbrij bezig te houden, maar hangt ook nog eens op een plaats waar amper eten terechtkomt. De dunne darm loopt veel verder naar boven zij-

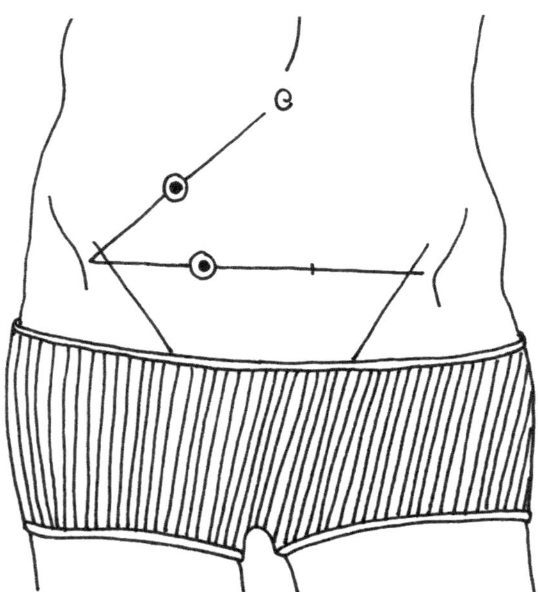

waarts uit in de dikke darm en gaat daar feitelijk in over. We hebben hier te maken met een wezen dat van onderuit kan zien dat de wereld over hem heen schuift. Maar iedereen die zich het koepellandschap in de mond nog kan herinneren, weet misschien al waar deze vreemde toeschouwer toe in staat is. Hoewel hij ver bij zijn collega's vandaan zit, maakt de appendix deel uit van het lymfeweefsel van de amandelen.

Onze dikke darm houdt zich bezig met alles wat niet kon worden opgenomen in de dunne darm. Daarom ziet hij er ook niet zijdeachtig uit. Het zou gewoon vergeefse moeite zijn om hier alleen maar vlokken te plaatsen die voedsel kunnen opnemen. Daarom is dit de thuishaven van darmbacteriën die de laatste etensresten voor ons ontbinden en waar ons immuunsysteem zich erg voor interesseert.

De appendix zit dus op een perfecte locatie! Ver genoeg weg om zich niet met het hele voedingsgebeuren bezig te hoeven houden, maar dichtbij genoeg om alle vreemde micro-organismen te kunnen zien. Terwijl de wanden van de dikke darm feitelijk grote opslagplaatsen vol immuuncellen zijn, bestaat de appendix bijna uitsluitend uit lymfeweefsel. Als hier een slechte kiem langskomt, is hij helemaal omsingeld. Dat betekent echter ook dat alles eromheen kan ontsteken. Zodra de kleine appendix dan ernstig opzwelt, wordt het nog moeilijker voor hem om de kiemen naar buiten te vegen. Dat is de reden dat er jaarlijks alleen al in Nederland meer dan vijftienduizend blindedarmoperaties worden uitgevoerd.

Maar dat is niet het enige gevolg. Als hier alleen maar het goede met rust wordt gelaten en het slechte wordt aangevallen, zou je in het omgekeerde geval kunnen zeggen dat in een gezonde appendix een uiterst selectieve verzameling nuttige bacteriën zit. Dat is ook de uitkomst van het onderzoek van de Amerikaanse onderzoekers William Parker en Randal Bollinger, die deze theorie in 2007 hebben geformuleerd. Dat is bijvoorbeeld handig na een zware aanval van diarree, want dan zijn vaak veel van de typische darmbewoners verdwenen en hebben nieuwe micro-organismen de kans het vrijgekomen oppervlak in bezit te nemen. Deze klus wil niemand natuurlijk aan het toeval overlaten. Dat is volgens Bollinger en Parker dan ook de reden dat het team uit de appendix bijspringt en zich beschermend over de hele dikke darm verspreidt.

In Nederland wonen we niet bepaald in een land waar veel veroorzakers van diarree voorkomen. Ook al hebben we wel eens last van buikgriep, toch komen in ons land veel minder gevaarlijke micro-organismen voor dan in bijvoorbeeld India of Spanje. Je zou dus kunnen zeggen dat wij de appendix minder dringend nodig hebben dan de mensen in die landen. Daarom hoef je je ook niet echt zorgen te maken als je een blindedarmoperatie hebt ondergaan of nog moet ondergaan! De immuuncellen in de rest van de dikke darm zitten weliswaar minder dicht op elkaar, maar alles bij elkaar zijn ze veel talrijker dan die in de appendix en goed in staat dat werk erbij te doen. Als je last hebt gehad van diarree en toch op veilig wilt spelen, kun je om de darm opnieuw te bevolken bij de apotheek goede bacteriën kopen.

Nu is waarschijnlijk duidelijker waarom we een blindedarm en een appendix hebben. Maar waarom hangt daar eigenlijk een dikke darm aan? Het eten werd immers al opgenomen, hier zitten ook geen vlokken meer, en wat wil de darmflora eigenlijk met die onverteerbare restanten? Onze dikke darm kronkelt er niet omheen, maar legt zich als een dikke schilderijlijst buiten om de dunne darm heen. Hij vindt het niet beledigend dat hij 'dik' wordt genoemd; hij heeft gewoon meer ruimte nodig voor zijn werk.

Iedereen die goed met zijn reserves omgaat, kan ook slechte tijden doorstaan. En precies dat is het motto van onze dikke darm. Hij neemt de tijd voor alles wat overgebleven is en verteert dat helemaal. In de dunne darm kan ondertussen de tweede of derde maaltijd worden opgenomen, maar de dikke darm laat zich daar de kop niet door gek maken. Restanten uit het eten worden ongeveer zestien uur lang gewetensvol nog een keer bewerkt. Daarbij worden stoffen opgenomen die we anders in alle haast zouden zijn kwijtgeraakt: belangrijke mineralen zoals calcium kunnen hier pas echt worden opgenomen. Door de goede samenwerking tussen de dikke darm en de darmflora krijgen we bovendien een extra dosis energierijke vetzuren, vitamine

K, vitamine B12, thiamine (vitamine B1) en riboflavine (vitamine B2). Dat is voor veel zaken nuttig, zoals voor een goede bloedstolling, voor sterke zenuwen of als bescherming tegen migraine. In de laatste meter darm wordt ook de water- en zouthuishouding uiterst precies uitgebalanceerd. Het is niet nodig dit te checken, maar ons braaksel is altijd precies even zout. Door deze precieze samenstelling kan een hele liter vloeistof worden bespaard. Als dit hier niet zou gebeuren, zouden we elke dag een hele liter vocht extra moeten drinken.

Net als in de dunne darm worden alle stoffen die in de dikke darm zijn opgenomen via het bloed naar de lever getransporteerd. Daar worden ze opnieuw getest en daarna doorgegeven aan de grote bloedsomloop. De laatste centimeters van het darmkanaal sturen hun bloedvaten echter niet via de ontgiftende lever, maar direct naar de grote bloedsomloop. In de regel wordt hier niets meer opgenomen, omdat dat domweg al is gebeurd. Toch is er één uitzondering: zetpillen. Zetpillen kunnen veel minder medicijnen bevatten dan oraal in te nemen pillen, maar werken toch sneller. Pillen en drankjes moeten we vaak alleen maar zo hoog doseren omdat de lever een groot deel ervan ontgift voordat ze zijn gearriveerd op de locatie waar ze iets moeten doen. Dat is dus niet praktisch, omdat wij deze 'giftige stoffen' juist om hun praktische effecten willen hebben. Dus wanneer een arts de lever niet met koortsverlagende middelen en dergelijke wil belasten, maakt hij met zetpillen gebruik van de korte route via de endeldarm. Dat is vooral bij kinderen en ouderen aan te raden.

Wat we echt eten

De belangrijkste fase van de spijsvertering vindt plaats in de dunne darm, waar het grootste oppervlak zich bezighoudt met de laatste verkleining van het voedsel. Hier wordt bepaald of we lactose kunnen verdragen, wat gezonde voeding is en welke voedingsmiddelen een allergische reactie veroorzaken. Onze spijsverteringsenzymen functioneren in deze laatste etappes als minuscule schaartjes: ze knippen het voedsel net zolang in kleinere stukjes tot het de kleinste gemene deler met onze lichaamscellen heeft. De natuur wil namelijk dat alle levende dingen uit hetzelfde basismateriaal bestaan: uit suikermoleculen, aminozuren en vetten. Al onze voedingsmiddelen zijn afkomstig van levende wezens (volgens de biologische definitie hoort daarbij zowel een appelboom als een koe).

Suikermoleculen kunnen een complexe keten vormen. Dan smaken ze niet meer zoet en vormen ze de zogenoemde koolhydraten in levensmiddelen zoals brood, pasta of rijst. Tijdens de vertering van een geroosterde boterham ontstaat na het knipwerk het volgende eindproduct: dezelfde hoeveelheid suikermoleculen als in een paar lepels witte kristalsuiker. Het enige verschil is dat kristalsuiker geen grote enzymbewerking nodig heeft, maar al in zulke kleine stukjes in de dunne darm aankomt dat deze direct in het bloed kunnen worden opgenomen. Door inname van te veel pure suiker in één keer wordt bloed korte tijd zoet.

De suiker uit geroosterd witbrood wordt relatief snel door de enzymen verteerd. Bij volkorenbrood kost dat veel meer tijd doordat dit brood uit bijzonder ingewikkelde suikerketens bestaat die stuk voor stuk uit elkaar gehaald moeten worden. Daarom is volkorenbrood geen suikerbom, maar een aangename suikeropslagplaats. Trouwens, het lichaam moet veel heftiger reageren op een plotselinge verzoeting om alles weer in een gezond evenwicht te brengen. Het lichaam scheidt dan grote hoeveelheden hormonen uit, vooral insuline, en dat zorgt ervoor dat je, nadat deze extra klus geklaard is, snel weer moe bent. Als suiker niet te snel door het lichaam wordt opgenomen, is hij een belangrijke bouwstof. Dan kunnen we hem gebruiken als verwarmende brandstof voor onze cellen of om lichaamseigen suikerstructuren zoals de geweivormige glycocalix op onze darmcellen te produceren.

Toch houdt ons lichaam van zoete suikerproducten. Het bespaart immers werk, juist doordat ze sneller opneembaar zijn, net als warme eiwitten. Daarbij komt dat suiker bijzonder snel in energie wordt omgezet. Deze succesvolle energietoevoer wordt door de hersenen beloond met een goed gevoel. Maar dat is een valkuil, want de laatste decennia moet ons lichaam met een gigantisch overaanbod aan suiker omgaan. In Amerikaanse supermarkten is al aan ongeveer tachtig procent van de bewerkte producten suiker toegevoegd. Evolutionair gezien heeft ons lichaam dus nog maar net de plaats gevonden waar zoetigheid te vinden is en vreet het zich argeloos vol, waarna het met een suikershock en buikpijn op de bank in elkaar zakt.

Ook al weten we dat veel snoepen ongezond is, we mogen het onze instincten niet kwalijk nemen dat ze enthousiast toetasten. Als we te veel suiker eten, slaan we die gewoon op voor slechte tijden. Eigenlijk is dat heel praktisch. We doen dit niet alleen door die weer in lange suikerketens om te zetten, maar ook door hem om te zetten in vet en dat op te slaan in het vetweefsel. Suiker is de enige stof die ons lichaam met weinig moeite kan gebruiken voor de productie van vet.

De voorraden glycogeen zijn al na een korte tijd joggen opgebruikt; bijna precies op het moment dat je denkt dat het opeens wel heel erg vermoeiend wordt. Daarom adviseren voedingsdeskundigen dat je minstens een uur moet sporten als je vet wilt verbranden. Op z'n vroegst na de eerste kleine prestatiedip worden de nutteloze reserves aangesproken. Wij balen er waarschijnlijk van dat ons buikvet niet meteen wordt aangesproken, maar dat snapt ons lichaam niet. Menselijke cellen verafgoden vet!

Vet is de meest efficiënte en meest waardevolle van alle voedingsstoffen! De atomen zitten zo slim aan elkaar vast dat vet, vergeleken met koolhydraten of proteïne, per gram twee keer zoveel energie kan bundelen. Dat gebruiken we om onze zenuwen mee te bedekken, zoals de plastic huls om elektriciteitskabels. Dankzij deze huls kunnen we zo snel denken. Sommige belangrijke hormonen in ons lichaam worden gemaakt van vet, en ook is elke cel in ons lichaam omgeven door een vettig membraan. Zoiets bijzonders wordt beschermd en niet tijdens het eerste het beste sprintje verkwist. Als er weer een hongersnood is – en in de afgelopen miljoenen jaren is dat vaak voorgekomen – is elke gram buikvet van levensbelang.

Ook voor onze dunne darm is vet heel speciaal. Het kan niet, zoals de andere voedingsstoffen, gewoon vanuit de darm in het bloed worden opgenomen. Vet is niet oplosbaar in water; het zou de minuscule bloedvaatjes in de dunnedarmvlokken meteen verstoppen en in de grotere aderen als olie op het kookwater van pasta blijven drijven. Vet wordt dus op een andere manier in het lichaam opgenomen: via ons lymfestelsel. Lymfevaten zijn voor bloedvaten zoiets als Robin voor Batman: elk bloedvat in het lichaam wordt begeleid door een lymfevat, ook elk minuscuul adertje in de dunne darm. Hoewel de bloedvaten dik en rood zijn en dapper voedingsstoffen in ons weefsel pompen, zijn lymfevaten dun en wit, doorzichtig bijna. Ze halen vloeistoffen weer uit het weefsel en transporteren immuuncellen, om alles weer op orde te brengen.

Lymfevaten zijn zo dun doordat ze geen gespierde wanden hebben, zoals onze aderen. Ze werken vaak gewoon samen met de zwaartekracht. Daarom hebben we 's ochtends dikke ogen als we wakker worden. Als je ligt, kan de zwaartekracht niet veel doen; dan zijn de kleine lymfevaten in je gezicht weliswaar goedmoedig geopend, maar pas als we rechtop gaan staan, kan de vloeistof die er 's nachts door het bloed naartoe is getransporteerd weer naar beneden stromen. (Dat onze onderbenen, als we lang hebben gelopen, niet helemaal vol vloeistof zitten, komt doordat de beenspieren de lymfevaten bij elke stap samendrukken en het weefselvocht (de lymfe) naar boven wordt geperst.)

Overal in het lichaam wordt de lymfe als onderschatte zwakkeling beschouwd, behalve in de dunne darm. Hier speelt hij een belangrijke rol. Alle lymfevaten komen bij een heel breed vat bij elkaar en kunnen al het verteerde vet verzamelen zonder dat de kans bestaat dat ze verstopt raken. Dit vat heeft de indrukwekkende naam *ductus thoracicus*. Kort na een vetrijke maaltijd zijn in de ductus zoveel minuscule vetdruppeltjes aanwezig dat de vloeistof niet meer doorzichtig is, maar wit als melk. Daarom wordt de ductus ook wel borstbuis genoemd (mannen en vrouwen hebben deze). Als het vet zich in de ductus heeft verzameld, maakt het een bocht van de buik door het middenrif rechtstreeks naar het hart. (Hier wordt de verzamelde vloeistof uit benen, oogleden en darm in gekieperd.) Zuivere olijfolie maar ook goedkoop frituurvet wordt dus rechtstreeks in het hart gegoten. Het maakt geen omweg via de lever, zoals al het andere voedsel dat we verteren.

De ontgifting van gevaarlijk, slecht vet gebeurt pas nadat het hart alles een keer rondgepompt heeft en de vetdruppeltjes ergens op een willekeurige plek in een bloedvat van de lever zijn terechtgekomen. De lever bevat vrij veel bloed, zodat de kans groot is dat een dergelijke ontmoeting snel zal plaatsvinden. Maar voordat dit gebeurt, staan hart en aderen onbeschermd bloot aan dat wat McDonald's & Co zo goedkoop konden inkopen.

Net zoals slechte vetten slechte dingen kunnen doen, kunnen goede vetten juist heilzaam werken. Als je een paar euro meer uitgeeft voor echt koudgeperste olijfolie (extra vergine), doop je je stokbroodje in een weldadige balsem voor hart en bloedvaten. Er is veel onderzoek gedaan naar olijfolie, en alles wijst erop dat deze olie een goede bescherming vormt tegen aderverkalking, het cellulair stresssyndroom, alzheimer en oogziekten (zoals maculadegeneratie). Bovendien zijn er positieve effecten bij ontstekingsziekten als reumatische artritis en bij het voorkomen van bepaalde soorten kanker. Als je bang bent voor vet, moet je ook dit weten: olijfolie is in staat de strijd aan te gaan tegen ongewenste vetrollen. Het blokkeert namelijk een enzym in het vetweefsel, de vetzuursynthese, die bij voorkeur vet vormt uit overtollige koolhydraten. Niet alleen wij hebben baat bij olijfolie, ook de goede bacteriën in de darm houden van een beetje zorg.

Goede olijfolie kost misschien een paar euro meer, hij smaakt echter niet vettig of ranzig, maar groen en fruitig. Als je hem doorslikt, krijg je een rauw gevoel in je keel door de looistoffen die erin zitten. Als je deze beschrijving een beetje te abstract vindt, dan kun je met behulp van de verschillende keurmerken en wat zoekwerk vast wel een goede fles te pakken krijgen.

Maar goede olijfolie verhitten is niet zo'n goed idee, omdat hitte veel stukmaakt! Een heet oppervlak is weliswaar heel goed voor biefstuk en ei, maar niet bij olieachtige vetzuren, die daardoor een chemische verandering kunnen ondergaan. Voor het braden kun je het beste zogenaamde bakolie of vaste vetten als boter of kokosvet gebruiken. Die zitten weliswaar vol slechte verzadigde vetzuren, maar zijn ook stabieler als ze worden verwarmd.

Goede oliën zijn niet alleen gevoelig voor hitte, maar vangen ook vrije radicalen uit de lucht. Vrije radicalen richten veel schade aan in ons lichaam, doordat ze helemaal niet zo vrij zijn maar zich veel liever willen binden. Ze hechten zich aan van alles – aan aderen, de huid van het gezicht of zenuwcellen – en veroorzaken daardoor vaatziekten, huidveroudering en zenuwziekten. Als ze zich aan onze olie willen binden, dan is dat prima, maar het liefst pas in ons lichaam en niet al in de keuken. Daarom moet je de dop na gebruik goed dichtdraaien en de fles daarna meteen in de koelkast zetten.

Dierlijk vet in vlees, melk of eieren bevat veel meer arachidonzuur dan plantaardige oliën. Ons lichaam maakt van arachidonzuur pijnversterkende signaalstoffen, maar in oliën zoals raapzaadolie, lijnolie en hennepolie zit ontstekingsremmend alfalinolzuur, en in olijfolie zit een stof met een vergelijkbare werking, oleocanthal. Deze vetten hebben ongeveer dezelfde werking als ibuprofen of aspirine, alleen in veel kleinere doseringen. Bij acute hoofdpijn helpen ze dus niet, maar regelmatig gebruik kan wel helpen bij een ontstekingsziekte, regelmati-

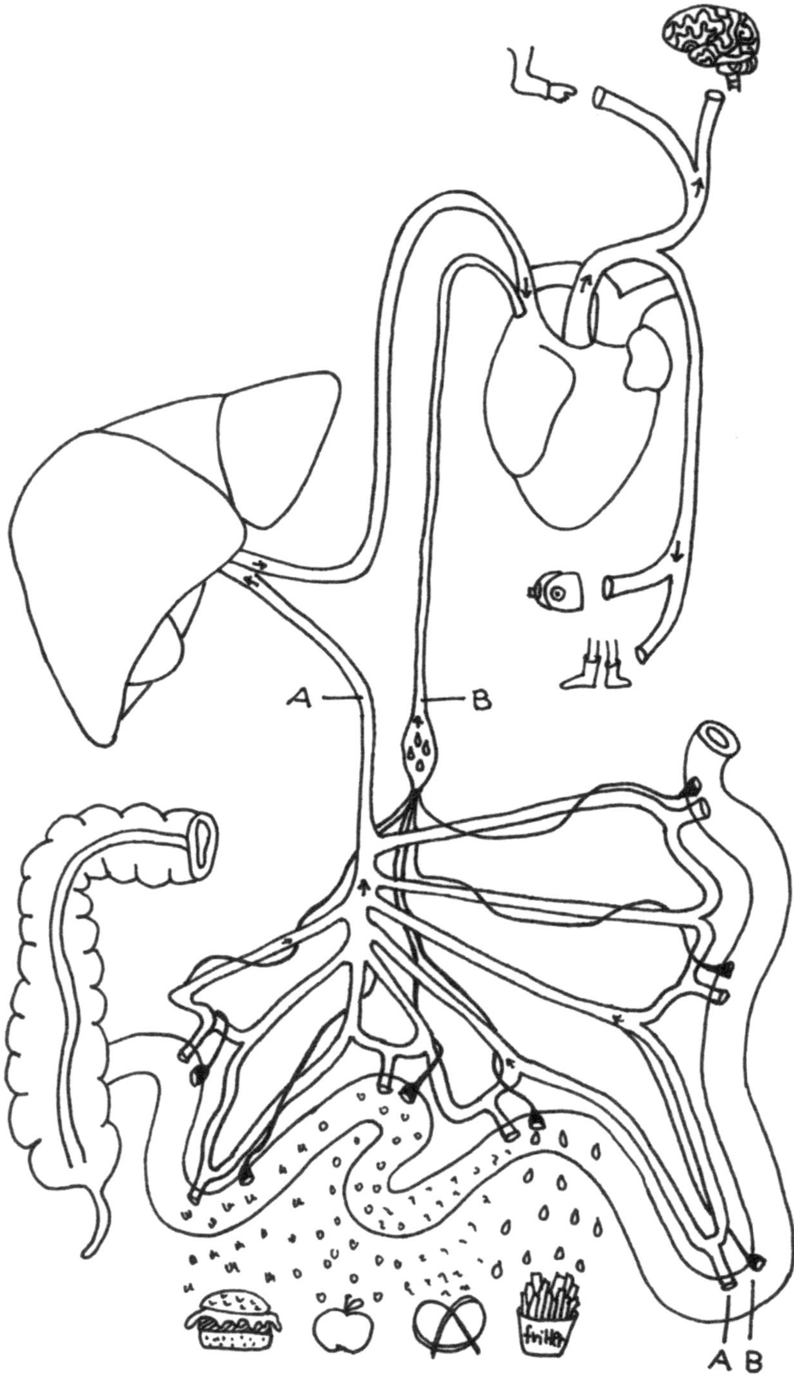
A
B
A
B

ge hoofdpijn of menstruatieklachten. Vaak wordt de pijn al iets minder als we meer plantaardige dan dierlijke vetten gebruiken.

Olijfolie is dus geen wondermiddel voor huid en haren. Maar uit dermatologische onderzoeken is wel gebleken dat pure olijfolie de huid een beetje irriteert en dat het haar door olijfolie vaak zo vet wordt dat het meteen daarna gewassen moet worden, waardoor het verzorgende effect meteen weer teniet wordt gedaan.

Ook in het lichaam kan sprake zijn van te veel vetgebruik. Te veel vet, goed of slecht, kan ons lichaam niet aan. Dat is al het geval als je te veel crème op het gezicht smeert. Voedingsdeskundigen adviseren vijfentwintig tot maximaal dertig procent van de dagelijkse energiebehoefte te dekken door vet. Dat is gemiddeld 55-66 gram per dag; sportieve mensen kunnen iets meer nemen en minder actieve, kleine mensen liever iets minder. Met één Big Mac heb je feitelijk al de helft van de dagelijkse vetbehoefte binnen – de vraag is alleen met welke soort vet. Bij een Chicken Teriyaki Sandwich van de fastfoodketen Subway is dit maar 2 gram. Hoe je de rest van de benodigde 53 gram binnenkrijgt, moet je dan zelf weten.

Behalve koolhydraten en vet is er nog een derde – misschien wel de minst bekende – basisbouwsteen uit onze voeding: de aminozuren. Het klinkt misschien gek, maar tofoe met een neutrale of nootachtige smaak en gekruid en gezouten vlees bestaan alleen maar uit kleine zuren. Net zoals bij de koolhydraten worden de kleine bouwstenen in ketens aan elkaar gekoppeld. Ze smaken meestal anders en heten ook anders: proteïnen. In de dunne darm halen de spijsverteringsenzymen het geheel uit elkaar en de darmwand knipt ze in waardevolle stukjes. Er zijn twintig van dergelijke aminozuren en oneindig veel manieren om ze tot allerlei verschillende proteïnen te combineren. Wij mensen maken daarvan onder andere ons DNA, de drager van onze genetische informatie, bij elke nieuwe cel die we overdag maken.

Afb.: A = aderen lopen over de lever en dan naar het hart.
B = lymfevaten lopen rechtstreeks het hart in.

Ook andere levende wezens doen dit, zowel planten als dieren, en daarom bevat alles wat je in de natuur kunt eten proteïnen.

Toch is het moeilijker dan je zou denken om vleesloos te eten zonder last te krijgen van deficiëntieverschijnselen. Planten maken namelijk andere proteïnen aan dan dieren, en vaak gebruiken ze daarbij zo weinig van een bepaald aminozuur dat hun proteïnen 'incompleet' worden genoemd. Als ons lichaam met deze aminozuren weer eigen proteïnen wil aanmaken, houdt dit proces op zodra er een bepaald aminozuur ontbreekt. Half klare proteïnen worden dan gewoon weer stukgemaakt, en wij plassen de kleine zuren uit of hergebruiken ze nog op een bepaalde manier. Bonen missen het aminozuur methionine, rijst en tarwe (en dus seitan) missen lysine; mais mist er zelfs twee: lysine en tryptofaan! Toch is dat niet de definitieve zege van de vleesliefhebbers op de mensen die geen vlees eten: vegetariërs en veganisten moeten gewoon slim combineren.

Bonen bevatten weliswaar geen methionine, maar wel een grote hoeveelheid lysine. Een tarwetortilla met bonenpasta en een lekkere vulling levert dus alle aminozuren die je voor de eigen proteïneproductie nodig hebt. Ook door het eten van ei en kaas kun je de incomplete proteïne compenseren. In veel landen eten de mensen al eeuwen als vanzelfsprekend dingen die elkaar op deze manier aanvullen: rijst met bonen, pasta met kaas, plat brood met hummus of geroosterd brood met pindakaas. In theorie hoef je dit niet eens bij dezelfde maaltijd te doen; dat kan ook binnen een dag (maar vaak is een combinatie juist handig als houvast als je niet weet wat je moet koken). Er zijn ook planten die voldoende hoeveelheden van alle belangrijke aminozuren bevatten: soja en quinoa, maar ook amarant, spirulina-algen, boekweit en chiazaad. Daarom wordt tofoe terecht beschouwd als een vleesvervanger, hoewel steeds meer mensen daar allergisch op reageren.

Eten waar we allergisch voor zijn en eten dat we niet kunnen verdragen

Een theorie over het ontstaan van allergieën gaat over de spijsvertering in de dunne darm. Als het niet lukt een eiwit helemaal af te breken tot aminozuren, kunnen daar minuscule stukjes van overblijven. Normaal gesproken zouden die in het bloed worden opgenomen, maar dan grijpen de onopvallende lymfeklieren hun kans. Deze minuscule stukjes zouden, ingesloten in een vetdruppeltje, in de lymfe kunnen terechtkomen en daar door alerte immuuncellen worden opgemerkt. Ze vinden dan bijvoorbeeld midden in de lymfevloeistof een minuscuul stukje pinda en vallen dat vreemde lichaam natuurlijk aan.

Als ze het de volgende keer zien, zijn ze er beter op voorbereid en beter in staat het aan te vallen. Op een bepaald moment hoef je de pinda alleen nog maar in je mond te stoppen en dan halen de immuuncellen ter plaatse hun uzi's al tevoorschijn. Het gevolg is een steeds sterker wordende allergische reactie, zoals het extreem opzwellen van gezicht en tong. Een dergelijke verklaring past vooral bij allergieën die door levensmiddelen worden opgewekt, vettig zijn en tegelijkertijd veel proteïnen bevatten, zoals melk, ei en vooral noten. Waarom bijna niemand allergisch is voor vet ontbijtspek, heeft een eenvoudige reden: doordat we zelf uit vlees bestaan, kunnen we dat over het algemeen goed verdragen.

Allergieën, onverdraaglijkheid en intoleranties

Coeliakie en glutensensitiviteit

De ontwikkeling van allergieën via de dunne darm kan niet alleen met vet worden opgelost. Allergene stoffen als garnalen, pollen of gluten zijn op zich geen vetbommen, en mensen die veel vet eten hebben over het algemeen niet meer last van allergieën dan andere mensen. Een van de theorieën over het ontstaan van allergieën is deze: onze darmwand kan korte tijd poreuzer zijn, zodat restanten van ons eten in het darmweefsel en het bloed terechtkomen. Wetenschappers houden zich met dit proces bezig, maar dan vooral in combinatie met gluten (een proteïnemengsel van graansoorten zoals tarwe).

Het is niet zo dat graan zich graag door ons laat eten. Een plant wil zich vermeerderen, maar wij eten hun nageslacht gewoon op! Maar in plaats dat ze een rel schoppen, vergiftigen planten hun zaad een beetje. Dat is minder dramatisch dan het klinkt, want een paar tarwekorrels zijn voor beide partijen geen probleem: op die manier kunnen mensen het overleven, en de planten ook. Maar hoe meer gevaar een plant loopt, hoe meer van dergelijke stoffen in zijn zaad zitten. Tarwe maakt zich dus zorgen omdat het zaad maar een kort tijdsbestek heeft waarin het kan groeien en zich kan voortplanten, dus in die tijd mag er niets fout gaan. In insecten belemmert gluten een belangrijk spijsverteringsenzym. Dus als een brutale krekel te veel tarwe zou eten, zou die hem zwaar op de maag liggen, en dus is het goed dat hij er, voor het zover is, mee stopt.

In de darm van de mens kan het gluten gedeeltelijk onverteerd door de darmcellen dwalen en daar de verbinding tussen de cellen losser maken. Daardoor komt tarweproteïne in gebieden waarin het niets te zoeken heeft, en dat vindt het immuunsysteem niet goed. Eén op de honderd mensen heeft een genetische glutenintolerantie (coeliakie), maar veel meer mensen lijden aan glutensensitiviteit!

Bij coeliakie kan het eten van tarwe ernstige ontstekingen veroorzaken, de darmvlokken verstoren en het zenuwstelsel verzwakken. De mensen met coeliakie hebben last van buikpijn, diarree, groeien als kind niet zo goed en zijn in de winter heel bleek. Het lastige van deze ziekte is echter dat die niet altijd opvalt. Bij minder sterke ontstekingen merk je misschien jaren niets. Dan heb je misschien af en toe buikpijn of zelfs last van bloedarmoede, wat de huisarts heel toevallig signaleert. De beste therapie bij coeliakie is helemaal geen graan en gluten te nuttigen.

Bij glutensensitiviteit kun je wel granen eten zonder dat er grote darmproblemen ontstaan, maar je moet het ook niet overdrijven. Ongeveer als bij die krekel. Maar veel mensen merken pas dat ze zich beter voelen als ze een tot twee weken glutenvrij eten. Ze hebben dan opeens veel minder last van spijsverteringsproblemen, winderigheid, hoofd- of gewrichtspijn. Ook kunnen ze zich dan beter concentreren of zijn ze minder vaak moe. Er wordt nog niet zo lang beter onderzoek verricht naar glutensensitiviteit. Op dit moment is de diagnose zo samen te vatten: patiënten voelen zich beter bij glutenvrije voeding, hoewel het onderzoek naar coeliakie negatief uitviel. De darmvlokken zijn weliswaar niet ontstoken of kapot, maar het immuunsysteem is misschien toch niet in orde door het eten van te veel brood.

De doorlatendheid van de darm kan ook slechts korte tijd groter zijn, bijvoorbeeld na gebruik van antibiotica, door te veel drank of door stress. Als je alleen dan gevoelig bent voor gluten, kan dat wel betekenen dat je er niet goed tegen kunt. Dan is het goed om een tijd glutenvrij te eten. Belangrijk bij de definitieve diagnose zijn een goed onderzoek en de aanwezigheid van bepaalde moleculen op de bloedcellen. Naast de algemeen bekende bloedgroepen A, B, AB en o (nul) zijn er ook nog veel extra eigenschappen, zoals het zogenaamde DQkenmerk. Als je niet bij de groepen DQ2 of DQ8 hoort, is de kans groter dat je geen coeliakie hebt.

Lactose- en fructose-intolerantie

Bij lactose-intolerantie gaat het niet om een allergie of volledige intolerantie. Maar ook hier kan voeding niet helemaal in haar afzonderlijke deeltjes worden afgebroken. Lactose is een bestanddeel van melk en bestaat uit twee chemisch met elkaar verbonden suikermoleculen; het spijsverteringsenzym dat deze twee losmaakt van elkaar, komt niet uit de papil. De cellen van de dunne darm bouwen het zelf boven op hun kleinste vlokken. Lactose valt uit elkaar als het de darmwand raakt, en dan worden de afzonderlijke suikers opgenomen. Ontbreekt het enzym, dan kunnen dezelfde problemen ontstaan als bij coeliakie of glutensensitiviteit: buikpijn, diarree of winderigheid. Maar anders dan bij coeliakie dwalen hier geen kleine, onverteerde lactosedeeltjes door de darmwand. Ze glijden gewoon verder vanuit de dunne darm in de dikke darm en voeden daar gasproducerende bacteriën. Winderigheid en andere klachten zijn bij wijze van spreken bedankjes van heerlijk overvoerde micro-organismen. Hoewel het bijzonder onprettig is, is lactose-intolerantie lang niet zo ongezond als niet-ontdekte coeliakie.

Iedereen bezit de genen voor de vertering van lactose. Het komt zelden voor dat er meteen na de geboorte problemen zijn en een baby geen moedermelk kan drinken zonder daar vreselijke diarree van te krijgen. Bij vijfenzeventig procent van alle mensen schakelt dit gen zichzelf uit als ze ouder worden, want dan drinkt niemand alleen nog melk uit de borst of de fles. Buiten West-Europa, Australië en de VS ben je een rariteit als je als volwassene nog melk kunt verdragen. Ook in ons deel van de wereld worden in de supermarkt steeds meer lactosevrije producten verkocht, want volgens schattingen is op dit moment één op de zeven mensen lactose-intolerant. Hoe ouder je bent, hoe groter de kans dat je melksuiker niet meer kunt afbreken. Maar vaak komt iemand van zestig niet meer op het idee dat de winderigheid of dat beetje diarree veroorzaakt kan zijn door het gebruikelijke glas melk of de lekkere roomsaus.

Het is echter niet zo dat je nu geen melk meer zou mogen drinken. In de meeste gevallen heb je nog altijd lactose afbrekende enzymen in je darm, maar die zijn gewoon niet meer zo actief – zo'n tien tot vijftien procent van wat ze vroeger konden. Als je dus merkt dat je zonder een glas melk een prettiger gevoel in je buik hebt, kun je rustig uitproberen hoeveel je nog kunt verdragen en vanaf welke hoeveelheid er problemen ontstaan. Een stuk kaas of slagroom op de koffie is dan vaak acceptabel, net als melkcrème in snoep.

Datzelfde geldt voor de meest voorkomende voedingsintolerantie in Nederland: één op de drie Nederlanders heeft problemen met de vruchtensuiker fructose. Ook hier kan sprake zijn van sterke, aangeboren reacties, zodat zelfs na een kleine hoeveelheid al problemen optreden. De meeste mensen hebben echter pas een probleem met te veel fructose. Veel mensen weten er weinig van en als je boodschappen doet, klinkt 'met vruchtensuiker' gezonder dan 'met suiker'. Daarom zoeten levensmiddelenproducenten hun producten het liefst met pure fructose. Daardoor zijn ze er dus mede verantwoordelijk voor dat ons eten meer fructose bevat dan ooit.

Eén appel per dag zou voor veel mensen geen probleem zijn, als er niet ook fructose in de tomatenketchup bij de patat, de gezoete vruchtenyoghurt en de eenpansmaaltijd uit blik zou zitten. Een paar tomatenrassen worden speciaal zo gekweekt dat ze extra veel vruchtensuikers bevatten. Bovendien kunnen we tegenwoordig uit oneindig veel fruitsoorten kiezen, iets wat zonder globalisering en transport per vliegtuig onmogelijk zou zijn. Ananassen uit tropische streken liggen in de winter naast verse aardbeien uit Nederlandse kassen en een paar gedroogde vijgen uit Marokko. Wat wij voedingsmiddelenintolerantie noemen, is dus misschien alleen maar de reactie van een volkomen normaal lichaam dat binnen één generatie moet omschakelen op een soort voeding die miljoenen jaren daarvoor niet beschikbaar was.

Het mechanisme dat schuilgaat achter de fructose-intolerantie, is ook hier anders dan bij gluten of lactose. Mensen met een aangeboren intolerantie hebben minder enzymen in hun cellen om de fructose te verwerken. Daardoor kan de fructose zich langzaam binnen de cellen concentreren en andere processen verstoren. Als de intolerantie pas later in iemands leven optreedt, is er vermoedelijk sprake van problemen met de opname van de fructose in de darmen. In dat geval zitten er vaak minder transportkanalen in de darmwand (de zogenaamde GLUT5-transporters).

Als zo iemand een klein beetje fructose binnenkrijgt, een peer bijvoorbeeld, raken de transportkanalen overbelast en gaat de perensuiker, net als bij de lactose-intolerantie, naar de darmflora in de dikke darm.

Of het probleem inderdaad wordt veroorzaakt door het beperkte aantal transporters is momenteel echter ook onderwerp van discussie bij een aantal onderzoekers. Want ook mensen zonder problemen sturen een deel van de fructose onverteerd naar de dikke darm (vooral als het erg veel is). Dan is het bijvoorbeeld mogelijk dat de darmflora niet de juiste samenstelling heeft. Als je dan een peer eet, stuur je de overgebleven fructose naar een ploeg darmbacteriën die daarmee bijzonder onplezierige problemen veroorzaakt. Dat wordt natuurlijk erger naarmate er meer ketchup, blikmaaltijden of vruchtenyoghurt zijn genuttigd.

Een fructose-intolerantie kan ook onze stemming negatief beïnvloeden. Suiker helpt namelijk mee aan de opname van veel andere voedingsstoffen in het bloed. Het aminozuur tryptofaan hecht zich bij de spijsvertering graag aan fructose. Maar als we zoveel in onze buik hebben dat een groot deel helemaal niet kan worden opgenomen, raken we dus ook het tryptofaan kwijt, en dat hebben we weer nodig om serotonine aan te maken. Dat is een signaalstof die ook wel gelukshormoon wordt genoemd, omdat een tekort aan serotonine depressies kan veroorzaken. Wanneer iemand lange tijd aan fructose-intolerantie lijdt terwijl dit niet bekend is, kan dat dus depressies veroorzaken. Dit is nog maar korte tijd binnen de medische wereld bekend.

Of te veel fructose ook een negatieve invloed op de stemming kan hebben, is de vraag die hier natuurlijk uit voortvloeit. Vanaf vijftig gram fructose per dag (bijvoorbeeld vijf peren, acht bananen of zes appels) worden bij meer dan de helft van de mensen de natuurlijke transportkanalen overbelast. Eet je meer, dan kan dat gevolgen hebben als diarree, buikpijn, winderigheid en na enige tijd ook depressieve buien. In de VS ligt de gemiddelde fructoseconsumptie al bij 80 gram, terwijl onze ouders met honing in de thee, weinig kant-en-klaarproducten en een normale fruitconsumptie op slechts 16-24 gram per dag zaten.

Serotonine zorgt niet alleen voor een goede stemming, maar is ook verantwoordelijk voor een gevoel van voldaanheid. Hongeraanvallen en constant snoepen kunnen een neveneffect zijn van fructose-intolerantie als er verder ook sprake is van andere klachten, zoals buikpijn. Dat is ook een interessante aanwijzing voor alle dieetbewuste salade-eters. In heel veel dressings uit de supermarkt of fastfoodketens zit inmiddels fructose-glucosesiroop. Uit onderzoek is gebleken dat deze siroop ook bij mensen zonder fructose-intolerantie bepaalde signaalstoffen voor voldaanheid (leptine) onderdrukt. Een salade met veel calorieën en een zelfgemaakte dressing van azijn en olie of een yoghurtdressing geeft langer een voldaan gevoel.

De productie van levensmiddelen is altijd in beweging. Vaak hebben vernieuwingen een positief, maar even vaak ook een negatief effect. Pekelen was vroeger een vooruitstrevende manier om te voorkomen dat mensen door verrot vlees werden vergiftigd. Eeuwenlang was het daarom gebruikelijk om vlees en worst door pekelen te conserveren met nitraat. Daardoor krijgen deze levensmiddelen een felrode kleur en dat is de reden dat ham, salami, leverkaas en casselerrib niet grijsbruin worden als ze worden gebraden, zoals een onbewerkt stuk vlees. Maar in 1980 werd het gebruik van nitraat sterk beperkt wegens mogelijk schadelijke gevolgen voor de gezondheid. Worstproducten bevatten nu niet meer dan 100 milligram (een duizendste gram) nitraat per kilo vlees en sindsdien komt maagkanker veel minder vaak voor. Dat een ooit bijzonder nuttige vernieuwing werd aangepast, was dus volkomen terecht. Tegenwoordig mengen slimme slagers veel vitamine C en weinig nitraat door het vlees om het op een veilige manier houdbaar te maken.

Een dergelijke omslag in het denken zou ook noodzakelijk kunnen zijn met betrekking tot het gebruik van tarwe, melk en fructose. Het is goed om dergelijke voedingsmiddelen te nuttigen omdat ze waardevolle stoffen bevatten, maar misschien moeten we de hoeveelheid wel aanpassen. Terwijl onze voorouders, de jagers en de verzamelaars, elk jaar tot wel vijftienhonderd verschillende inheemse wortels, kruiden en planten aten, is ons eten grotendeels afkomstig van slechts zeventien voedingsgewassen. Het is dan ook niet vreemd dat onze darm problemen heeft met zo'n omschakeling.

Spijsverteringsproblemen verdelen onze maatschappij in twee groepen: de ene groep maakt zich zorgen om zijn gezondheid en let heel goed op zijn voeding, en de andere maakt zich zorgen omdat ze bijna geen maaltijd meer voor hun vrienden kunnen klaarmaken zonder inkopen te doen bij de apotheek. Beide groepen hebben gelijk. Veel mensen worden vaak te voorzichtig als ze van hun dokter hebben gehoord dat ze lijden aan een voedingsmiddelenintolerantie en merken dat hun klachten minder worden als ze iets laten staan. Dan eten ze geen vruchten, granen of melkproducten meer en doen ze net alsof die giftig zijn. Van deze mensen reageren de meesten echter vooral op een teveel van die producten; ze hebben daar niet door een genetische oorzaak last van. Ze hebben vaak nog genoeg enzymen voor een beetje roomsaus, net zoals ze best een koekje of een vruchtendessert kunnen verdragen.

Maar je moet wel rekening houden met een overgevoeligheid. Je hoeft niet elke vernieuwing in onze eetcultuur gehoorzaam te accepteren. Graan bij het ontbijt, de lunch en het avondeten, fructose in elk kant-en-klaarproduct of melk lang na de babytijd – het is niet vreemd wanneer ons lichaam dat niet bevalt. Niemand hoeft zich echter neer te leggen bij regelmatige buikpijn, diarree of depressies, ook als de dokter kan uitsluiten dat er sprake is van coeliakie of een sterke fructose-intolerantie. Maar als iemand merkt dat het helpt als hij bepaalde producten niet meer gebruikt, heeft hij het recht zo te leven.

Antibioticakuren, veel stress of maag-darminfecties zijn behalve een algemeen *Teveel* een paar duidelijke signalen voor het feit dat het lichaam een tijd gevoelig op bepaalde levensmiddelen reageert. Maar zodra de gezonde rust terug is, kan ook een gevoelige darm weer tot rust komen. Levenslange onthouding is dus niet nodig: je kunt gerust weer iets eten waar je een tijdje niet tegen kon – maar dan wel in hoeveelheden die je goed kunt verdragen.

Een kort verhaal over poep

Bestanddelen
Kleur
Consistentie

Lieve lezers, het wordt tijd dat we ons met de ontlasting bezig gaan houden. Ga rechtop zitten, duw je bril nog een laatste keer omhoog en neem nog een gedurfde slok thee! Want nu gaan we vanaf een veilige afstand naar een mysterieus hoopje kijken.

BESTANDDELEN

Veel mensen denken dat poep vooral bestaat uit wat ze hebben gegeten. Dat klopt niet.

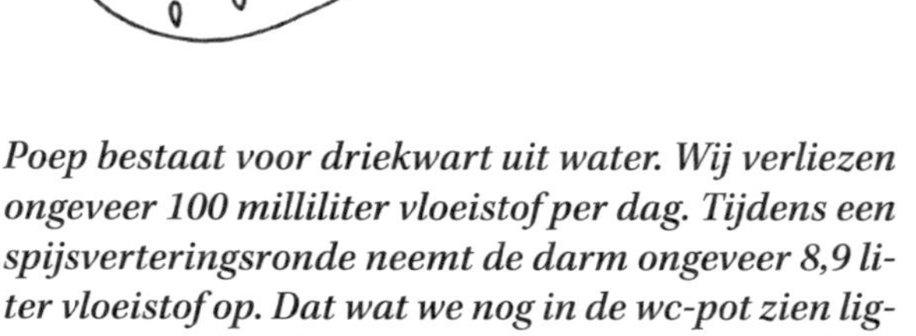

Poep bestaat voor driekwart uit water. Wij verliezen ongeveer 100 milliliter vloeistof per dag. Tijdens een spijsverteringsronde neemt de darm ongeveer 8,9 liter vloeistof op. Dat wat we nog in de wc-pot zien liggen, is dus het absolute maximum. De hoeveelheid vloeistof die hier nog in zit, hoort hier ook. Door het optimale watergehalte is de poep zacht genoeg om de restanten van onze stofwisseling veilig naar buiten te transporteren.

Een derde deel van de vaste bestanddelen zijn bacteriën. Die hebben gefungeerd als darmflora en houden daarom nu op met de actieve dienst.

Een ander derde deel zijn onverteerbare plantenresten. Hoe meer groenten en fruit je eet, hoe meer je poept. Zodoende kun je van de gemiddelde 100-200 gram poepgewicht ook uitkomen op 500 gram per dag.

Het laatste derde deel is een allegaartje en bestaat uit stoffen die het lichaam kwijt wil, zoals restanten van medicijnen, kleurstoffen of cholesterol.

KLEUR

De natuurlijke kleur van menselijke poep is bruin tot geelbruin, zelfs als je niets hebt gegeten wat die kleuren had. Datzelfde geldt voor onze urine, die is altijd gelig. Dat komt door een bijzonder belangrijk product, dat we elke dag vers produceren: ons bloed. Elke seconde worden 2,4 miljoen nieuwe bloedcellen aangemaakt en elke seconde worden er evenveel afgebroken. De rode kleurstof uit het bloed wordt eerst veranderd in een groene kleur en daarna wordt hij geel – dat zie je ook als je je hebt gestoten, aan de verschillende fasen van een blauwe plek. Per plasbeurt wordt een klein deel van dit geel meteen uitgeplast.

Het grootste deel komt via de lever in de darm. Daar zouden de bacteriën nog een nieuwe kleur kunnen maken: bruin. Het kan heel nuttig zijn als we de oorsprong van andere poepkleuren kunnen herkennen:

LICHTBRUIN TOT GEEL: *Deze kleur kan ontstaan door het onschuldige syndroom van Gilbert. Een enzym voor de afbraak van bloed functioneert nog op slechts dertig procent van de effectiviteit. Daardoor komt er minder kleurstof in de darm. Dit syndroom komt relatief veel voor: acht procent van de bevolking heeft het. En dat is niet eens zo erg, want dit enzymdefect veroorzaakt bijna geen bijwerkingen. De enige bijwerking is dat deze mensen paracetamol niet goed kunnen verdragen en die dus liever niet innemen. Een andere oorzaak voor een gelig hoopje zijn problemen met de darmbacteriën. Als die niet goed werken, wordt ook geen bruine kleur aangemaakt. Door het gebruik van antibiotica of door diarree kan de kleurproductie worden verstoord.*

LICHTBRUIN TOT GRIJS: *Als de verbinding van de lever naar de darm onderweg afbuigt of wordt afgeknepen (meestal na de galblaas), kan er ook geen bloedkleurstof meer in de poep terechtkomen. Afgebogen verbindingen zijn nooit goed, en dus moet je eigenlijk altijd als je poep grijs is naar de dokter.*

ZWART OF ROOD: Gestold bloed is zwart, vers bloed is rood. In dit geval gaat het echter niet alleen om de kleurstof, die in bruin kan veranderen. Maar als je poep deze kleur heeft, zitten er hele bloedcellen in. Als je aambeien hebt, is die helderrode kleur niet zorgwekkend. Maar alles wat donker lijkt, zou je door de dokter moeten laten controleren – behalve als je de vorige dag rode bietjes hebt gegeten.

CONSISTENTIE

De Bristol-Stoelgangschaal bestaat sinds 1997. Deze lijst is dus nog niet erg oud als je nagaat hoeveel miljoenen jaren er al wordt gepoept. Op deze lijst staan zeven verschillende consistenties waarin poep kan voorkomen. Dit kan heel nuttig zijn, want de meeste mensen praten niet graag over hoe hun poep eruitziet. Dat is prima, je hoeft immers niet overal over te praten? Maar een probleem is wel dat mensen met een ongezonde stoelgang daardoor kunnen denken dat er niets aan de hand is. Ze weten namelijk niet beter. Een gezonde spijsvertering, waarbij de poep op het eind een optimaal watergehalte heeft, leidt tot type 3 of 4. De andere vormen zouden niet dagelijks mogen voorkomen. Als dat wel zo is, kun je bij een goede arts laten controleren of je bijvoorbeeld bepaalde levensmiddelen niet verdraagt of hoe je verstoppingen kunt voorkomen. De oorspronkelijke versie is afkomstig van de Britse arts Ken Heaton.

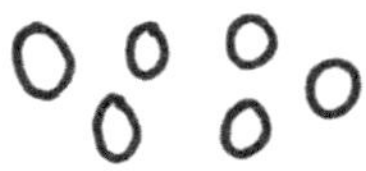

Type 1: losse, stevige keutels, zoals noten (moeilijk uit te scheiden)

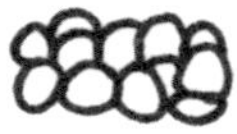

Type 2: worstvormig, maar klonterig

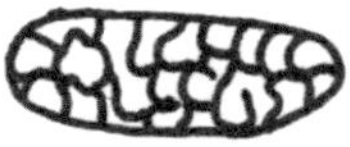

Type 3: als een worst, maar met barstjes aan de buitenkant

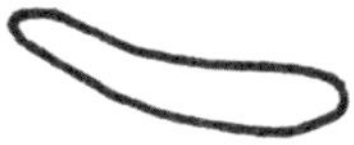

Type 4: als een worst of slang, glad en zacht

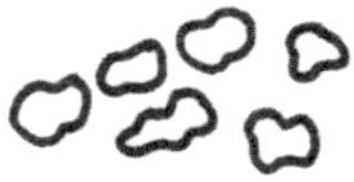

Type 5: zachte keutels met duidelijke randen

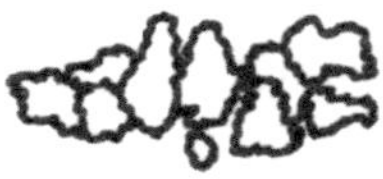

Type 6: zachte stukjes met gerafelde randen, een papperige uitscheiding

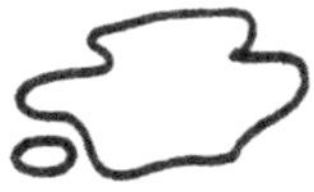

Type 7: waterig, geen vaste stukjes; helemaal vloeibaar

Als je weet tot welke type je hoort, kan dat iets zeggen over hoe langzaam onverteerbare voedingsbestanddelen vanuit de darm worden getransporteerd. Bij type 1 hebben de spijsverteringsresten ongeveer 100 uur nodig (verstopping), bij type 7 ongeveer 10 uur (diarree). Type 4 wordt beschouwd als het beste, omdat deze poep de beste verhouding tussen water en vaste stoffen heeft. Als je type 3 of type 4 in de wc-pot ziet liggen, kun je bovendien nog zien hoe snel de vorm in het water zinkt. Hij zou niet meteen naar de bodem moeten zakken, want dan zit er misschien nog te veel voeding in die niet goed is verteerd. Als je poep niet zo snel zinkt, zitten er luchtblaasjes in, waardoor hij zelfs nog even in het water kan zweven. Dat komt door darmbacteriën, die meestal nuttig werk doen, en dat is een goed teken, als je tenminste geen last hebt van winderigheid.

Dit was een verhaaltje over poep, lieve lezers. Je kunt weer ontspannen zitten en je bril mag weer op zijn favoriete plekje zakken. Het werk van de endeldarm vormt dus de afsluiting van het eerste hoofdstuk. Hierna houden we ons bezig met de elektrotechniek van het lichaam: de zenuwen.

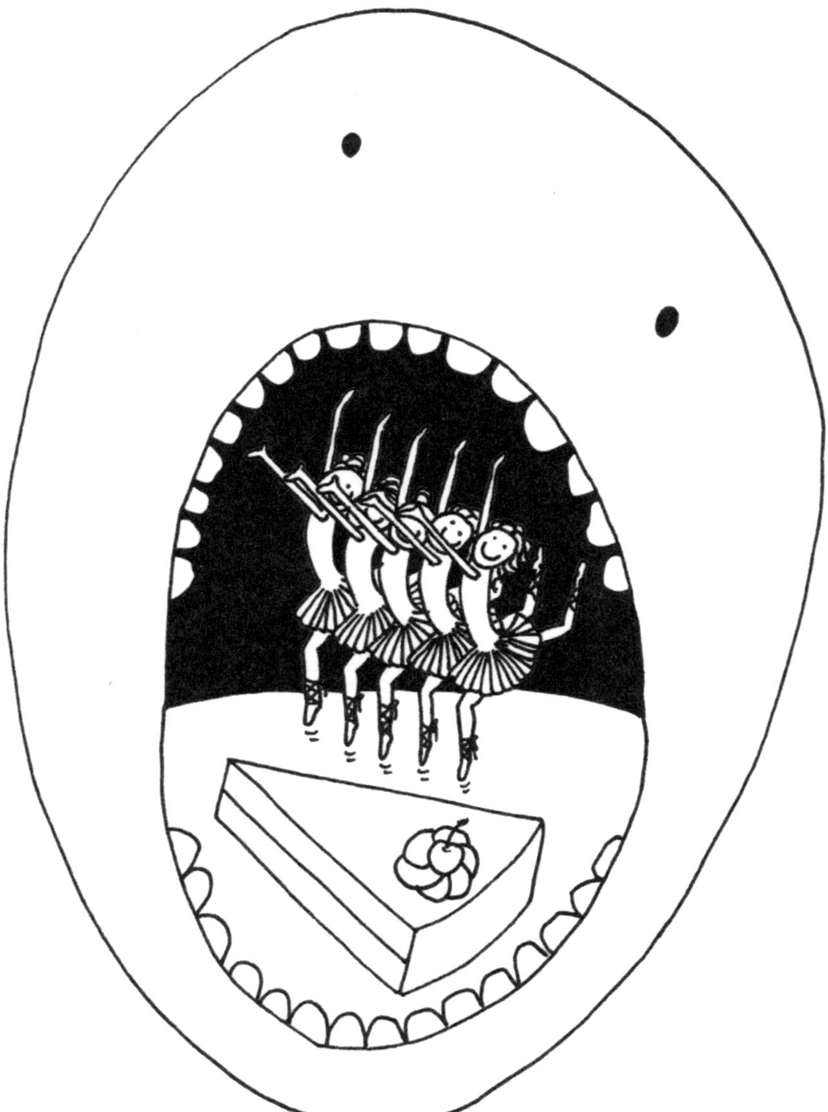

2

HET ZENUWSTELSEL VAN DE DARM

Er zijn plaatsen waar het onbewuste grenst aan het bewuste. Als we in de woonkamer zitten te lunchen, merken we niet dat slechts een paar meter verderop iemand anders ook zit te eten. Maar als we een vreemd geknars op de vloer horen, denken we misschien verder dan onze binnenmuren. Ook in ons lichaam bestaan gebieden waar we niets van merken, omdat we niet voelen wat onze organen de hele dag doen. Als we een stuk taart eten, proeven we hem in onze mond en als we een hap taart doorslikken, voelen we hem de eerste centimeters nog wel, maar daarna is die hap opeens verdwenen. Vanaf deze plek verdwijnt alles in een gebied dat in de medische terminologie 'glad spierweefsel' wordt genoemd.

Glad spierweefsel is niet bewust te controleren. Het ziet er onder de microscoop anders uit dan de spieren die we wel kunnen aansturen, zoals de biceps. De biceps in de bovenarm kunnen we, als we dat willen, aanspannen en ontspannen. Bij controleerbare spieren zijn de kleinste vezels zo netjes gestructureerd alsof ze met een liniaal zijn getekend.

De onderdelen van glad spierweefsel bestaan uit organisch met elkaar verweven netten en bewegen in harmonieuze golven. Ook onze bloedvaten zijn omringd door glad spierweefsel, en dat is de oorzaak dat veel mensen blozen als ze iets niet prettig vinden. Het gladde spierweefsel verslapt bij emoties als schaamte en daardoor verwijden de adertjes in het gezicht. Bij veel mensen trekt de bekleding van de spieren bij stress samen; hierdoor worden de aderen kleiner zodat het bloed meer druk moet uitoefenen – dat kan leiden tot een hoge bloeddruk.

De darm is omhuld door drie lagen glad spierweefsel, waardoor hij zich ongelofelijk soepel kan bewegen, met verschillende bewegingen op verschillende plaatsen. De choreograaf van deze spieren is het zenuwstelsel van de darm, dat alle gebeurtenissen in het spijsverteringskanaal aanstuurt en extreem onafhankelijk is. Als je de verbinding met de hersenen zou doorsnijden, wordt alles toch, al verterend, naar voren geschoven. Iets vergelijkbaars komt nergens anders in het lichaam voor. Je zou je benen niet meer kunnen bewegen en je longen zouden geen zuurstof meer kunnen opnemen. Het is jammer dat we het werk van deze eigenwijze zenuwvezels niet bewust meemaken. Een boer of een scheet klinkt misschien lomp, maar de beweging die dan plaatsvindt ziet er even sierlijk uit als die van een balletdanseres.

Hoe onze organen het eten transporteren

Ik nodig je hierbij uit om een stuk taart vóór en na het doorslikken te volgen.

Ogen

Lichtdeeltjes die van het stuk taart worden teruggekaatst, raken ook de kijkzenuwen van de ogen en activeren ze. Deze 'eerste indruk' sturen de hersenen naar de visuele cortex in je hoofd, ter hoogte van het elastiekje van een hoge paardenstaart. Hier vormen de hersenen een beeld uit de beeldsignalen en dan zie je het stuk taart pas echt. Deze lekkere informatie wordt verder geleid: er gaat informatie naar de speekselvloedcentrale en meteen loopt het water je in de mond. Ook je maag scheidt alleen al bij het zien van zoiets lekkers alvast wat maagzuur uit.

Neus

Als je je vinger in je neus steekt, voel je dat de opening nog doorloopt, maar dat je er niet kunt komen. Hier zitten de reukzenuwen, die door een beschermend laagje slijm zijn bedekt. Alles wat je ruikt moet eerst in het slijm worden opgelost, anders komt het niet bij de zenuwen. Reukzenuwen zijn specialisten, veel geuren hebben hun eigen receptor. Vaak hangen deze receptoren jarenlang in de neus tot ze eindelijk aan het werk moeten. Dan activeert één lelietje-van-dalen-reukmolecule de receptor die daarop wacht, en deze roept dan trots tegen de hersenen: 'Lelietje-van-dalen!' Daarna heeft hij weer een paar jaar niets te doen. Honden hebben overigens veel meer reukcellen dan mensen, hoewel wij er ook al heel veel hebben.

Wil je iets van de taart kunnen ruiken, dan moeten enkele moleculen van het stuk taart in de lucht terechtkomen en tijdens het inademen in de neusgaten worden opgesnoven. Dat kunnen aromatische stoffen uit vanillestokjes zijn, kleine plasticmoleculen van goedkope wegwerpvorken of verdampende alcoholgeuren van de rumvulling. Ons reukorgaan is een chemische voorproever. Hoe dichter je de eerste vork met taart naar de mond brengt, hoe meer vrijgekomen taartmoleculen in de neus stromen. Als je tijdens de laatste centimeters spoortjes van alcohol waarneemt, kan je arm even terugdeinzen, kunnen je ogen opnieuw kijken en kan je mond de vraag stellen of deze taart alcohol bevat of misschien al bedorven is. Als het allemaal oké is, doe je je mond open, steek je de vork erin en begint het ballet.

Mond

De mond is een gebied vol superlatieven. De sterkste spier van ons lichaam is de kaakspier, en de beweeglijkste dwarsgestreepte spier van ons lichaam is de tong. Samen kunnen die twee niet alleen ongelofelijk stevig alles malen, maar ook soepele bewegingen maken. Een goede collega in het rijk der superlatieven is ons tandglazuur; dit bestaat uit het hardste materiaal dat een mens kan maken. Dat moet ook, want met onze kaken kunnen we op een kies een druk uitoefenen van wel tachtig kilo – het gewicht van een volwassen man! Dus als je iets heel hards in je eten tegenkomt, laten we daar bijna een heel voetbalelftal ritmisch op stampen voordat we het doorslikken. Bij een stukje taart hoef je niet alle kracht uit te oefenen; dan zijn ook een paar meisjes in tutu en balletschoentjes genoeg.

Als je begint te kauwen, moet de tong ook aan het werk. Je tong fungeert als een soort coach. Als stukjes taart zich lafhartig ver bij de kauwactie vandaan verstoppen, schuift hij ze terug. Is de brij klein genoeg, dan slik je hem door. De tong pakt ongeveer 20 milliliter taartpuree en schuift die naar het gehemelte, de coulissen van de slokdarm. Dit functioneert als een lichtknopje: als je er met je tong tegenaan drukt, begint het slikprogramma. De mond gaat dicht, want elke ademhaling is een stoorfactor. Vervolgens wordt de taartbrij ver naar achteren in de keelholte geduwd – het podium op, en actie.

Keelholte

Het zachte gehemelte en de farynx zijn twee formaties die plechtig de laatste uitgangen van de neus sluiten. Deze beweging is zo sterk dat ze meters verderop wordt gehoord: de oren merken dan een klein plopje. De stembanden mogen niet meer praten en gaan dicht. Het strotklepje verheft zich majestueus als een dirigent (aan de buitenkant van de keel te voelen), en dan gaat de hele onderkant van de mond omlaag. Nu drukt een sterke golf het beetje taart onder een oorverdovend applaus de slokdarm in.

Slokdarm

De taartbrij heeft voor deze route maar vijf tot zes seconden nodig. De slokdarm beweegt zich tijdens het slikken als een wave in een stadion. Als de brij eraan komt, gaat hij open en als de brij voorbij is, gaat hij weer dicht. Daardoor kan er niets terugglijden.

Dit gebeurt allemaal zo automatisch dat we, zelfs als we een handstand maken, kunnen slikken. De taart slingert dus zonder zich iets van de zwaartekracht aan te trekken door je bovenlichaam. Breakdancers zouden deze beweging 'the snake' of 'de worm' noemen, artsen noemen het de propulsieve peristaltische beweging. Het eerste derde deel van de slokdarm is omgeven door dwarsgestreept spierweefsel en daarom kunnen we dat eerste stuk van de route nog bewust voelen. De onbewuste binnenwereld begint achter het kuiltje dat helemaal boven aan je borstbeen zit. Vanaf dat punt is de slokdarm gemaakt van glad spierweefsel.

Het onderste uiteinde van de slokdarm wordt dichtgehouden door een ringvormige spier. Deze laat zich aantrekken door de slikbeweging en ontspant zich tijdens acht vrolijke seconden. Daarna gaat de slokdarm naar de maag toe open, zodat de taart er ongehinderd in kan vallen. Vervolgens sluit de spier zich weer, terwijl men boven in de keelholte al opgelucht ademhaalt.

De weg van de mond naar de maag is het eerste bedrijf en vereist maximale concentratie en goed teamwork. Het bewuste, perifere en het onbewuste, autonome zenuwstelsel moeten hier samenwerken. Daar is oefening voor nodig. Als baby in de baarmoeder beginnen we al te oefenen met slikken; we slikken elke dag tot een halve liter vruchtwater door. Als er dan iets misgaat, is dat niet erg. Omdat we helemaal omringd zijn door vloeistof, zitten ook onze longen er vol mee, zodat we ons niet kunnen verslikken.

In ons volwassen leven slikken we elke dag zeshonderd tot tweeduizend keer. Daarbij activeren we meer dan twintig spierparen en dat gaat meestal probleemloos. Als we ouder worden, verslikken we ons weer vaker: dan doen de coördinerende spieren alles niet meer zo precies, dan kijkt de farynx niet meer zo goed op de klok en heeft de dirigent van het strotklepje een stok nodig om op te steunen. Iemand op de rug kloppen is weliswaar goedbedoeld, maar weinig zinvol. Het is beter om, voordat het te vaak voorkomt, naar een logopedist te gaan om opnieuw te leren slikken.

Maag

De maag is veel beweeglijker dan veel mensen denken. Vlak voordat de taart in de maag valt, ontspant de maag zich. Zolang er eten in hem valt, kan hij zich steeds verder uitrekken. Hij maakt ruimte voor iedereen die een plekje wil. Een kilo taart met de omvang van een pak melk past gemakkelijk in een meegroeiende maag. Emoties zoals angst en stress kunnen het uitrekken van de maagspieren bemoeilijken; dan hebben we snel een vol gevoel of worden we al misselijk na een kleine portie.

Zodra de taart binnen is, versnellen de maagwanden hun bewegin-

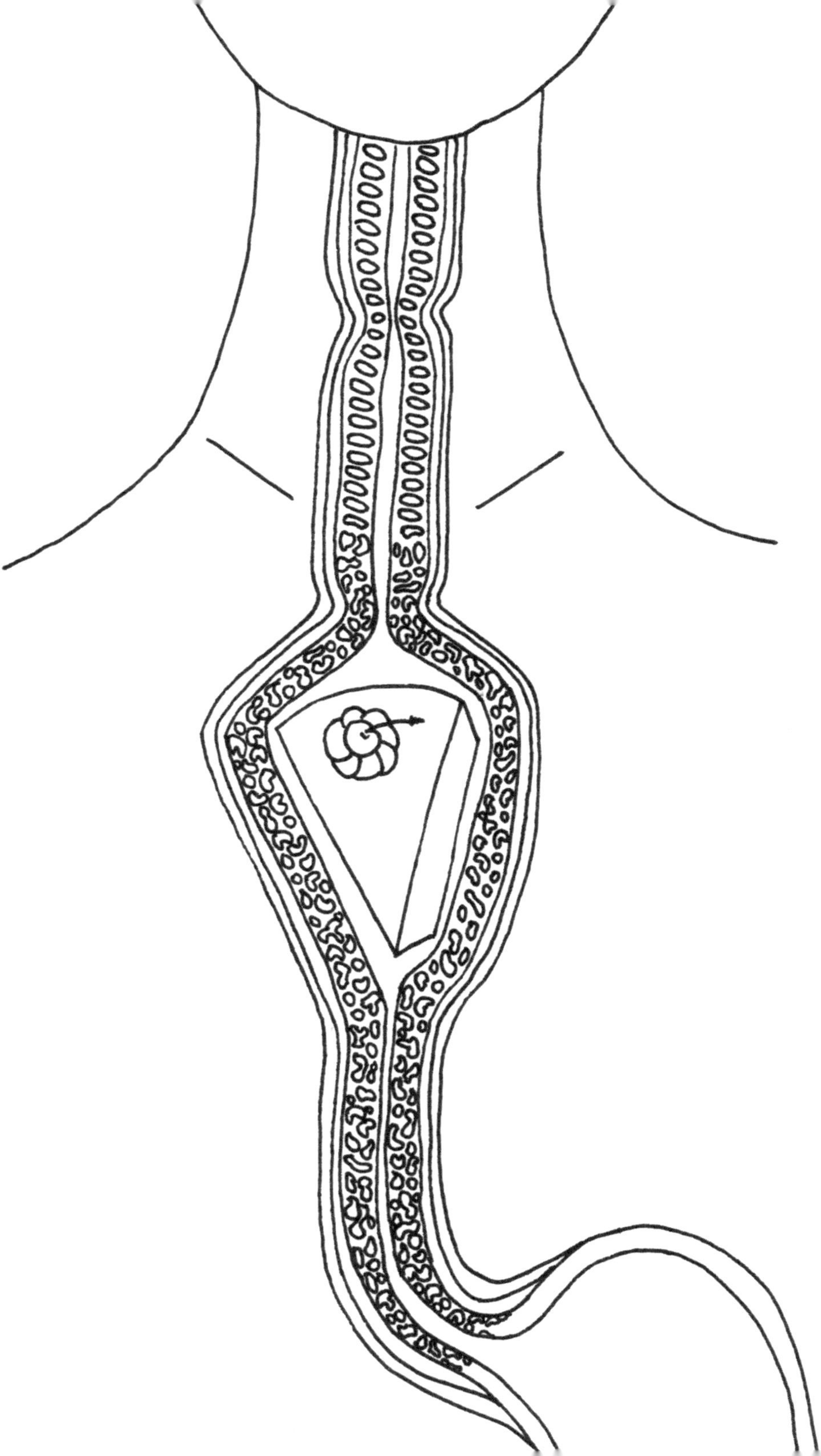

gen – zoals benen tijdens een aanloop – en krijgt het eten een duwtje. Met een fraaie boog vliegt de taart tegen de maagwand, glijdt ervan af en valt terug; de medische term is retropulsie. Aanloop en duwtje veroorzaken samen het typische, gorgelende geluid dat je hoort als je je oor op iemands buik legt (in het driehoekje waar links en rechts de ribbogen samenkomen). Als de maag zo opgewekt begint te schommelen, zet dat het hele spijsverteringskanaal aan tot beweging. Dan duwt ook de darm zijn inhoud naar voren zodat er ruimte ontstaat voor iets nieuws. Daarom moeten we na een grote maaltijd vrij snel naar het toilet.

Een stuk taart kan in de buik behoorlijk veel activiteit veroorzaken. De maag zal er bijvoorbeeld een uur of twee mee schommelen en vermorzelt de happen tot minuscule stukjes. Een groot deel is dan minder dan 0,2 mm groot. Kruimels die zo klein zijn, slaan niet meer tegen de maagwand, maar glijden door een gaatje aan het einde van de maag. Dit gaatje is de volgende sluitspier, de maagportier, die de uitgang van de maag en de ingang van de dunne darm bewaakt.

Eenvoudige koolhydraten zoals de taartbodem, rijst of pasta worden snel doorgesluisd naar de dunne darm. Daar worden ze verteerd en zorgen algauw voor een verhoging van de bloedsuikerspiegel. De maagportier houdt proteïne en vet veel langer vast in de maag. Een stuk biefstuk schommelt vaak zes uur lang voordat hij helemaal in de dunne darm is aangekomen. Daarom hebben we na het eten van vlees of vettig, gefrituurd eten het liefst een zoet toetje: onze bloedsuiker wil niet zo lang op het eten wachten en het dessert geeft dan alvast een voorschot op de bloedsuiker. Je voelt je weliswaar eerder fit na een koolhydraatrijke maaltijd, maar koolhydraten geven je minder lang een voldaan gevoel dan proteïne of vet.

Dunne darm

Zodra de eerste hapjes in de dunne darm aankomen, begint de echte spijsvertering pas. De kleurrijke taartbrij zal tijdens zijn reis door deze buis bijna helemaal in de wanden verdwijnen, ongeveer zoals Harry

Potter op Spoor 9 ¾. De dunne darm pakt de taart dapper vast, duwt de voedselbrij alle kanten op, stuurt de taart met zijn darmvlokken heen en weer, en schuift de volledige, door elkaar gemengde brij krachtig naar voren. Onder de microscoop zie je dat zelfs de kleinste darmvlokken meehelpen! Deze bewegen omhoog en naar beneden, als kleine voetjes. Alles is gewoon in beweging.

De dunne darm volgt één basisregel: het moet verder, het moet naar voren. Daarvoor is de zogenaamde peristaltische reflex. De ontdekker van dit mechanisme isoleerde een stuk darm en blies er door een buisje lucht doorheen, waarop de darm enthousiast terugblies. Daarom adviseren veel artsen bij een verstoorde spijsvertering het eten van voedingsvezels. Onverteerbare voedingsvezels drukken tegen de darmwand, en die drukt enthousiast terug. Deze darmgymnastiek zorgt ervoor dat eten sneller doorstroomt en soepel blijft.

Als de taartbrij heel oplettend zou zijn, zou hij het hulpje van de darm misschien ook nog horen. In onze dunne darm zitten heel veel gangmakercellen die kleine stroomstootjes afgeven. Voor onze darmspieren is dat hetzelfde als wanneer iemand 'Hup!' zou roepen, en nog een keer: 'Hup!' Dan drijft de spier niet af, maar 'hupt' kort terug, zoals wanneer je in de discotheek aan het dansen bent. De taart, of eigenlijk dat wat ervan over is, wordt op deze manier trefzeker naar voren geduwd.

Onze dunne darm is het ijverigste gedeelte van ons spijsverteringskanaal en doet zijn werk heel gewetensvol. Hij laat alleen in duidelijke uitzonderingsgevallen toe dat een spijsverteringsobject niet verdergaat: als er wordt overgegeven. De dunne darm is wat dat betreft heel pragmatisch: hij doet geen werk waar wij niet beter van worden. Dergelijke dingen laat hij zonder plichtplegingen onverteerd teruggaan.

De taart is nu, op bepaalde restanten na, in het bloed verdwenen. Eigenlijk zouden we de taart nu in de dikke darm kunnen volgen, maar dan zouden we een geheimzinnig wezen missen dat te horen is en vaak verkeerd wordt begrepen. Dat zou jammer zijn en daarom blijven we hier nog even.

In de maag en in de dunne darm liggen na de vertering alleen nog maar grote brokken: bijvoorbeeld een maiskorrel, maagsapresistente pillen, nog in leven zijnde bacteriën uit het voedsel of een per ongeluk doorgeslikt stuk kauwgum. Onze dunne darm is gek op hygiëne. Hij is zo iemand die na een uitgebreide maaltijd altijd meteen de keuken opruimt. Als je twee uur na de vertering de dunne darm zou bezoeken, is alles hier pico bello in orde en ruik je amper nog iets.

Een uur nadat de dunne darm iets heeft verteerd, begint hij zichzelf schoon te maken. Dit proces heet in vaktaal 'migrerend motorisch complex'. Dan opent de maagportier één keer collegiaal de poorten en veegt de restanten naar de dunne darm. Deze neemt de klus van hem over en wekt een sterke golf op die alles voor zich uit schuift. Als je dit door een camera zou zien, ziet dat er zo ontroerend uit dat zelfs saaie

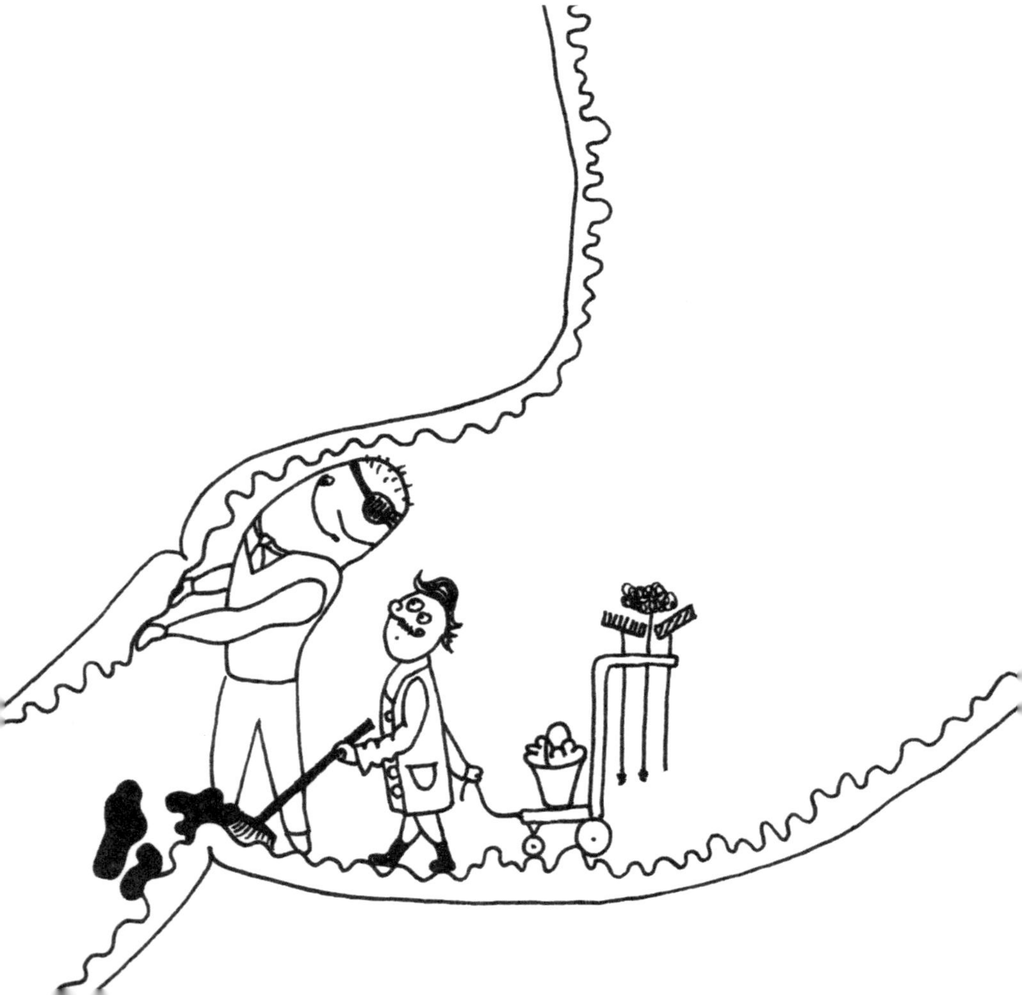

wetenschappers het motorisch complex *a little housekeeper* (een kleine schoonmaker) noemen.

Iedereen heeft zijn housekeeper wel eens gehoord: dat is het knorren van je maag. Dit geluid komt niet alleen uit de maag, maar vooral uit de dunne darm. We knorren niet omdat we honger hebben, maar omdat er tussen de verteringsprocessen door eindelijk tijd is om schoon te maken! Als maag en dunne darm leeg zijn, is de weg eindelijk vrij en kan de housekeeper zijn gang gaan. Bij een langdurig heen en weer geschudde biefstuk moet hij heel lang wachten tot hij eindelijk aan de schoonmaak kan. Pas na een verblijf van ongeveer zes uur in de maag plus ongeveer vijf uur in de dunne darm kan achter de biefstuk worden opgeruimd. Deze schoonmaakactie kun je niet altijd horen, soms is ze luidruchtig en soms heel zacht, afhankelijk van de hoeveelheid lucht die in de maag en de darm is terechtgekomen. Als je in die tijd iets eet, wordt de schoonmaakactie meteen afgebroken. Het eten moet immers in alle rust worden verteerd, en niet supersnel vooruit worden geveegd. Dus iemand die constant snoept, laat geen tijd vrij voor de schoonmaak. Dit inzicht is de reden dat bepaalde voedingsdeskundigen adviseren om na elke maaltijd minstens vijf uur niets te eten. Of het bij iedereen precies vijf uur moet zijn, is echter niet bewezen. Als je goed op je eten kauwt, is er minder werk voor je housekeeper en kun je aan je buik horen wanneer het tijd is voor de volgende maaltijd.

Dikke darm

Aan het einde van de dunne darm zit de klep van Bauhin. Deze scheidt de dunne darm van de dikke darm, omdat deze twee darmen totaal verschillende dingen doen. De dikke darm stuurt de voedingsresten niet alleen naar voren, maar ook heen en weer, afhankelijk van wat het beste uitkomt. Daardoor is de dikke darm een rustige omgeving voor onze darmflora. Als hij iets toegeschoven krijgt wat nog niet is verteerd, doet hij dat alsnog.

Onze dikke darm werkt zo ontspannen, omdat hij rekening moet houden met meer dan één factor: onze hersenen willen niet altijd naar de wc gaan, onze darmbacteriën willen genoeg tijd hebben om onverteerd voedsel aan te nemen, en de rest van ons lichaam wil graag de uitgeleende spijsverteringssappen terug.

Wat in de dikke darm terechtkomt, lijkt niet meer op een stuk taart en dat moet ook niet. Het enige wat er misschien nog van is overgebleven zijn een paar vezelstukjes van de kers op het slagroomhoopje, de rest zijn spijsverteringssappen die het lichaam hier weer absorbeert. Als we heel bang zijn, maken onze hersenen de dikke darm aan het schrikken en heeft hij niet genoeg tijd om vloeistoffen op te nemen, met als gevolg: poepen van angst.

Hoewel de dikke darm (net als de dunne darm) een gladde buis is, ziet hij er op tekeningen altijd uit als een soort parelketting. Zo ziet de dikke darm er echt uit als je de buik opensnijdt. Dat komt echter doordat hij op zijn langzame manier aan het 'dansen' is. Net zoals in de dunne darm ontstaan hier tijdens het kneden instulpingen om de brij in vast te houden, alleen blijft hij gewoon een hele tijd in deze vorm, roerloos, als een *living statue*. Tussendoor ontspant hij zich even, vormt op andere plaatsen nieuwe instulpingen en houdt die vorm dan weer een hele tijd aan.

De dikke darm wordt drie tot vier keer per dag actief en stuurt de ingedikte voedselbrij naar voren. Als je genoeg massa te bieden hebt, moet je drie tot vier keer per dag poepen, maar bij de meeste mensen is de inhoud van de dikke darm voldoende voor één keer poepen per dag. Zelfs drie keer per week is statistisch gezien nog gezond. De dikke darm van vrouwen is over het algemeen een beetje gezapiger dan die van mannen. Waar dat aan ligt is nog niet bekend, maar zeker is wel dat dit niet alleen door hormonen komt.

De tijd tussen het vorkje met de taart en de drol is gemiddeld een dag. Snelle darmen doen het in acht uur en langzame in drieënhalve dag. Door het mengen kunnen stukjes van de taart na twaalf en andere na tweeënveertig uur de rustige omgeving van de dikke darm verlaten. Zolang de consistentie klopt en je nergens last van hebt, hoef je je wanneer je darmen langzamer werken dan gemiddeld geen zorgen te maken. Integendeel, als je bij de 'één keer per dag of minder vaak'-groep hoort of zelfs af en toe last hebt van verstopping, heb je volgens een Nederlands onderzoek zelfs een geringere kans op bepaalde darmziekten. En dat is helemaal volgens het motto van de dikke darm: 'In de rust ligt de kracht.'

Zuur uitscheiden

Ook de maag kan, met al zijn bewegingen, struikelen. Het gladde spierweefsel van de maag kan, net als de dwarsgestreepte spieren in de benen, loopfouten maken. Als er dan een beetje maagzuur terechtkomt op plaatsen die daar niet voor zijn gemaakt, brandt dat. Bij zure oprispingen komen maagzuren en spijsverteringsenzymen tot in de keelholte, maar bij een branderig gevoel in de maag komen ze niet verder dan het begin van de slokdarm en veroorzaken een branderig gevoel in de borstkas.

De oorzaak van oprispingen is feitelijk dezelfde als bij struikelen: het zijn de zenuwen. Zij regelen het spierstelsel. Als je oogzenuwen een traptrede niet zien, worden de beenzenuwen verkeerd geïnformeerd en lopen je benen door alsof er helemaal geen hindernis is, en dan struikel je dus. Als je spijsverteringszenuwen verkeerde informatie krijgen, houden ze het maagzuur niet vast en laten ze het weer teruggaan, naar boven.

De overgang van de slokdarm naar de maag is hier gevoelig voor. Ondanks de voorzorgsmaatregelen – smalle slokdarm, vaste vorm in het middenrif en de bocht naar de maag – gaat er regelmatig iets verkeerd. Ongeveer een kwart van alle inwoners van Nederland heeft hier last van. Het is echter geen nieuw fenomeen, want ook bij nomadenvolken die al eeuwen op dezelfde manier leven, komt dit in dezelfde mate voor.

Het probleem is dat er in de omgeving van de slokdarm en maag twee verschillende zenuwstelsels nauw samenwerken: het zenuwstelsel uit de hersenen en het zenuwstelsel van het spijsverteringskanaal.

Zenuwen uit de hersenen regelen bijvoorbeeld de sluitspieren tussen slokdarm en maag, maar bovendien hebben de hersenen invloed op de zuurvorming. De zenuwen van het spijsverteringskanaal zorgen ervoor dat de slokdarm in een harmonieuze wavebeweging naar beneden beweegt en op die manier, ondanks de duizend keer slikken per dag, altijd goed schoon blijft.

Praktische tips tegen een branderig gevoel in de maag of oprispingen hebben tot doel deze beide zenuwstelsels weer op het juiste pad te brengen. Op kauwgum kauwen of thee drinken steunt het spijsverteringskanaal doordat veel kleine slokjes de zenuwen in de juiste richting sturen: náár de maag en niet terug. Ontspanningsoefeningen zorgen ervoor dat de hersenen minder hectische zenuwopdrachten uitsturen, en dat zorgt er als het goed is voor dat de ringspier steeds sluit en er minder zuur wordt gevormd.

Sigarettenrook activeert dezelfde gebieden in de hersenen als eten. Daardoor voel je je weliswaar prettiger, maar produceert je lichaam ook zonder echte reden meer maagzuren en ontspant de ringspier van de slokdarm. Stoppen met roken helpt dus vaak tegen onaangename oprispingen en een branderig gevoel in de maag.

Zwangerschapshormonen kunnen ook voor verwarring zorgen. Eigenlijk moeten deze hormonen ervoor zorgen dat de baarmoeder tot de bevalling lekker ontspannen blijft, maar ze hebben hetzelfde effect op de sluitspier van de slokdarm. Het gevolg is een losse maagafsluiting, die samen met de druk vanuit de gezwollen onderbuik de zuren omhoog laat stromen. Hierdoor kan een vrouw die als voorbehoedsmiddel een pil met vrouwelijke hormonen gebruikt, als bijwerking ook vaak zuur oprispen.

Sigarettenrook of zwangerschapshormonen, onze zenuwen zijn geen volledig geïsoleerde elektriciteitsdraden. Zij liggen organisch in ons weefsel en reageren op alle stoffen om hen heen. Daarom raden sommige artsen het gebruik af van levensmiddelen die de kracht van de afsluitende ringspier ondermijnen: chocolade, scherpe kruiden, alcohol, suikerbommen, koffie enzovoort.

Al deze stoffen beïnvloeden onze zenuwen, maar veroorzaken niet bij iedereen zure oprispingen. Voorbeelden uit Amerikaans onderzoek raden aan dat iedereen zelf moet uitproberen bij welke levensmiddelen zijn eigen zenuwen gevoelig reageren, want dan hoef je niet onnodig alles te laten staan.

Er is een interessant feit ontdekt dankzij een medicijn dat wegens de bijwerkingen nooit is toegelaten. Dit middel blokkeert zenuwen op een plaats waar normaal glutamaat aan de zenuwen wordt gebonden. Glutamaat kennen de meeste mensen als smaakversterker, maar deze stof wordt ook door onze zenuwen aangemaakt. Bij de zenuwen van de tong veroorzaakt glutamaat een versterking van de smaaksignalen. In de maag kan deze stof verwarring veroorzaken doordat de zenuwen niet zeker weten of het glutamaat van een collega afkomstig is of van een Chinees restaurant. Als je zelf wilt experimenteren, moet je dus een tijdlang afzien van glutamaatrijk eten. Om dat voor elkaar te krijgen, moet je in de supermarkt waarschijnlijk je leesbril opzetten om de minuscule letters op het etiket te kunnen lezen. Vaak noemen fabrikanten glutamaat ook anders en gebruiken ze cryptische woorden als mononatriumglutamaat of iets dergelijks. Als je merkt dat het beter gaat, is het goed. Zo niet, dan heb je in elk geval een tijdje gezonder geleefd.

Als je minder vaak dan één keer per week last hebt van zure oprispingen, kun je eenvoudige middelen gebruiken: zuurneutraliserende middelen uit de apotheek of een huismiddeltje, aardappelsap. Toch is het langdurig neutraliseren van zuren een slechte oplossing! Maagzuren verwijderen ook allergenen en slechte bacteriën uit de voeding en helpen bij de vertering van eiwit. Bepaalde zuurneutraliserende middelen bevatten bovendien aluminium. Dat is een bijzonder lichaamsvreemde stof, zodat je daar nooit te veel van mag gebruiken; houd je dus goed aan de aanwijzingen op de bijsluiter.

Maagzuurneutraliserende middelen zou je niet langer dan vier weken moeten gebruiken. Als je dat wel doet, krijg je algauw last van een koppige maag: hij eist zijn zuren terug! Onze maag produceert dan gewoon extra veel zuren, ten eerste om het medicijn te lozen en ten tweede om eindelijk weer zuur te kunnen zijn. Zuurneutraliserende middelen zijn nooit een permanente oplossing, ook niet bij andere zuurproblemen als een maagslijmvliesontsteking.

Als je dus ondanks de zuurneutraliserende middelen nog steeds klachten hebt, moet je arts creatiever worden. Dan zou hij een bloedonderzoek moeten laten uitvoeren en een fysiek onderzoek doen. Bij normale uitkomsten kan hij dan een zuurremmende stof voorschrijven. Dergelijke stoffen voorkomen dat de maagcellen zuren in de maag pompen. De maag mist die zuren dan wel af en toe, maar in dergelijke gevallen hebben de maag en de slokdarm eerst rust nodig om te herstellen van de zuuraanvallen.

Als de problemen 's nachts optreden, is het verstandig in een hoek van dertig graden omhoog te gaan liggen. Het kan lastig zijn om deze hoek met een paar hoofdkussens voor elkaar te krijgen, maar bij een speciaalzaak zijn ook voorgevormde kussens te koop. Als het bovenlichaam in een hoek van dertig graden ligt, is dat ook goed voor hart en bloedvaten. Dat heeft onze professor fysiologie minstens dertig keer gezegd, en omdat hij hart-vaatonderzoeker is en zelden iets herhaalt, geloof ik hem. Bovendien heeft het ervoor gezorgd dat ik hem in gedachten altijd in een hoek van dertig graden zie slapen zodra zijn naam wordt genoemd.

Maar je zou helemaal niet moeten gaan slapen bij de volgende alarmsignalen: slikproblemen, ernstig gewichtsverlies, zwellingen of bloed in welke vorm dan ook. Dan moet de maag zo snel mogelijk met een camera worden onderzocht, hoe onplezierig dat ook is. Het echte gevaar bij oprispingen is namelijk niet het branderige zuur, maar galvocht dat uit de dunne darm via de slokdarm omhoog wordt geperst. Galvocht brandt helemaal niet, maar heeft veel verraderlijker gevolgen dan de zuren. Bij alle mensen die zuur oprispen, zit er gelukkig maar heel zelden galvocht in.

Galvocht kan de cellen van de slokdarm ernstig in verwarring brengen. Dan vragen ze zich af: 'Zit ik nu echt wel in de slokdarm? Er komt toch constant galvocht binnen? Misschien ben ik een dunnedarmcel en heb ik dat al die jaren niet doorgehad... Wat gênant!' Deze cellen willen alles eigenlijk alleen maar goed doen en veranderen van slokdarmcellen in maag-darmcellen. Dat kan mislopen. Muterende cellen kunnen zichzelf verkeerd programmeren en groeien dan niet langer even gecontroleerd als andere cellen.

Van alle mensen die struikelen, raakt slechts een klein percentage gevaarlijk gewond. In de meeste gevallen zijn en blijven oprispingen en een branderig gevoel in de maag ongevaarlijke, maar lastige struikelaars. Net zoals je nadat je bent gestruikeld je kleren rechttrekt, de schrik neutraliseert door met je hoofd te schudden en iets rustiger doorloopt, kun je je gedragen bij oprispingen: een paar slokken water nemen, de zuren neutraliseren en vervolgens iets rustiger doorlopen.

Overgeven

Als je honderd mensen naast elkaar zou zetten die even later zouden overgeven, zie je grote verschillen. Nummer 14 zit in de achtbaan en steekt zijn handen in de lucht, nummer 32 vindt de eiersalade heerlijk, nummer 77 kijkt met een ongelovig gezicht naar de zwangerschapstest en nummer 100 leest net op een bijsluiter *kan misselijkheid en braken veroorzaken*.

Overgeven is niet struikelen, want het verloopt volgens een precies plan. Het is een knappe prestatie: miljoenen kleine receptoren testen de maaginhoud, onderzoeken het bloed en verwerken de indrukken van de hersenen. Elk brokje informatie wordt in het gigantische netwerk van het zenuwstelsel verzameld en naar de hersenen gestuurd. De hersenen kunnen de informatie afwegen, en afhankelijk van hoeveel alarm er is geslagen besluiten ze: overgeven of niet. Dat geven de hersenen door aan bepaalde spieren, die vervolgens aan het werk gaan.

Zou je dezelfde honderd mensen tijdens het braken doorlichten, dan zou je honderd keer hetzelfde zien. De gealarmeerde hersenen activeren het hersengebied voor misselijkheid en zetten de lichaamsschakelaar op 'noodsituatie'. Het gezicht wordt bleek, doordat het bloed vanuit de wangen naar de buik gaat. De bloeddruk daalt en het hart slaat langzamer. Ten slotte komt de bijna zekere voorbode: speeksel. Zodra de hersenen de mond over de actuele toestand hebben geïnformeerd, produceert de mond grote hoeveelheden speeksel om de kostbare tanden en kiezen te beschermen tegen het maagzuur.

In het begin maken de maag en de darm zenuwachtige, kleine golfbewegingen en schuiven ze de inhoud een beetje paniekerig volkomen tegengestelde kanten op. Dit terugroeien kunnen we meestal niet voelen, omdat dit in het gladde spierweefsel gebeurt. Maar op dat moment weet in elk geval het grootste deel van de mensen instinctief dat ze een emmer moeten zoeken.

Een lege maag voorkomt niet dat je overgeeft, want de dunne darm kan zijn inhoud ook legen. De maag doet dan speciaal de deur open en laat de inhoud van de dunne darm weer binnen. Als er zoiets groots gepland is, werkt iedereen samen. Als de dunne darm zijn inhoud opeens in de maag loost, kan deze drukgevoelige zenuwen in de maag prikkelen die vervolgens signalen naar het overgeefcentrum in de hersenen sturen. En dan is het duidelijk: alles is klaar... om over te geven.

De longen ademen heel diep in en de luchtwegen worden gesloten. De maag en de opening naar de slokdarm worden opeens helemaal ontspannen en – plof – drukken het middenrif en de spieren van de buikwand opeens van onderen in, alsof het lichaam een tube tandpasta is, en dan wordt de inhoud van de maag naar buiten geperst. Met verve, eruit ermee!

Waarom we overgeven en hoe we dat kunnen voorkomen

Mensen zitten zo in elkaar dat ze kunnen overgeven, net als apen, honden, katten, varkens, vissen en vogels. Dieren die niet kunnen overgeven zijn muizen, ratten, cavia's, konijnen en paarden; deze dieren hebben een te lange, te smalle slokdarm. Bovendien ontbreken bij deze dieren de zenuwen die hiervoor nodig zijn.

Dieren die niet kunnen overgeven, moeten zich anders gedragen als ze eten. Ratten en muizen 'knabbelen' op hun eten. Eerst testen ze al knabbelend kleine stukjes voer en ze eten pas door als ze geen last hebben gehad van het eerste testhapje. Als dat giftig was, worden ze meestal alleen maar behoorlijk ziek en bovendien leren ze dat ze er niet meer van moeten eten. Daarbij komt dat knaagdieren giften beter kunnen afbreken, doordat hun lever daar meer enzymen voor heeft. Paarden kunnen niet eens knabbelen, dus zodra zij iets slechts in de dunne darm krijgen, is dat vaak levensbedreigend. Eigenlijk mogen we dus heel trots op onszelf zijn als we kotsend boven de wc-pot hangen.

Tijdens het braken kun je de korte pauzes gebruiken om te griezelen. De beruchte eiersalade van nummer 32 is verbazingwekkend goed gebleven tijdens de korte terugreis vanuit de maag. Een paar stukjes ei, erwten en pasta zijn duidelijk herkenbaar. Nummer 32 denkt nog ontgoocheld: Ik heb waarschijnlijk slecht gekauwd. Even later blijkt de volgende braakgolf iets fijner gemaakt te zijn. Als braaksel herkenbare stukken eten bevat, is de kans groot dat het uit de maag en niet uit de dunne darm afkomstig is. Hoe fijner, bitterder of geler, hoe groter de kans dat het een kleine groet is uit de dunne darm. Duidelijk herkenbaar eten is weliswaar slecht gekauwd, maar is in elk geval op tijd uit de maag gehaald en was nog niet in de dunne darm gearriveerd.

Ook de manier van overgeven zegt iets. Als het opeens gebeurt, bijna zonder waarschuwing, en dan in één heftige golf, wijst dat op een maag-darmvirus. De voorzichtige sensoren tellen namelijk eerst hoeveel ziekteverwekkers ze aantreffen en als ze tijdens het tellen merken dat het echt te veel is, trekken ze aan de noodrem. Voor deze golf zou het immuunsysteem zich er misschien nog mee kunnen bemoeien, maar nu is het een zaak van de maag-darmspieren.

Bij een vergiftiging door slechte levensmiddelen of alcohol wordt ook in golven gebraakt, maar wordt het gelukkig korte tijd ervoor aangekondigd door misselijkheid. Deze misselijkheid heeft tot doel te laten weten dat dit eten of drinken slecht voor het lichaam is. In de toekomst zal nummer 32 veel wantrouwiger zijn als hij een bord met eiersalade ziet.

Nummer 14 van de achtbaan vergaat het al net zo als nummer 32 van de eiersalade. En er is ook in een auto geen sprake van vergif en toch komt er braaksel terecht op de voeten en tegen het handschoenenvakje, of het vliegt uit het raam met de windrichting mee tegen de dichtstbijzijnde achterruit. De hersenen bewaken het lichaam nauwkeurig en voorzichtig, vooral bij kleine kinderen. De meest waarschijnlijke verklaring voor overgeven in de auto is: als de informatie van de ogen sterk afwijkt van de informatie van de oren, weten de hersenen niet meer wat er mis is en trekken ze alle noodregisters open.

Als je dus in de auto of de trein een boek leest, geven de ogen 'amper beweging' door en de evenwichtssensor in de oren 'heel veel beweging'. Het omgekeerde is het geval als je tijdens het autorijden naar de stammen van de bomen aan de bosrand kijkt. Als je tegelijkertijd je hoofd een beetje beweegt, lijkt het alsof de boomstammen nog sneller voorbijrazen dan jij je in werkelijkheid verplaatst en dan raken de hersenen ook in verwarring. Dezelfde tegenstrijdige informatie van ogen en evenwichtszintuigen kennen de hersenen eigenlijk alleen maar bij vergiftigingen. Iemand die te veel alcohol heeft gedronken of te veel drugs heeft gebruikt, voelt beweging, ook al zit hij stil.

Ook hevige emoties, zoals psychische belasting, stress of angst kunnen overgeven veroorzaken. Normaal gesproken produceert het lichaam elke ochtend het stresshormoon CRF (Corticotropin Releasing Factor) en legt hierdoor een buffer aan om het lichaam te wapenen tegen de eisen van de dag. CRF zorgt ervoor dat het lichaam uit een energiereserve kan putten, dat het immuunsysteem niet te sterk reageert en dat de huid bij zonlichtstress ter bescherming bruin wordt. Als een situatie ongewoon opwindend is, kunnen de hersenen een extra dosis CRF in het bloed spuiten.

Niet alleen in de hersenen wordt echter CRF geproduceerd, maar ook in de maag-darmcellen. Ook hier betekent dit signaal: stress en bedreiging! Als maag-darmcellen grote hoeveelheden CRF signaleren, maakt het niet uit waar dat signaal vandaan komt (hersenen of darm). De informatie op zich is al voldoende om erop te reageren met diarree, misselijkheid of overgeven.

Bij hersenstress zorgt overgeven ervoor dat de voedselbrij wordt geloosd om energie te besparen. Deze energie kunnen de hersenen dan gebruiken om hun problemen op te lossen. Bij darmstress wordt de voedselbrij geloosd omdat deze giftig is of omdat de darm op dat moment niet in staat is deze goed te verteren. In beide gevallen kan het een voordeel zijn alles uit te kotsen, gewoon omdat het niet het juiste moment is om alles rustig te verteren. Mensen die overgeven

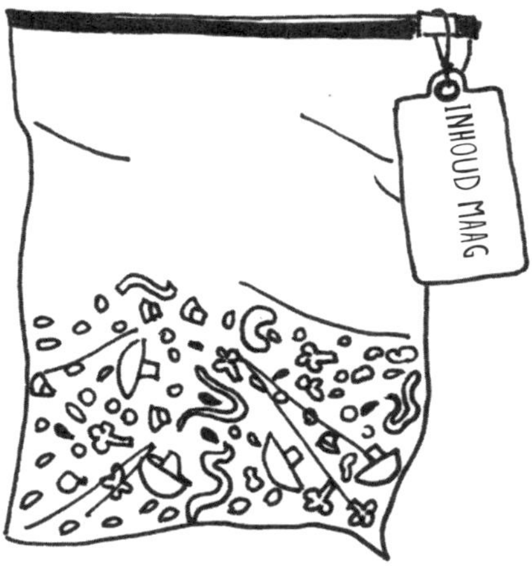
INHOUD MAAG

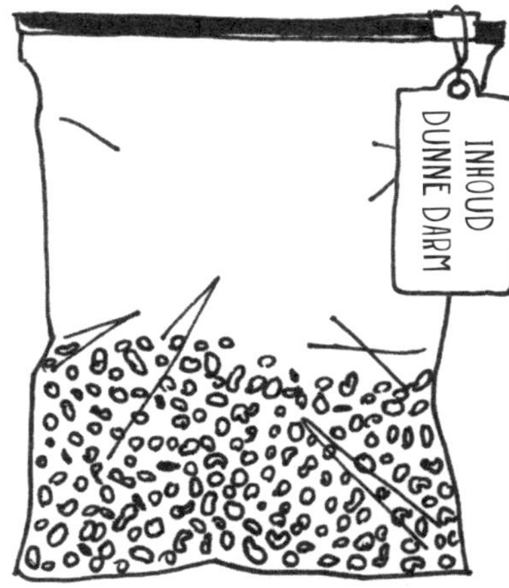
INHOUD
DUNNE DARM

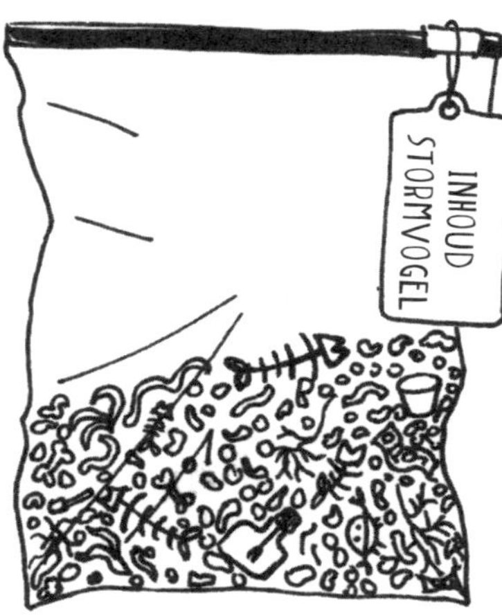
INHOUD
STORMVOGEL

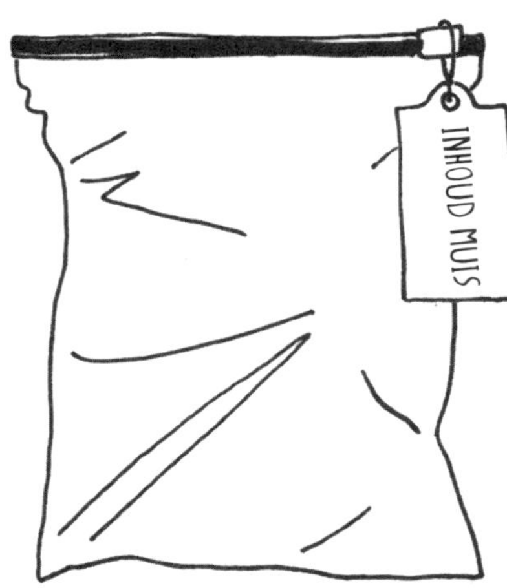
INHOUD MUIS

omdat ze zenuwachtig zijn, hebben een alert spijsverteringskanaal dat probeert te helpen.

Trouwens: voor stormvogels is overgeven ook een overlevingstactiek. Als je overgeeft, laten andere dieren je eerder met rust. Onderzoekers maken hier gebruik van: ze lopen naar het nest van deze vogels toe en houden een klein kotszakje onder hun snavel, waarna deze vogels gehoorzaam in het zakje braken. Vervolgens kunnen ze het braaksel in het laboratorium onderzoeken op de aanwezigheid van zware metalen en visvariëteiten, waaruit weer kan worden afgeleid hoe gezond de leefomgeving is.

Hier volgt een aantal tips waarmee onnodige braakaanvallen kunnen worden geminimaliseerd:

1. Bij wagenziekte ver vooruit naar de horizon kijken. Zo is de informatie van de ogen en die van het evenwichtsorgaan beter te synchroniseren.
2. Met een koptelefoon op naar muziek luisteren, op de zij gaan liggen of ontspanningsoefeningen doen, dat helpt bij sommige mensen. Een mogelijke verklaring hiervoor is het kalmerende effect van deze maatregelen. Hoe veiliger je je voelt, hoe minder sterk je de alarmstemming van je hersenen steunt.
3. Gember; inmiddels blijkt uit verschillende onderzoeken dat gember goed werkt. Stoffen uit de gemberwortel blokkeren het braakcentrum en daardoor de onpasselijkheid. In bonbons en andere zoetigheden moet de gember dan niet als smaakstof, maar in echte vorm aanwezig zijn.
4. Medicijnen tegen overgeven uit de apotheek kunnen een verschillende werking hebben. Ze kunnen receptoren in het braakcentrum blokkeren (dezelfde werking als gember), de zenuwen uit maag en darm verdoven of bepaalde alarmmeldingen onderdrukken. De medicijnen om bepaalde alarmmeldingen te onderdrukken zijn bijna identiek aan medicijnen tegen allergieën. Beide onderdrukken de alarmstof histamine. De medicijnen tegen misselijkheid kunnen echter veel sterker op de hersenen inwerken. Moderne antiallergene

middelen zijn de laatste tijd zo verbeterd dat ze amper nog de hersenen bereiken. Als ze de hersenen wel bereiken, veroorzaakt het onderdrukken van histamine een vermoeid gevoel.

5. P6! Dat is een acupunctuurpunt dat in de officiële medische wetenschap inmiddels wordt erkend, omdat uit meer dan veertig onderzoeken bleek dat het een positief effect had op misselijkheid en overgeven, ook in vergelijking met placebo's. We weten dus niet hoe dat komt of waarom, maar P6 werkt. Dit punt zit twee tot drie vingers onder de pols en bijna precies tussen de twee uitstekende pezen in de onderarm. Als je geen acupuncturist bij de hand hebt, kun je gewoon een paar keer zacht over dit punt strijken tot je je beter voelt. Dat is weliswaar niet door onderzoeken bewezen, maar

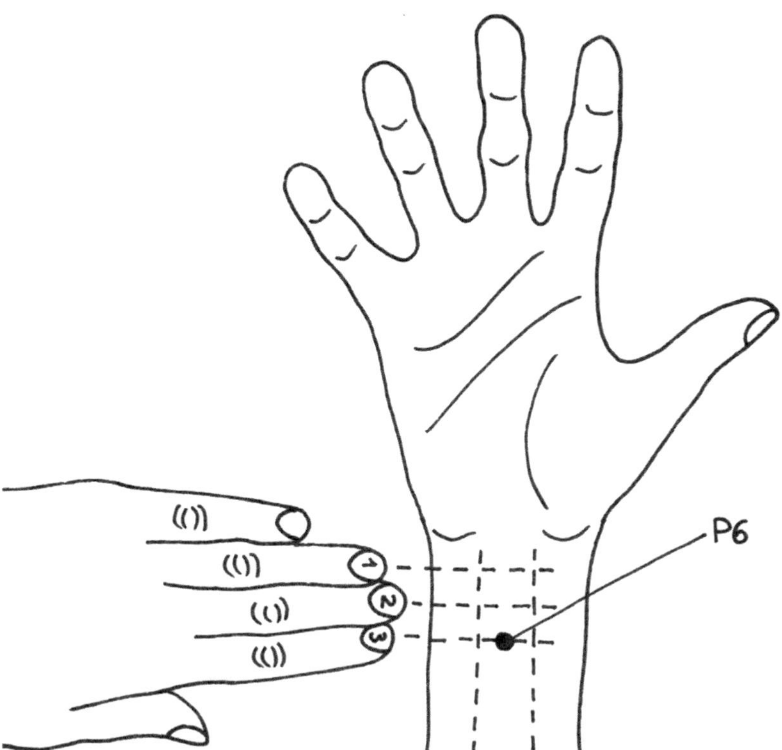

kan wel succes hebben. Volgens de traditionele Chinese geneeskunst activeert dit punt energiebanen die over de armen door het hart lopen, het middenrif ontspannen en naar de maag of verder doorlopen tot in het bekken.

Niet al deze tips werken bij alle veroorzakers van braakneigingen. Middeltjes als gember, bij de apotheek verkrijgbare middelen of P6 kunnen effect hebben, maar bij overgeven door psychische problemen helpt het vaak het beste als je voor je eigen inwendige stormvogel een veilig nest bouwt. Door ontspanningsoefeningen of hypnotherapie (door een erkende hypnotherapeut, dus geen kwakzalver!) kun je je zenuwen trainen om beter bestand te zijn tegen stress en angst. Hoe vaker en hoe langer je oefent, hoe beter je wordt. Kleine onnozele kantoorstress of examens kunnen je minder bedreigen als je ze niet zo dicht bij je in de buurt laat komen.

Overgeven is nooit een straf van de buik, maar veel meer een signaal dat je hersenen en darmen zich helemaal voor je opofferen. Ze beschermen je tegen giften in de voeding, zijn overvoorzichtig bij oog-oorhallucinaties op reis of sparen energie om problemen op te lossen. De onpasselijkheid zou een leidraad voor de toekomst moeten zijn, want nu weet je wat goed voor je is en wat niet.

Als je niet precies weet waar je onpasselijkheid vandaan komt, kun je je er maar beter aan overgeven. Ook als je iets verkeerds hebt gegeten maar niet hoeft over te geven. Ook dan moet je niets kunstmatigs proberen, zoals een vinger in je keel, zout water of een maagspoeling. Chemicaliën als zuren of bruismiddelen kunnen een averechts effect hebben: schuim kan namelijk gemakkelijk in de longen terechtkomen en zuren krijgen zo de kans de slokdarm een tweede keer aan te tasten. Daarom is het zogenaamde geforceerde overgeven sinds het einde van de jaren 1990 bijna overal bij de spoedeisende hulp afgeschaft.

De echte braakneiging is afkomstig uit een al duizenden jaren oud programma dat in staat is de controle over te nemen van het bewustzijn. Ons bewustzijn vindt dit vaak ergerlijk of schokkend, want eigenlijk wilde hij nog een glas tequila drinken, en nu dit? Als overgeven uit onnodige voorzichtigheid gebeurt, mag het bewustzijn natuurlijk wel terug naar de onderhandelingstafel, om zijn antibraak-joker uit de kast te halen.

Verstopping

Verstopping is zoiets als . Je wacht op iets wat dan gewoon **niet** . En dan moet je vaak ook nog heel **veel kracht** zetten. Voor al die moeite krijg je vaak maar weinig …. Of het lukt wel, maar eigenlijk vrij

zelden.

Tien tot twintig procent van de Nederlandse bevolking heeft last van verstopping. Om bij dit selecte groepje te horen, moet je voldoen aan de volgende voorwaarden: je poept zelden vaker dan drie keer per week, één op de vier keer is je poep heel hard, hij komt vaak in kleine bolletjes (…), je moet hem er met kracht uit persen en slaagt daar alleen maar in als je meehelpt (met middeltjes en trucjes) of je voelt dat je niet helemaal leeg bent als je het toilet verlaat.

Bij een verstopping werken de zenuwen en spieren van de darm niet meer zo gericht naar een bepaald doel toe. Meestal functioneren de spijsvertering en het transport wel op normale snelheid, alleen zijn ze het helemaal aan het eind van de dikke darm niet met elkaar eens of het er meteen uit moet of niet.

Een veel betere aanwijzing voor verstopping is niet hoe vaak je naar het toilet gaat, maar hoe moeilijk het is om te poepen. Eigenlijk moet je heerlijk ontspannen op het toilet zitten. Als dat niet zo is, kan dat een onbehaaglijk gevoel veroorzaken. Er zijn verschillende soorten verstoppingen: tijdelijke verstoppingen als je op reis bent, ziek of gestrest bent, maar ook hardnekkige verstoppingen die chronisch dreigen te worden.

Bijna één op de twee mensen heeft last van verstopping op reis. Vooral de eerste dagen dat je op reis bent, poep je niet. Dat kan natuurlijk allerlei verschillende oorzaken hebben, maar meestal komt het alleen maar doordat de darm een gewoontedier is. De darmzenuwen onthouden welke dingen je graag eet en wanneer je ongeveer eet. Ze weten hoeveel je beweegt en hoeveel water je drinkt. Ze weten wanneer het dag en nacht is, en wanneer je naar het toilet gaat. Als alles goed gaat, zijn ze opgewekt aan het werk en zetten ze de darmspieren aan tot verteren.

Als je op reis bent, denk je aan allerlei dingen: je neemt de huissleutel mee, je doet de kachel uit en je neemt een boek of muziek mee om je hersenen in een goede stemming te houden, maar je vergeet bijna altijd één ding: je gewoontedier de darm reist met je mee en wordt opeens helemaal in de steek gelaten.

De hele dag komen voorverpakte broodjes binnen, vreemde vliegtuigmaaltijden of onbekende kruiden. Op het tijdstip waarop je anders altijd luncht, sta je in de file of bij de kaartjesautomaat. Je drinkt minder dan anders, omdat je bang bent dat je te vaak naar het toilet moet, en bovendien droog je in een vliegtuig heel erg uit. En alsof dat nog niet genoeg is, krijg je ook nog last van een jetlag.

De zenuwen van de darm hebben last van deze uitzonderingssituatie. Ze zijn geprikkeld en houden er even mee op tot ze het teken krijgen dat ze weer actief kunnen worden. Zelfs als de darm tijdens zo'n verwarrende dag zijn werk heeft gedaan en meldt dat er gepoept moet worden, maak je het nog erger door die aandrang te onderdrukken omdat het op dat moment niet goed uitkomt. Als je eerlijk bent, doe je dat vaak alleen maar vanwege het 'niet mijn toilet'-syndroom. Als je daar last van hebt, vertrouw je je poep niet graag toe aan een onbekend toilet. Het moeilijkst zijn dan de openbare toiletten; die zoek je meestal alleen maar op als je echt heel dringend moet. Je bouwt eerst een uitgebreide 'toiletbrilsculptuur' van toiletpapier en dan nog blijf je boven de bril hangen. Als je heel veel last hebt van het 'niet mijn toilet'-syndroom helpt dat ook niet echt. Dan kun je je niet genoeg ontspannen om het werk van het gewoontedier af te ronden. Zo kan een vakantie of een zakenreis dus behoorlijk onaangenaam worden.

Er zijn drie trucjes waarmee mensen die last hebben van een kortstondige of milde verstopping hun darm weer zo kunnen aanmoedigen dat hij niet meer bang is en weer aan het werk gaat:

1. Iets eten wat de darmwand een beetje opport en aan het werk zet: voedingsvezels. Deze worden niet in de dunne darm verteerd en kunnen daardoor in de dikke darm vriendelijk op de muren kloppen en aankondigen dat er iemand is die verder op transport wil. De beste resultaten geven de schilletjes van psyllium (vlozaad) en de iets lekkerder smakende pruimen. Beide bevatten niet alleen voedingsvezels, maar ook stoffen die meer vloeistof in de darm trekken, zodat de poep iets zachter wordt. Het duurt twee tot drie dagen voordat je echt merkt dat het werkt. Je kunt er dus een dag vóór je reis mee beginnen of op je eerste vakantiedag; dat hangt ervan af hoe zeker je je voelt. Voor een koffer zonder pruimenvakje mogen het natuurlijk ook voedingsvezels in pil- of poedervorm uit de apotheek of drogist zijn. Dertig gram voedingsvezels per dag is voldoende.

   Als je je meer in dit onderwerp wilt verdiepen, is het volgende misschien handig om te weten. Voedingsvezels die niet in water oplosbaar zijn, leiden tot meer beweging maar veroorzaken ook eerder buikpijn. Wel in water oplosbare voedingsvezels leiden tot minder sterke beweging, maar maken de voedselbrij soepeler en zijn beter verteerbaar. De natuur heeft dat goed geregeld: de buitenkant van planten bevat vaak grote hoeveelheden niet in water oplosbare voedingsvezels, terwijl het vruchtvlees juist meer in water oplosbare delen bevat.

Voedingsvezels kunnen weinig doen als je niet genoeg drinkt. Zonder water zijn het niet meer dan vaste brokken, maar met water zwellen ze op tot grote ballen. Dan hebben de ongebruikte darmspieren ook iets te doen, terwijl de hersenen in het vliegtuig zich amuseren met een film.

2. Veel drinken hoeft alleen als je echt water nodig hebt. Als je al genoeg drinkt, wordt de situatie er niet beter op als je nog meer drinkt. Dat is anders als er te weinig vocht in je lichaam zit; dan trekt de darm meer water uit de voedselbrij en wordt je poep dus harder. Kleine kinderen die hoge koorts hebben, verdampen vaak zoveel lichaamsvocht dat hun spijsvertering tot stilstand komt. En als je lang in een vliegtuig zit, verlies je al evenveel vloeistof; daarvoor is het niet eens nodig dat je zweet, ook een lage luchtvochtigheid is al genoeg om ons lichaamsvocht op te nemen. Dat merk je vaak eerst aan een droge neus. In dat geval moet je meer drinken dan anders om het gewone peil weer te bereiken.
3. Dwing jezelf nergens toe. Als je naar het toilet moet, moet je ook echt gaan. Vooral als je met je darm vaste tijden hebt afgesproken. Als je altijd 's ochtends naar het toilet gaat en op reis op datzelfde tijdstip de drang onderdrukt, houd jij je niet aan deze stilzwijgende afspraak. De darm wil zijn werk gewoon volgens plan doen. Ook als je de spijsverteringsbrij een paar keer achter elkaar terugstuurt naar de wachtbuis, train je de zenuwen en spieren daarmee in achterwaartse richting. Daardoor kan het steeds moeilijker worden om de richting weer om te keren. Bovendien is er in de wachtbuis meer tijd om water aan het lichaam te onttrekken en dat kan het poepen straks alleen maar moeilijker maken. Het onderdrukken van de aandrang om te poepen kan al na een paar dagen verstopping veroorzaken. Dus als je nog een kampeervakantie te goed hebt, kun je je angst voor de tonnetjesplee maar beter opzijzetten, voordat het te laat is!
4. Probiotica en prebiotica zijn levende, goede bacteriën en kunnen, samen met hun favoriete eten, een vermoeide darm nieuw leven inblazen. Informatie hierover is te krijgen bij de apotheek en in dit boek worden ze ook besproken.

5. Extra wandelingen hebben niet altijd succes. Als je opeens minder beweegt dan anders, kan het gevolg een tragere darm zijn, dat wel. Maar als je evenveel beweegt als anders, veroorzaakt een wandeling meer of minder ook geen spijsverteringsnirwana. Uit onderzoek blijkt dat intensief sporten wel een meetbaar effect op de darmbewegingen heeft. Maar als je niet van plan bent fanatiek te gaan sporten, hoef je jezelf niet tot een wandeling te dwingen – in elk geval niet om gemakkelijk te kunnen poepen.

Wat je ook kunt proberen, is de schommel-hurkzit: je gaat op het toilet zitten, buigt je bovenlichaam naar voren tot aan je bovenbenen en gaat dan weer rechtop zitten. Als je dat een paar keer herhaalt, zou het moeten lukken. Niemand ziet je als je op de wc zit en dan heb je hier wel even tijd voor; een perfecte situatie dus voor een ongewoon experiment.

Als bovenstaande tips en het schommelen geen resultaat hebben:

Bij hardnekkige verstoppingen zijn de zenuwen van de darm niet alleen in de war, maar hebben ze ook een beetje meer steun nodig. Als je alle kleine tips al hebt geprobeerd, maar nog steeds niet fluitend van de pot springt, mag je in een andere trukendoos rommelen. Maar dat mag alleen als je de reden voor je verstopping weet. Als je niet precies weet waar het door komt, kun je er ook niet echt iets aan doen.

Je moet altijd naar de huisarts gaan als je opeens last hebt van verstopping of als dit ongewoon lang duurt. Misschien heb je zonder dat je het weet diabetes of een schildklierprobleem, of ben je van nature een 'trage transporteur'.

Laxeermiddelen

Bij laxeermiddelen is het doel duidelijk: een fraaie drol, en dan ook nog eens een drol die zelfs de meest trage darm weer uit zijn tent lokt. Er zijn verschillende soorten laxeermiddelen, die allemaal een andere werking hebben. Voor alle hopeloos verstopte reizigers, trage trans-

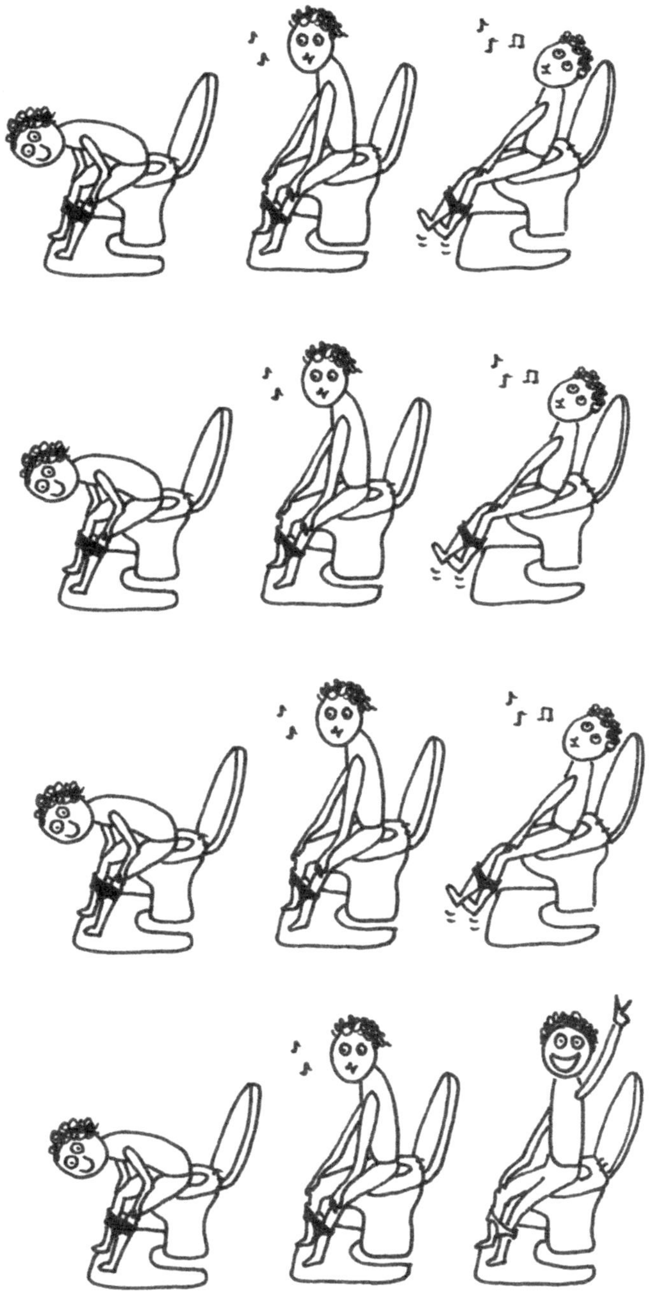

porteurs, campingtoilettenweigeraars of aambeien-hindernisnemers is dit de trukendoos.

Een fraaie drol door osmose

Een fraaie drol heeft een mooie vorm en is niet te hard. Osmose is het principe van 'eerlijke verdeling' oftewel vermenging van water. Als het ene water meer zouten, suikers en andere stoffen bevat dan het andere, stroomt het armere water naar het rijkere water toe; daarna hebben ze allebei evenveel en kunnen ze vreedzaam samenleven. Datzelfde principe zorgt ervoor dat je slap geworden slabladeren weer fris kunt maken: als je ze een halfuur in een bak met water legt, haal je ze er veel knapperiger weer uit. Het water stroomt in de slabladeren omdat de sla meer zouten, suiker enzovoort bevat dan het zuivere water in de bak. Osmotische laxeermiddelen maken ook gebruik van dit principe van eerlijke verdeling: ze bevatten bepaalde zouten, suiker of minuscule moleculeketens, die helemaal tot in de dunne darm komen; onderweg voegen ze er water aan toe en maken de poep soepel. Maar als je overdrijft, wordt er te veel water aan toegevoegd. Diarree wijst erop dat je te veel laxeermiddelen hebt ingenomen.

Bij osmotische laxeermiddelen kun je kiezen of je als 'wateraantrekkend middel' gebruik wilt maken van suiker, zouten of kleine moleculeketens. De zouten, zoals natriumsulfaat, vinden we vaak een te grof geschut: ze werken vaak heel plotseling en als je ze vaker inneemt, brengen ze de zouthuishouding in ons lichaam in de war.

De bekendste laxeersuiker is lactulose. Deze stof bezit een praktisch tweeledig effect. Lactulose trekt niet alleen water aan, maar voedt ook de darmbacteriën. Het is een heel actief middel dat bijvoorbeeld ook weekmakende stoffen kan aanmaken. Ook kan lactulose de darmwand prikkelen om in beweging te komen, hoewel dat ook onplezierig kan zijn. Want overvoerde of verkeerde bacteriën kunnen gassen produceren en buikpijn of winderigheid veroorzaken.

Lactulose ontstaat uit melksuiker (lactose), bijvoorbeeld als melk wordt verhit. Gepasteuriseerde melk wordt kort verhit en bevat daardoor meer lactulose dan rauwe melk. Sterk verhitte melk bevat weer meer dan gepasteuriseerde melk enzovoort. Er bestaan echter ook niet-melkachtige laxeersuikers, zoals sorbitol. Sorbitol zit in bepaalde fruitsoorten, zoals pruimen, peren en appels. Dat is een van de redenen dat pruimen bekendstaan als laxerend, en de reden dat wordt gewaarschuwd dat te veel vers appelsap diarree veroorzaakt. Doordat sorbitol, anders dan lactulose, amper in het bloed wordt opgenomen, wordt het vaak als suikervervanger gebruikt. Het heet dan opeens E420. Bij suikervrije hoesttabletten is dit bijvoorbeeld de reden voor de waarschuwing: 'Kan bij overmatig gebruik laxerend werken'. Volgens enkele onderzoeken heeft sorbitol hetzelfde effect als lactulose, maar heeft het minder bijwerkingen (dus geen onaangename winderigheid).

Van alle laxeermiddelen zijn de kleine moleculeketens het beste te verdragen. Ze heten zoals moleculeketens graag worden genoemd, bijvoorbeeld PEG (polyethyleenglycol). Zij brengen de zouthuishouding niet zo in de war als zouten en veroorzaken ook zelden winderigheid, zoals suiker. De ketenlengte is vaak al te zien aan de naam: PEG 3350 is zoveel atomen lang dat het een moleculair gewicht van 3350 heeft. Dat is veel beter dan PEG 150, want hier zijn de ketens zo kort dat ons lichaam ze ongewild in de darm zou kunnen opnemen. Dat is niet echt gevaarlijk, maar wel prikkelend voor de darm, want polyethyleenglycol hoort echt niet in ons dieet thuis.

Korte ketens als PEG 150 zitten dan ook niet in laxeermiddelen, maar bijvoorbeeld wel in huidcrème. Hier doen ze iets wat daar erg op lijkt: ze helpen de huid soepeler te maken. Het is onwaarschijnlijk dat ze schade veroorzaken, maar zeker is dat niet. Laxeermiddelen zoals PEG bevatten uitsluitend de onverteerbare ketens en kunnen zodoende probleemloos langere tijd worden ingenomen. Volgens recente onderzoeken is er geen kans op verslaving of schade op lange termijn. Enkele onderzoeken lijken aan te tonen dat ze de beschermende werking van de darm vergroten.

Osmotische laxeermiddelen werken niet alleen door vocht, maar ook door massa. Hoe meer vocht, goed gevoede darmflorabacteriën of moleculeketens in de darm aanwezig zijn, hoe meer de darm wordt geprikkeld om te bewegen. Dat is het principe van de peristaltische reflexen.

Een fraaie drol door poepgeleiders

Poepglijden, dat klinkt als een leuke vrijetijdsbesteding: poepglijder – de paraglider van de dikke darm. De uitvinder van vaseline, Robert Chesebrough, nam elke dag een lepel vaseline. Het eten van vaseline heeft misschien eenzelfde effect als het innemen van andere vethoudende poepgeleiders. In een onverteerbare overdosis vet omhullen ze de transportgoederen en helpen zodoende bij een gemakkelijker afvoer. Robert Chesebrough is 96 geworden en dat is verbazingwekkend, omdat iemand die elke dag een vettig glijmiddel eet daardoor te veel vetoplosbare vitamines verliest. Deze worden namelijk ook ingekapseld en afgevoerd. Daardoor ontstaat een tekort dat tot ziekten kan leiden, vooral als je het te vaak doet en overdrijft. Vaseline is niet een van de officiële poepgeleiders (en je zou het ook echt niet moeten eten), maar de alom bekende poepgeleiders zoals paraffineolie zijn ook geen overtuigende oplossing voor de lange termijn. Ze kunnen nuttig zijn als tijdelijke oplossing, bijvoorbeeld bij onaangename wondjes of aambeien bij de uitgang van de darm. In die situatie is het zelfs goed om voor zachtere poep te zorgen, omdat je dan geen pijn meer hebt of iets stukmaakt. Maar datzelfde doen geleivormende voedingsvezels uit de apotheek, die veel beter te verdragen en veel minder gevaarlijk zijn.

Een fraaie drol door waterbindende laxeermiddelen

Een fraaie drol door waterbindende laxeermiddelen ontstaat als de darm stevig wordt gestimuleerd. Deze laxeermiddelen zijn voor mensen met zeer traag werkende darmzenuwen. Of iemand daar last van heeft, is te bepalen door verschillende onderzoeken, zoals het inslikken van kleine bolletjes die een arts tijdens hun reis door de darm met behulp van een röntgenapparaat kan fotograferen. Als de meeste ko-

Afb.: Waterbindende laxeermiddelen stimuleren het voorwaartse transport in de darm.

geltjes na een bepaalde tijd nog altijd verspreid door het spijsverteringskanaal zitten en zich niet gehoorzaam hebben verzameld bij de uitgang van de darm, dan zijn waterbindende laxeermiddelen handig.

Waterbindende laxeermiddelen zetten zich vast op een paar receptoren in de darm. Deze geven daarop signalen aan de darm: geen water meer uit de voedselbrij naar buiten laten, meer water van buiten aantrekken, spieren – aan het werk! Watertransporteurs en zenuwcellen worden door slim gebouwde waterbindende laxeermiddelen geïnstrueerd. Als osmotische laxeermiddelen niet prikkelend en soepel genoeg zijn, heeft een trage darm een paar duidelijke aanwijzingen nodig. Als ze 's avonds worden ingenomen, kan alles 's nachts rustig naar beneden zakken en reageert de darm hier de volgende ochtend op. Als je het snel nodig hebt, kun je de bevelen van de waterbindende laxeermiddelen per snelkoerierkegeltjes direct naar de darm sturen en dan is het bericht meestal binnen een halfuur ter plaatse.

De commandotroepen bestaan niet alleen uit chemische kegels, maar ook uit planten. Aloë vera of de sennapeul functioneren bijna net zo, maar hebben nare bijwerkingen: als je je darm een keer vanbinnen zwart wilt verven, moet je dit gebruiken. De verkleuring is echter niet gevaarlijk en verdwijnt ook weer.

Toch hebben enkele wetenschappers ook schade aan de zenuwen

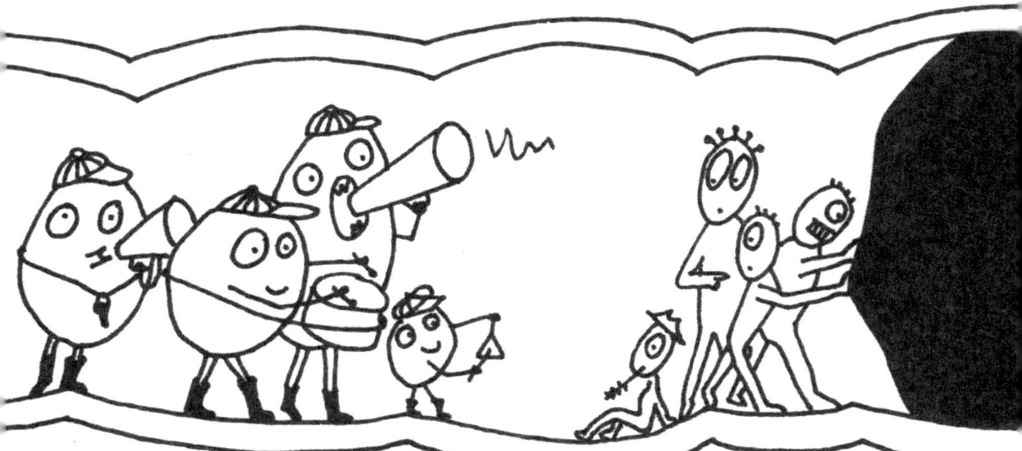

beschreven door het gebruik van te veel waterbindende laxeermiddelen of aloë vera, die minder leuk is – als die daar echt door is ontstaan. De reden hiervoor is dat zenuwen die te veel bevelen krijgen op een bepaald moment te geprikkeld raken. Dan trekken ze zich terug, zoals een slak wanneer je zijn voelhorens aanraakt. Daarom moet je deze medicijnen bij langdurige problemen niet vaker innemen dan om de twee of drie dagen.

Een fraaie drol door prokinetica

Dit is het nieuwste snufje, in twee opzichten. Deze medicijnen kunnen de darm alleen versterken in de bewegingen die hij toch al maakt, maar geen ongewilde bewegingen afdwingen. Ze functioneren in feite net als luidsprekers. Veel wetenschappers vinden het interessant dat deze medicijnen geïsoleerd kunnen helpen, want veel ervan hebben alleen invloed op een enkele receptor of ze worden niet eens in de bloedsomloop opgenomen. Toch bevindt de werking van veel stoffen zich nog in de testfase of ze zijn nog maar net op de markt. Wie dus niet gedwongen iets nieuws wil uitproberen, kan maar het beste gebruikmaken van de bekende middeltjes.

De driedagenregel

Veel artsen schrijven laxeermiddelen voor zonder de driedagenregel uit te leggen. Toch kan dat snel en helpt het goed. De dikke darm bestaat uit drie delen: het deel dat omhoogsteekt, het deel dat horizontaal loopt en het deel dat naar beneden gaat. Als we poepen, legen we meestal het laatste deel. Dit deel loopt tot de volgende dag weer vol en dan begint alles weer van voren af aan. Als we sterke laxeermiddelen innemen, kan het gebeuren dat we de dikke darm helemaal legen, dus

Afb.: 1. Normale situatie: een derde van de dikke darm leegt zich en vult zich weer tot de volgende dag.
2. Na het gebruik van laxeermiddelen leegt de dikke darm zich helemaal, en dan kan het drie dagen duren voordat hij weer vol is.

1)

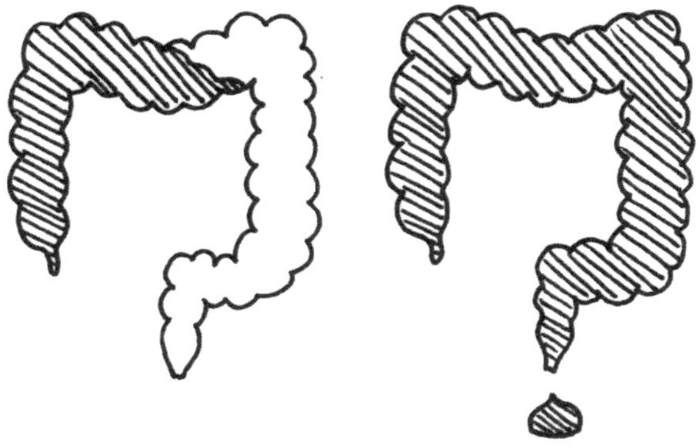

2)

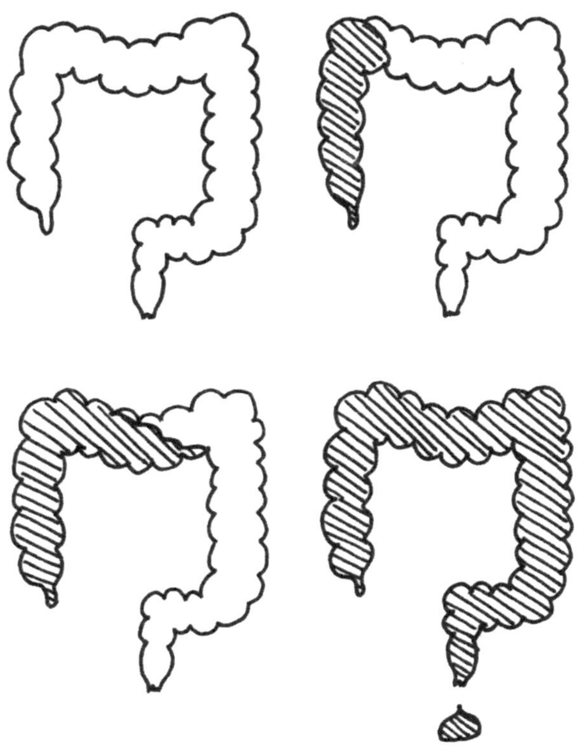

alle drie de delen. En dan kan het wel drie dagen duren voordat de dikke darm weer vol genoeg is.

Iemand die deze driedagenregel niet kent, zal zich in die tijd zorgen gaan maken. Nog steeds geen poep? Het is al de derde dag! En dan – plof – stopt hij de volgende pil in zijn mond. Dat is een onnodige vicieuze cirkel. Na het innemen van een laxeermiddel moet je je darm twee dagen rust gunnen. Je begint pas weer te tellen vanaf de derde dag. Als je een trage transporteur bent, mag je ook na twee dagen weer meehelpen.

De hersenen en de darmen

Dit is een zakpijp.

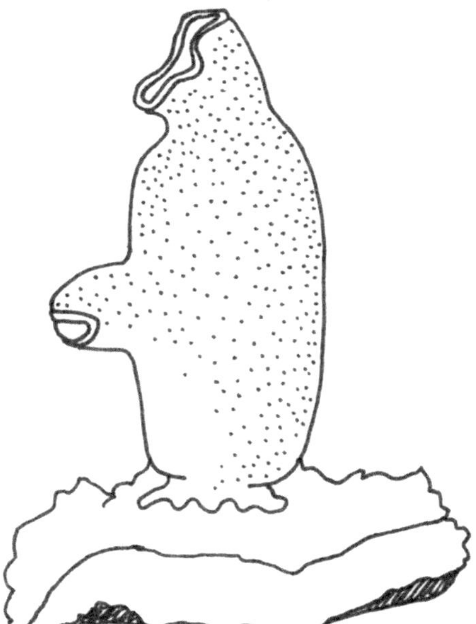

De zakpijp kan ons zijn visie op de noodzaak van hersenen vertellen. De zakpijp hoort, net als wij mensen, bij de chordadieren. Hij heeft een klein beetje hersenen en een soort ruggenwervel. Zijn hersenen sturen bevelen via het ruggenmerg door het lichaam naar beneden, en in ruil daarvoor vertelt het lichaam hem interessante nieuwtjes. Bij een mens krijgen de hersenen bijvoorbeeld van de ogen het beeld door van een verkeersbord, en bij de zakpijp krijgen de hersenen via de ogen door dat een vis zijn weg kruist. Bij een mens komt via de huidsensoren informatie binnen over de buitentemperatuur, en bij de zakpijp komt via de huidsensoren informatie binnen over de watertemperatuur in de diepere waterlagen. Bij een mens komt informatie binnen dat het eten hier lekker is, en bij een zakpijp... ook.

Met deze informatie navigeert de jonge zakpijp door de grote oceaan. Hij zoekt een plekje dat hij heel prettig vindt. Zodra hij een rotsblok heeft gevonden dat volgens hem veilig is, de goede temperatuur heeft en in een voedselrijke omgeving ligt, gaat hij daar wonen. De zakpijp is namelijk een dier met een vaste woonplaats: heeft hij zich ergens gevestigd, dan blijft hij daar, wat er ook gebeurt. Het eerste wat de zakpijp in zijn nieuwe woonplaats doet is dit: hij eet zijn hersenen op. Ach, waarom ook niet? Leven en zakpijp zijn kan ook zonder.

Daniel Wolpert is niet alleen een veelvoudig onderscheiden ingenieur en arts, maar ook een wetenschapper die deze instelling van de zakpijp bijzonder veelzeggend vindt. Zijn stelling luidt: De enige reden om hersenen te hebben is beweging. In eerste instantie klinkt dat zo banaal dat je de neiging hebt hem uit te lachen. Maar misschien vinden we de verkeerde dingen wel banaal.

Beweging is het meest bijzondere wat wij levende wezens ooit tot stand hebben gebracht. Er is geen andere reden om spieren te hebben, geen andere reden om zenuwen aan deze spieren te hebben en waarschijnlijk geen andere reden om hersenen te hebben. Alles wat de mensheid ooit heeft veranderd, was alleen mogelijk doordat wij ons kunnen bewegen. Beweging is niet alleen lopen of met een bal gooien, maar ook een gezichtsuitdrukking, het articuleren van woorden of het uitvoeren van plannen. Onze hersenen coördineren zintuigen en gebruiken ervaring om beweging te veroorzaken. Bewegingen van de mond of de handen, beweging over enkele kilometers of een paar millimeter. Vaak kunnen we de wereld ook beïnvloeden door beweging te onderdrukken. Maar als je een boom bent, heb je geen keus tussen twee opties en dan heb je dus ook geen hersenen nodig.

De eenvoudige zakpijp heeft geen hersenen meer nodig als hij op één plek zit. Dan is de tijd van bewegen voorbij, zodat de hersenen niet langer nodig zijn. Denken zonder beweging heeft minder zin dan het hebben van een mondgat voor plankton. Dat laatste heeft hoogstens een beetje invloed op het evenwicht in de wereld.

Wij mensen zijn heel trots op onze bijzonder ingewikkelde hersenen. Nadenken over grondwetten, filosofie, natuurkunde of religie is een topprestatie en kan bijzonder doordachte bewegingen veroorzaken. Het is indrukwekkend dat onze hersenen zoiets kunnen, maar in de loop der tijd is onze bewondering ontaard. Wij schrijven opeens al onze ervaringen toe aan ons hoofd: of we ons goed voelen, blij of tevreden zijn. En als we onzeker, bang of depressief zijn, schamen we ons voor de schijnbaar kapotte computer in ons hoofd. Het filosoferen over of onderzoek doen naar de natuurwetenschap is en blijft een zaak van het hoofd, maar ons 'ik' is meer dan dat.

Deze les leren we uitgerekend van de darm. Een orgaan dat bekendstaat om kleine bruine hoopjes en scheten in verschillende trompetklanken. Precies dit orgaan zorgt in het onderzoek op dit moment voor een denkomslag, want men begint voorzichtig vraagtekens te zetten bij de absoluut leidende positie van de hersenen. De darm bevat niet alleen onvoorstelbaar veel zenuwen, maar – vergeleken met de rest van het lichaam – ook onvoorstelbaar veel andersoortige zenuwen. De darm bezit een enorm arsenaal aan verschillende signaalstoffen, isolatiematerialen voor zenuwen en soorten bekleding. Er is maar één orgaan dat ook zo'n grote verscheidenheid bezit: de hersenen. Het zenuwstelsel van de darm wordt daarom ook wel darmhersenen genoemd, juist omdat het zo groot is en in chemisch opzicht al even complex. Als de darm alleen in staat zou zijn voedsel te transporteren en ons af en toe te laten boeren, zou zo'n uitgekiend zenuwstelsel een rare energieverspilling zijn. Geen enkel lichaam zou dergelijke neuronennetwerken bouwen voor een eenvoudig poepgat. Er moet dus meer aan de hand zijn.

Wij mensen weten eigenlijk al heel lang wat het wetenschappelijk onderzoek nu pas langzaam ontdekt: ons buikgevoel, ons instinct, bepaalt voor een groot deel hoe het met ons gaat. Wij 'schijten van angst' of we 'doen het in onze broek' als we bang zijn. We 'slikken een teleurstelling weg' en moeten een nederlaag 'eerst even verteren' en iemand kan ons 'het leven zuur maken' door een gemene opmerking. Als we verliefd zijn, hebben we 'vlinders in de buik'. Ons 'ik' bestaat uit hoofd én buik, inmiddels niet alleen meer bij wijze van spreken, maar steeds vaker ook in het laboratorium.

Hoe de darmen de hersenen beïnvloeden

Als wetenschappers gevoelens onderzoeken, proberen ze altijd eerst iets te meten. Ze delen punten uit in geval van eventuele zelfmoordneigingen, ze meten hormoonspiegels als het om liefde gaat of testen pillen tegen angst. Dat ziet er voor buitenstaanders vaak niet bepaald romantisch uit. In Frankfurt is zelfs een onderzoek gedaan waarbij de wetenschappers uitwendige hersenscans maakten terwijl een helper met een tandenborstel de genitaliën van de proefpersonen kietelde. Door dit soort experimenten ontdekt men in welke hersengebieden signalen uit bepaalde delen van het lichaam terechtkomen, zodat het gemakkelijker wordt de hersenen in kaart te brengen.

Daardoor weten we inmiddels dat signalen van de genitaliën midden boven, vlak onder de schedel, binnenkomen. Angst ontstaat in het inwendige van de hersenen, tussen de beide oren. Voor het vormen van woorden is een gebied verantwoordelijk dat iets boven de slapen zit. Morele gedachten ontstaan achter het voorhoofd enzovoort. Om de relatie tussen darm en hersenen beter te begrijpen, moeten we de communicatieroutes nalopen – de route van de signalen van de buik naar het hoofd – en kijken wat ze daar kunnen veroorzaken.

Signalen uit de darm kunnen in verschillende hersengebieden terechtkomen, maar niet in alle. Ze komen bijvoorbeeld nooit in de visuele cortex, die in het achterhoofd zit. Als dat wel zo was, zouden we beelden of effecten zien van wat er in de darm gebeurt. Waar ze wel langskomen, is de insula, het limbisch systeem, de prefrontale cortex, de amygdala, de hippocampus en de *cortex cingularis anterior*. Neurowetenschappers zullen misschien protesteren als ik de vermogens van deze gebieden als volgt samenvat: 'ik'-gevoel, emotieverwerking, moraal, angstgevoelens, geheugen en motivatie. Dat betekent niet dat onze darm onze morele gedachten aanstuurt, maar hij heeft wel de mogelijkheid ze te beïnvloeden. Men zal verschillende testen in het laboratorium moeten doen om dergelijke mogelijkheden beter te onderzoeken.

De zwemmende muis is een van de verhelderendste experimenten uit het onderzoek naar motivatie en depressie. Een muis wordt in een klein bakje water gezet, maar met zijn pootjes kan hij de bodem niet raken. Dus zwemt hij rondjes, want hij wil weer aan land. De vraag is dan: hoelang zal de muis bereid zijn te zwemmen om zijn wens te vervullen? In feite is dat dé levensvraag. Hoe sterk gaan we op zoek naar iets wat er volgens ons moet zijn? Dat kan iets concreets zijn zoals de grond onder onze voeten of iets abstracts zoals bevrediging en plezier.

Muizen met depressieve neigingen blijven niet lang zwemmen en gaan steeds weer roerloos drijven. In hun hersenen kunnen remmende signalen kennelijk veel beter worden doorgestuurd dan motiverende en aansporende impulsen. Bovendien reageren ze sterker op stress. Normaal gesproken kan men met dergelijke muizen nieuwe antidepressiva onderzoeken; zwemmen ze na inname langer, dan is dat een interessante aanwijzing dat een bepaalde stof zou kunnen werken.

De onderzoekers uit het team van de Ierse wetenschapper John Cryan gingen nog een stapje verder. Ze voerden de helft van hun muizen met een bacterie die de darm verzorgt: *Lactobacillus rhamnosus JB-1*. Het idee dat je het gedrag van muizen via hun buik kunt veranderen, was in 2011 nog heel nieuw. De muizen met de opgepepte darm zwommen inderdaad niet alleen langer en met meer hoop, maar in hun bloed bleken ook minder stresshormonen te zitten. Bovendien scoorden ze bij geheugen- en leertesten duidelijker beter dan hun soortgenoten. Maar als de wetenschappers de zogenoemde *nervus vagus* doorsneden, was er geen verschil meer tussen de groepen muizen.

Deze zenuw is de belangrijkste en snelste weg van de darm naar de hersenen. Hij loopt door het middenrif, langs de slokdarm omhoog tussen longen en hart, en door de keel tot in de hersenen. Tijdens een onderzoek bij mensen kon men vaststellen dat de proefpersonen zich goed voelden of bang werden als de zenuw met bepaalde frequenties werd gestimuleerd. Sinds 2010 is in Europa zelfs een therapie bij depressies toegestaan die erop gebaseerd is de nervus vagus zo te prikkelen dat de patiënt zich beter voelt. Deze zenuw functioneert dus een beetje zoals een telefoonkabel naar de hoofdcentrale waarlangs een buitendienstmedewerker zijn indrukken doorgeeft.

De hersenen hebben deze informatie nodig om zich een beeld te kunnen vormen van wat er in het lichaam gebeurt. Ze zitten namelijk veel geïsoleerder en worden veel beter beschermd dan welk ander orgaan ook: ze zitten in een benige schedel, ingepakt in een dik hersenvlies en filteren elke druppel bloed nog een keer extra voordat die de hersenen binnen mag. De darm bevindt zich echter midden in alle drukte. Hij kent alle moleculen uit onze laatste maaltijd, onderschept nieuwsgierig rondzwemmende hormonen uit het bloed, vraagt de immuuncellen hoe hun dag is geweest en luistert aandachtig naar het gezoem van de darmbacteriën. Hij kan de hersenen dingen over ons vertellen waar niemand anders ook maar een vermoeden van zou hebben.

De darm verzamelt al deze informatie niet alleen met behulp van een groot zenuwstelsel, maar ook op een gigantisch oppervlak. Daardoor is hij het grootste sensorische orgaan. In vergelijking hiermee stellen de ogen, oren of huid niets voor. Hun informatie gaat naar het bewustzijn en wordt gebruikt om op de omgeving te kunnen reageren. Je zou ze dus de parkeerhulpen van ons leven kunnen noemen. Maar de darm is een gigantische matrix; hij voelt ons gevoelsleven en werkt in ons onderbewustzijn.

Darm en hersenen werken al heel vroeg in het leven samen. Ze ontwerpen een groot deel van onze eerste gevoelswereld als zuigeling. We houden van een weldadig vol gevoel, worden wanhopig van honger en

Afb.: Geactiveerde hersengebieden bij zien, bij bang zijn, bij woorden vormen, bij morele gevoelens en bij gestimuleerde genitaliën.

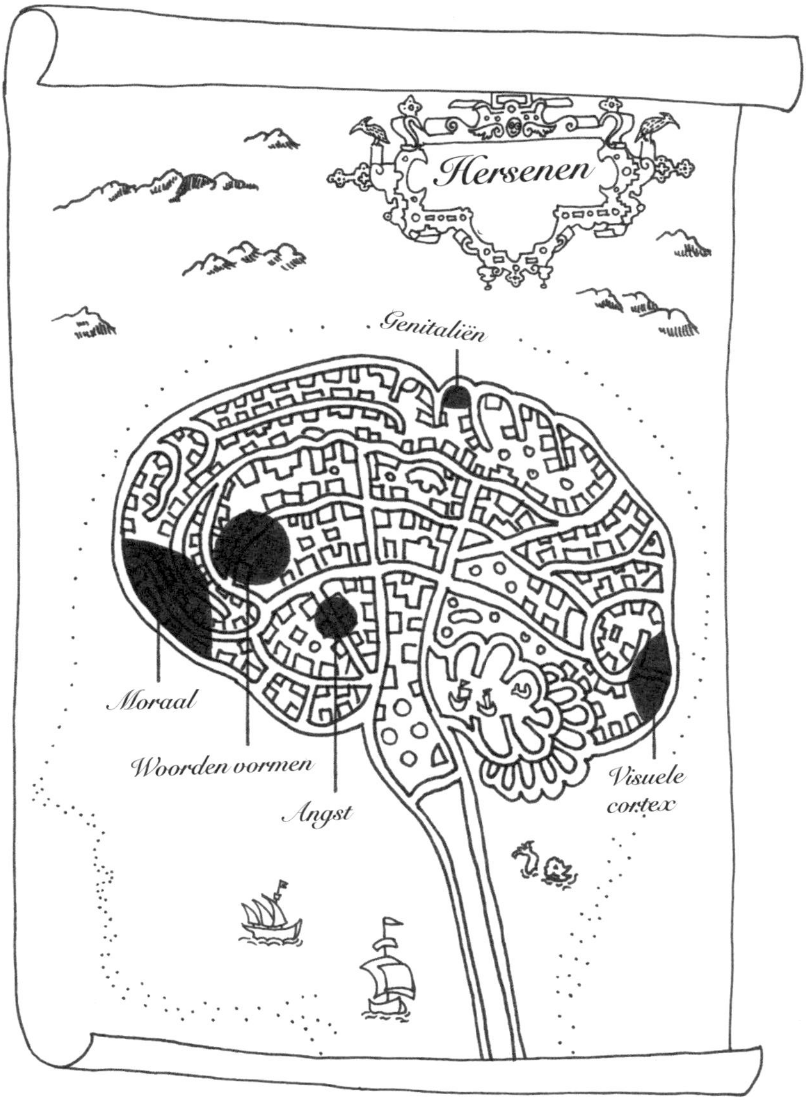
Hersenen
Genitaliën
Moraal
Woorden vormen
Angst
Visuele cortex

kwellen onszelf jengelend met boertjes. Vertrouwde mensen voeden ons, geven ons een schone luier en laten ons boeren. Als baby bestaat ons 'ik' duidelijk voelbaar uit darm en hersenen, maar als we ouder worden, voelen we de wereld steeds meer met al onze zintuigen. Dan huilen we niet meer luidkeels als het eten in een restaurant slecht is. De verbinding tussen de darm en de hersenen is echter niet opeens verdwenen, alleen veel meer verfijnd. Een darm die zich niet goed voelt, heeft nu subtieler een negatief effect op onze stemming, terwijl een gezonde, goed gevoede darm onze stemming juist discreter kan verbeteren.

Het eerste onderzoek naar het effect van de darm op gezonde menselijke hersenen werd in 2013 gepubliceerd, twee jaar na de muizenstudie. De onderzoekers waren ervan uitgegaan dat er bij mensen geen zichtbaar effect zou optreden. Niet alleen zij waren verbaasd over de uitkomst, maar ook de rest van de onderzoekswereld. Nadat de proefpersonen vier weken lang een mengsel van bepaalde bacteriën hadden ingenomen, waren enkele hersengebieden duidelijk veranderd, vooral de hersengebieden waar emoties en pijn worden verwerkt.

Geprikkelde darm, stress en depressies

Onze hersenen worden niet met elke ongekauwde boon lastiggevallen. De gezonde darm leidt kleine onbelangrijke spijsverteringssignalen niet via de nervus vagus door naar de hersenen, maar verwerkt ze met zijn eigen zenuwstelsel; daar heeft hij dat immers voor. Maar als hij iets belangrijk vindt, kan hij het noodzakelijk vinden de hersenen erbij te betrekken.

De hersenen sturen ook niet meteen elke informatie door naar het bewustzijn. Als de nervus vagus informatie naar die bijzonder belangrijke plek in het hoofd wil sturen, moet hij eerst langs de zogenaamde portier van de hersenen: de thalamus. Als de ogen hem voor de twintigste keer doorgeven dat in de woonkamer nog altijd dezelfde gordijnen hangen, wijst de thalamus deze informatie af: deze informatie is niet echt belangrijk voor het bewustzijn. De melding over nieuwe gordijnen zou bijvoorbeeld wel worden doorgelaten. Niet bij elke thalamus, maar bij de meeste.

Een ongekauwde boon komt niet over de drempel van darm en hersenen, maar bij andere prikkels ziet het er weer anders uit. Zodoende komen meldingen uit de buik het hoofd binnen en kunnen daar bijvoorbeeld aan het 'overgeefcentrum' informatie doorgeven over een vreemd hoog alcoholgehalte, aan het 'pijncentrum' informatie doorgeven over ernstige winderigheid of melden dat er slechte ziekteverwekkers zijn die een gevoel van onpasselijkheid veroorzaken. Deze prikkels komen wel door, omdat de darmeigen drempel en de herseneigen portier ze belangrijk vinden. Dat geldt niet voor onplezierige informatie. Veel signalen kunnen er ook voor zorgen dat we na het kerstmaal tevreden op de bank in slaap vallen. Bij enkele signalen kunnen we heel bewust zeggen dat ze van de buik afkomstig zijn, maar andere worden in de meer onbewuste delen van de hersenen verwerkt en kunnen daardoor niet zo worden ingedeeld.

Bij mensen met een prikkelbare darm kan de verbinding van darm naar hersenen heel belastend zijn, en dat is zelfs zichtbaar op hersenscans. Tijdens een experiment werd bij proefpersonen een ballonnetje in de darm opgeblazen, terwijl tegelijkertijd beelden van hun hersenactiviteit werden gemaakt. Bij proefpersonen zonder klachten was een normaal hersenbeeld te zien zonder opvallende gevoelscomponenten. Bij proefpersonen met een prikkelbare darm veroorzaakte het groter worden van het ballonnetje een duidelijke activiteit in een emotioneel hersendeel waar anders onprettige gevoelens worden verwerkt. Bij deze proefpersonen kon dezelfde prikkel dus beide drempels overkomen. De patiënten voelden zich niet goed, hoewel ze helemaal niets ergs hadden gedaan.

Iemand met het prikkelbaredarmsyndroom (PDS) voelt vaak een onaangename druk of geborrel in de buik, en heeft snel last van diarree of verstopping. Zo iemand heeft vaker dan gemiddeld last van angstaanvallen of depressies. Experimenten zoals het onderzoek met het ballonnetje laten zien dat onpasselijkheid en onprettige gevoelens door de darm-hersenas kunnen ontstaan, doordat de drempel van de darm is verlaagd of de hersenen de informatie per se willen doorkrijgen.

Mogelijke oorzaken voor een dergelijke toestand kunnen over een langere periode continue minuscule (zogenoemde micro-)ontstekingen zijn, een slechte darmflora of een niet-ontdekte levensmiddelenallergie. Er zijn artsen die patiënten met PDS ondanks recente onderzoeksuitkomsten nog altijd beschouwen als hypochonders of simulanten, omdat ze bij onderzoeken geen zichtbare schade zien in de darm.

Bij andere darmziekten ligt dat anders. Tijdens een acute fase zijn bij mensen met een chronische ontsteking in de buik, zoals bij de ziekte van Crohn of colitis ulcerosa, wel echte wonden in de darm te zien. Bij deze patiënten is het probleem niet dat kleine prikkels uit de darm in de hersenen terechtkomen, want de drempels houden bij hen nog wel iets tegen. Maar de klachten worden veroorzaakt door het zieke slijmvlies van de darm. Net zoals bij de PDS-patiënten komen bij deze patiënten vaker dan gemiddeld depressies en angstaanvallen voor.

Op dit moment zijn er slechts enkele, maar wel goede onderzoeksteams die onderzoeken hoe de drempels van darm en hersenen versterkt kunnen worden. Dat is niet alleen van belang voor patiënten met darmproblemen, maar voor iedereen. Stress is waarschijnlijk een van de belangrijkste prikkels die darm en hersenen met elkaar bespreken. Zodra onze hersenen een groot probleem (zoals tijdsdruk of irritatie) signaleren, willen ze dit probleem oplossen en daar hebben ze energie voor nodig. En deze energie lenen de hersenen vooral van de darm. De darm krijgt via zogenoemde sympathische zenuwvezels door dat er sprake is van een noodtoestand en dat hij deze keer wel móét luisteren, met als gevolg dat hij tijdens de vertering energie bespaart, minder slijmstoffen produceert en zijn eigen doorbloeding vermindert.

Maar dit systeem is natuurlijk niet op langdurig gebruik berekend. Als de hersenen constant uitzonderingssituaties doorgeven, is de darm niet langer bereid mee te werken en stuurt hij onprettige signalen naar de hersenen. Dat moet natuurlijk ook wel, anders kwam er nooit een einde aan. Daarna kun je je geradbraakt voelen, geen trek hebben, je ziek voelen of diarree krijgen. Net als bij emotioneel overgeven in een opwindende situatie raakt de darm ook nu voeding kwijt, zodat hij met de energie-onttrekking door de hersenen kan dealen. Met dit verschil dat echte stressperioden veel langer kunnen aanhouden. En als de darm zich te lang moet inhouden, is dat bijzonder ongezond. Een verminderde doorbloeding en een dunnere slijmlaag verzwakken de darmwanden. Hierdoor scheiden de immuuncellen die daarin zitten heel veel signaalstoffen uit die de darmhersenen steeds gevoeliger maken en daardoor de eerste drempel verlagen. Stressperioden betekenen geleende energie en omdat je nooit te veel schulden moet maken, moet je proberen de energiehuishouding zo snel mogelijk op orde te krijgen.

Bovendien is uit bacterieonderzoek gebleken dat stress onhygië-

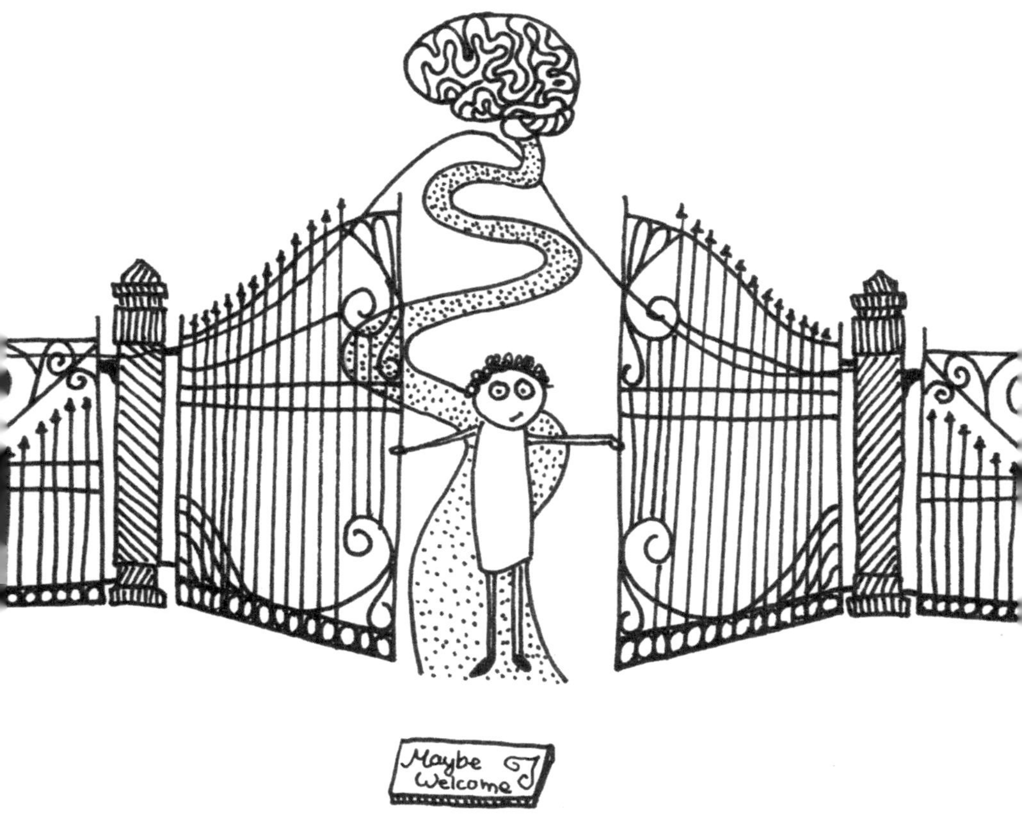

nisch is. In het veranderde milieu in de darm kunnen namelijk andere bacteriën overleven dan wanneer er geen sprake is van stress. Deze slechte bacteriën kunnen dus uitstekend overweg met alle hectiek en vermeerderen zich dan uiterst snel.

De gevoelens in de onderbuik, en vooral die met een nare nasmaak, zorgen ervoor dat de hersenen de volgende keer goed nadenken of ze de veel te pittige chili willen eten of toch maar liever niet. Dezelfde rol zou de darm kunnen spelen bij 'buikbeslissingen': zijn gevoelens in soortgelijke situaties worden opgeslagen en in geval van nood geraadpleegd. Als ook goede lessen op deze manier versterkt kunnen worden, dan gaat liefde inderdaad door de maag, en ook nog eens rechtstreeks naar de darm.

Dat onze buik zich niet alleen kan bemoeien met gevoelens of bepaalde (onderbuik)beslissingen, maar misschien zelfs ons gedrag beïnvloedt, is een interessante hypothese die veel wetenschappers proberen te onderbouwen. Het team van Stephen Collins ging wel heel ver met een bepaald experiment: de proefpersonen waren muizen van twee verschillende stammen, waarvan het gedrag goed was bestudeerd. Dieren uit de BALB/c-stam zijn banger en schuwer dan muizen uit de NIH-SWISS-stam, die onderzoekender en moediger zijn. De wetenschappers gaven de dieren een mix van drie verschillende antibiotica die alleen in de darm werken en daarmee elk aanwezig bacteriënlandschap vernietigen. Daarna spoten ze de dieren de aanwezige darmbacteriën van de andere stam in. Bij gedragstests waren de rollen opeens omgedraaid: de BALB/c-muizen werden moediger en de NIH-SWISS-muizen banger. Dit bewijst dat de darm in elk geval het gedrag van muizen kan beïnvloeden. Deze uitkomst is nog niet zonder meer naar de mens te vertalen. Daarvoor ontbreekt het ons nog aan veel kennis over de verschillende bacteriën, de darmhersenen en de darmen-hersenas.

Wat we wel kunnen doen, is gebruikmaken van de kennis die we al hebben opgedaan. Het begint met kleine dingen, zoals onze dagelijkse maaltijden, en het betekent bijvoorbeeld ook geen druk en geen hectiek tijdens het eten. Maaltijden horen stressvrije momenten te zijn, zonder schelden en zonder uitspraken als 'Je blijft net zolang aan

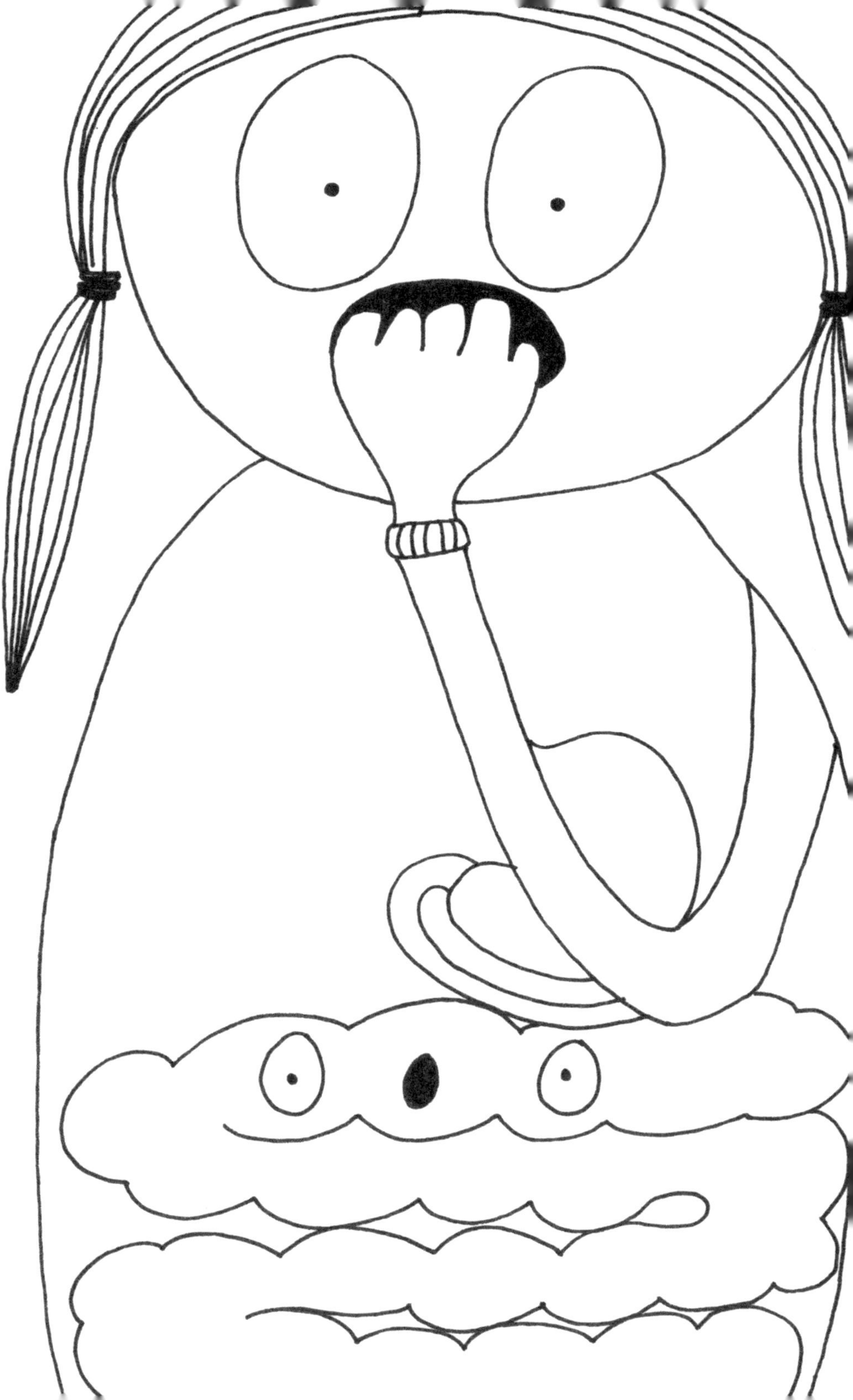

tafel zitten tot je bord leeg is' of zonder te zappen tussen allerlei zenders. Dit geldt vooral voor kleine kinderen, bij wie de darmhersenen zich parallel met de hoofdhersenen ontwikkelen, maar natuurlijk ook voor volwassenen: hoe eerder je ermee begint, hoe beter. Elke vorm van stress activeert zenuwen die onze spijsvertering afremmen, en daardoor halen we niet alleen minder energie uit ons eten, maar is er ook meer tijd voor nodig en we belasten onze darm erdoor.

Met deze informatie kunnen we spelen en experimenteren. Er zijn reiskauwgum en middeltjes tegen misselijkheid te koop die zenuwen in de darm verdoven. Angstgevoelens verdwijnen dan vaak tegelijk met de misselijkheid. Maar als onverklaarbare chagrijnige buien of angstige gevoelens (zonder misselijkheid) ook uit de darm afkomstig kunnen zijn, zou je daar met diezelfde middelen dan ook van af kunnen komen? Dus door een bezorgde darm korte tijd te verdoven? Alcohol bereikt niet eerst de zenuwen in het hoofd, maar de zenuwen in de darm. Hoeveel van het ontspannen gevoel door het 'ene glas wijn' op een avond is afkomstig van de gerustgestelde hersenen in de buik? Welke bacteriën zitten er in de verschillende yoghurtsoorten in de supermarkt? Heb ik meer aan een *Lactobacillus reuteri* dan aan een *Bifidobacterium animalis*? Een onderzoeker uit China heeft in het laboratorium kunnen bewijzen dat Lactobacillus reuteri in staat is de pijnsensoren in de darm tegen te houden.

Lactobacillus plantarum en *Bifidobacterium infantis* kunnen inmiddels al worden aanbevolen voor de pijnbehandeling bij het prikkelbaredarmsyndroom. Als je last hebt van een lage drempel in de darm neem je vaak gewoon een middeltje tegen diarree of verstopping, of iets met krampverminderende stoffen. Helaas worden daardoor alleen de symptomen onderdrukt, maar wordt de oorzaak niet aangepakt. Als je ook door af te zien van bepaalde levensmiddelen of door het opnieuw opbouwen van de darmflora geen verbetering merkt, moet je het probleem bij de bron aanpakken: bij de zenuwdrempels. Tot nu toe is uit onderzoek gebleken dat er heel weinig maatregelen zijn die helpen, maar dat hypnotherapie een van de uitzonderingen is.

Echt goede hypnotherapiebehandelingen werken als een soort fysiotherapie voor onze zenuwen. Ze verminderen spanningen en leren ons alternatieve en gezonde bewegingen – op neuronaal niveau. Omdat hersenzenuwen ingewikkelder zijn dan spieren, moet de therapeut ook speciale oefeningen kennen. Hypnotherapeuten werken vaak met gedachteprikkels of voorstellingsvermogen; daarmee moeten de pijnsignalen minder sterk worden en moet de waarneming van bepaalde prikkels worden veranderd. Net als bij het trainen van spieren kunnen ook bepaalde zenuwen sterker worden als je ze vaker gebruikt. Het hypnotiseren gebeurt niet op dezelfde manier als je wel eens op tv ziet. Dat zou zelfs contraproductief zijn, want bij deze therapievorm moet de patiënt juist zélf de controle houden. Als je op zoek gaat naar een therapeut, moet je wel proberen een goede te vinden. Een prima ingang kan de Nederlandse Beroepsvereniging voor Hypnotherapeuten (NBVH) zijn, waarbij goede therapeuten zijn aangesloten.

Bij patiënten met het prikkelbaredarmsyndroom heeft hypnotherapie goede resultaten geboekt. Veel patiënten hebben daarna minder medicijnen nodig, en enkele zelfs helemaal geen medicijnen meer. Vooral bij kinderen heeft deze therapievorm – met als resultaat ongeveer negentig procent minder pijn – veel meer succes dan medicijnen, die gemiddeld maar veertig procent pijnvermindering bereiken. Er zijn ook ziekenhuizen waar deze specifieke, op de buik gerichte concepten worden aangeboden, zoals het St. Antonius Ziekenhuis in Nieuwegein.

Iemand die niet alleen een darmziekte heeft, maar ook last heeft van angstaanvallen en depressies, krijgt van de arts vaak antidepressiva aangeboden, maar krijgt bijna nooit te horen waarom. De reden hiervoor is eenvoudig: omdat niemand dat weet. Pas toen tijdens studies werd ontdekt dat deze medicijnen de stemming verbeteren, ging men op zoek naar het antwoord op de vraag hoe dat komt. Maar een duidelijk antwoord is nog altijd niet gevonden. Tientallen jaren ging men ervan uit dat het effect werd veroorzaakt door de versterking van het 'gelukshormoon' serotonine. Maar het nieuwere depressieonderzoek kijkt ook naar andere mogelijkheden, zoals de vraag of onze zenuwen door deze medicijnen weer plastisch (vervormbaar) worden.

Plasticiteit van zenuwen is het vermogen om te veranderen. De puberteit is voor de zich ontwikkelende hersenen een uiterst verwarrende tijd, doordat de zenuwen nog heel plastisch zijn: veel staat nog niet vast, alles kan, niets moet. Pas op de leeftijd van vijfentwintig jaar wordt dit proces afgesloten en daarna reageren bepaalde zenuwen volgens beproefde patronen: wat goed bleek te functioneren wordt behouden, wat minder goed uitpakte niet. Daardoor komt er niet alleen een einde aan onverklaarbare woede- en lachbuien, maar ook aan de steeds wisselende posters op de muur. Daarna is het moeilijker om plotseling te veranderen, maar is er ook sprake van een aangename, stabiele gemoedstoestand. In die tijd kunnen zich ook onaangename gedachten in het hoofd vastzetten, zoals 'Ik ben niets waard' of 'Alles wat ik doe, mislukt'. Als antidepressiva de plasticiteit vergroten, kunnen dergelijke patronen weer worden losgelaten. Dat blijkt vooral effectief als er tegelijk sprake is van een goede psychotherapiebehandeling, omdat de kans hierdoor kleiner is dat de patiënt terugvalt in het oude patroon.

De bijwerkingen van de gebruikelijke antidepressiva zoals prozac vertellen ons bovendien iets belangrijks over het 'gelukshormoon' serotonine. Een op de vier gebruikers ervaart typische symptomen als misselijkheid, een fase met diarree en na langduriger gebruik verstopping. Dat komt doordat onze darmhersenen precies dezelfde zenuwreceptoren bezitten als de hoofdhersenen. Antidepressiva behandelen dus altijd automatisch beide hersenen. De Amerikaanse onderzoeker Michael Gershon gaat nog een stapje verder: hij vraagt zich af of bij veel mensen ook antidepressiva zouden kunnen aanslaan die alleen op de darm inwerken en de hoofdhersenen helemaal niet meer bereiken.

Op zich is dat geen gek idee, omdat vijfennegentig procent van onze lichaamseigen serotonine in darmcellen wordt aangemaakt. Daar helpt het de zenuwen die de spierbewegingen aansturen enorm en dient het als een belangrijke signaalmolecule. Als je de werking hier verandert, worden er misschien ook totaal andere meldingen naar de hersenen gestuurd. Dat zou vooral interessant zijn als mensen opeens last krijgen van zware depressies, ook al is er niets mis met en in hun leven. Misschien hoeft alleen hun buik naar de psychiater en is hun hoofd niet de veroorzaker?

Iedereen die last heeft van angstaanvallen of depressieve buien moet zich realiseren dat ook een verstoorde buik nare gevoelens kan oproepen. Vaak volkomen terecht, dit komt bijvoorbeeld door te veel stress of door een onontdekte levensmiddelenallergie. We zouden de schuld niet alleen moeten zoeken in onze hersenen of bij dingen die we hebben meegemaakt, want... we zijn meer dan dat.

Waar het 'ik' ontstaat

Chagrijn, blijdschap, onzekerheid, welzijn of bezorgdheid komen natuurlijk niet alleen uit de schedel. Wij zijn mensen met armen en benen, geslachtsorganen, hart, longen en darm. Door de rationalisering van onze kennis zijn we lang blind gebleven voor het feit dat ons 'ik' meer is dan onze hersenen. Het darmonderzoek heeft er de laatste tijd voor gezorgd dat er voorzichtig vraagtekens worden gezet bij de uitspraak 'Ik denk, dus ik besta'.

Een van de meest interessante hersengebieden waar informatie uit de darm kan terechtkomen, is de insula. De insula is het onderzoeksgebied van een van de meest geniale mensen van onze tijd, Bud Craig. Hij heeft meer dan twintig jaar lang met een bijna bovenmenselijk geduld zenuwen ingekleurd en hun ligging in de hersenen uitgezocht. Op een bepaald moment kwam hij zijn laboratorium uit en hield hij een voordracht van een uur over de volgende hypothese: De insula is de plek waar ons 'ik' ontstaat.

Deel één: De insula krijgt gevoelsinformatie uit het hele lichaam. Elke informatie is vergelijkbaar met een pixel en de insula vormt van veel verschillende pixels een beeld. Dit beeld is belangrijk, want het is een soort landkaart van de gevoelens. Als we dus op een stoel gaan zitten, voelen we de platgedrukte huid op onze billen, en merken misschien dat we het koud hebben of dat we honger hebben. Dit alles bij elkaar betekent een hongerig, koud mens die op een harde stoel zit. Het totaalbeeld van deze gevoelens vinden we misschien niet indrukwekkend, maar ook niet vreselijk; eigenlijk nogal onbelangrijk.

Deel twee: De taak van onze hersenen is volgens Daniel Wolpert beweging, ongeacht of je als zakpijp een mooie rots onder water zoekt of als mens naar een zo goed mogelijk leven streeft. Bewegingen hebben tot doel iets te bereiken. Met de kaart van de insula kunnen de hersenen zinvolle bewegingen plannen. Als het 'ik' koud en hongerig op een stoel zit, is dat een goede motivatie voor andere hersengebieden om daar iets aan te veranderen. Je kunt gaan rillen of opstaan en naar de koelkast lopen. Een van de belangrijkste doelen van onze bewegingen is ons steeds weer in een gezond evenwicht brengen, zoals van koud naar warm, van ongelukkig naar gelukkig of van moe tot alert.

Deel drie: Ook de hersenen zijn maar een orgaan. Als de insula dus een beeld van het lichaam maakt, staat onze bovenkamer er ook op. Daar bevinden zich een paar belangrijke gebieden, zoals die voor sociaal medeleven, voor moraal en voor logica. Sociale hersengebieden vinden het misschien niet prettig als je ruzie met je partner hebt en logische hersengebieden houden zich misschien bezig met een lastig probleem, maar om het 'ik'-beeld van de insula goed te kunnen maken, stromen er waarschijnlijk ook waarnemingen uit de omgeving of ervaring uit het verleden in. Dan signaleren we niet alleen kou, maar kunnen we ook meteen denken: vreemd dat ik het koud heb. Zou ik ziek worden? Of: oké, misschien moet ik bij deze temperaturen niet meer naakt in de serre rondlopen. Op deze manier kunnen we dus veel complexer op het eerste gevoel 'kou' reageren dan andere dieren.

Hoe meer informatie we met elkaar in verband brengen, hoe slimmer de bewegingen zijn die we kunnen maken. Waarschijnlijk is hier zelfs sprake van een bepaalde hiërarchie van de organen. Wat heel belangrijk voor een gezond evenwicht is, krijgt dan meer inspraak in de insula. Hersenen en darm zijn door hun veelzijdige kwalificaties al zeker van veel inspraak, misschien hebben ze zelfs de beslissende stem.

De insula maakt dus een klein beeld van ons hele voelende lichaam. Dit beeld kunnen we vervolgens met onze complexe hersenen verrijken. Volgens Bud Craig wordt ongeveer elke vier seconden zo'n beeld gemaakt en achter de andere gezet. En zo ontstaat een soort film, de film van ons 'ik', van ons leven.

De hersenen leveren hier zeker een grote bijdrage aan, maar zij zijn niet allesbepalend. Het is geen slecht idee om de uitspraak van René Descartes een beetje aan te vullen: 'Ik voel, daarna denk ik, en dus besta ik.'

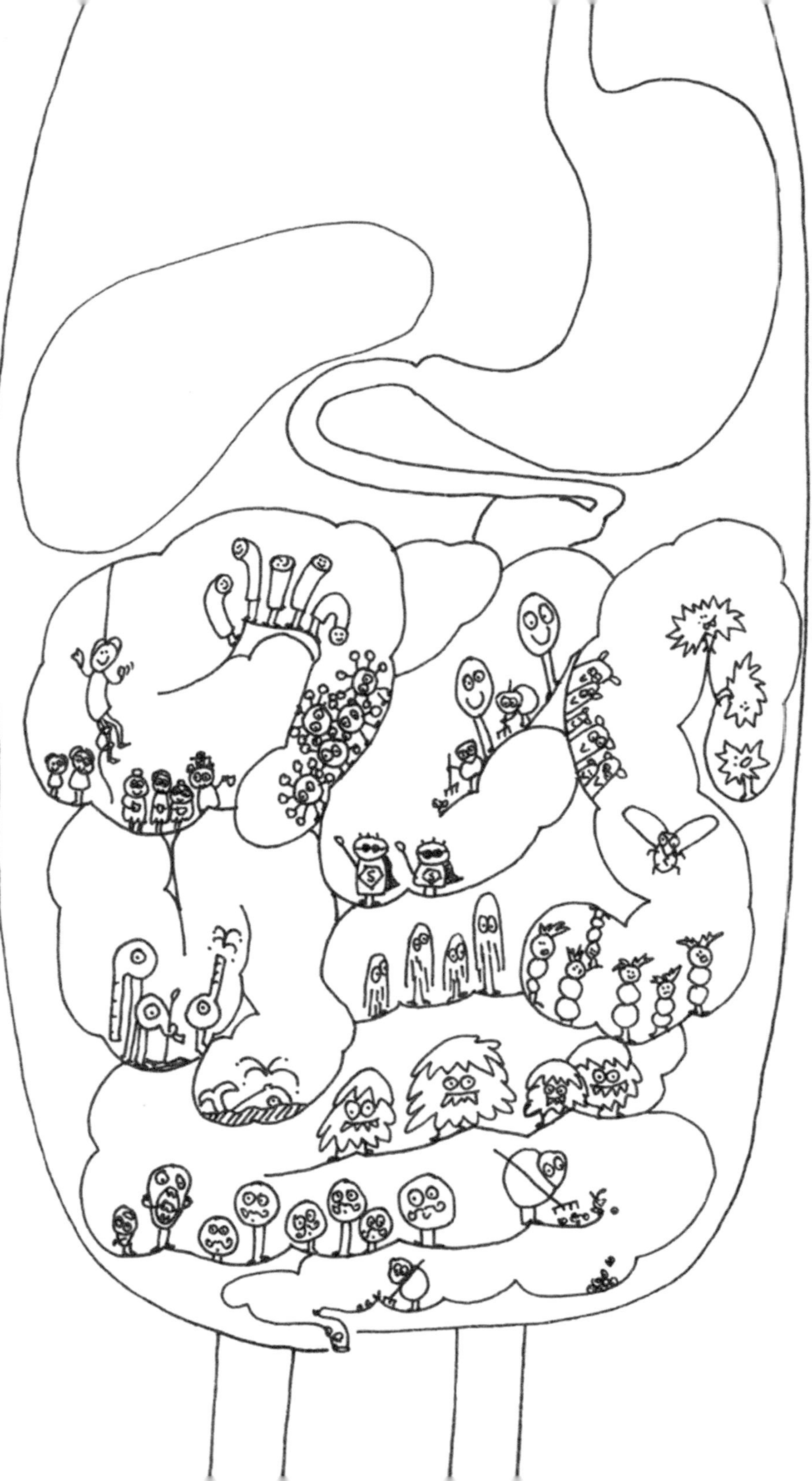

3

DE WERELD VAN DE MICRO-ORGANISMEN

Als je vanuit het heelal naar de aarde kijkt, kun je de mensen niet zien. De aarde herken je wel, dat is een rond lichtend punt naast andere lichtende punten tegen een donkere achtergrond. Als je dichterbij komt, zie je dat wij mensen op totaal verschillende plaatsen wonen. 's Nachts zijn de steden kleine lichtpuntjes. Veel volkeren wonen in gebieden met grote steden, andere over het land verspreid. Er leven mensen in koele noordelijke streken, maar ook in regenwouden en aan de rand van woestijnen. Wij mensen zijn overal, ook al kun je ons vanuit het heelal niet zien.

Als je de mens beter bekijkt, zie je dat ieder van ons eigenlijk een wereld op zich is. Het voorhoofd is een luchtig klein weiland, de ellebogen zijn een droge woestijn, de ogen zoute zeeën en de darm is het meest bijzondere, grootste bos met onbegrijpelijke wezens. Net zoals de mensen op de aarde leven, worden ook wij bewoond. Onder de microscoop kun je onze bewoners – de bacteriën – goed zien: ze lijken kleine lichtpuntjes tegen een donkere achtergrond.

De mens houdt zich al eeuwenlang bezig met de grote wereld. We hebben de aarde opgemeten, planten en dieren onderzocht en over het leven nagedacht. We hebben gigantische apparaten gebouwd en zijn naar de maan gevlogen. Als je tegenwoordig nog nieuwe continenten of volkeren wilt ontdekken, moet je de kleine wereld onderzoeken die zich in onszelf bevindt. En onze darm is dan het meest fascinerende continent, want nergens leven zoveel soorten en families als hier. Het onderzoek hiernaar is eigenlijk nog maar net begonnen. Er ontstaat een soort nieuwe 'bubbel', vergelijkbaar met het ontcijferen van ons genoom – met veel hoop en nieuwe ontdekkingen. Deze bubbel zou kunnen knappen of de voorbode kunnen zijn van meer.

Pas in 2007 is begonnen met het samenstellen van een bacteriënkaart. Daarvoor wordt met een wattenstaafje van heel veel mensen een monster genomen op drie plekken: in de mond, onder de oksels en op het voorhoofd... Er worden fecesmonsters geanalyseerd en genitale uitstrijkjes gemaakt. Plaatsen die tot dan toe als kiemvrij bekendstonden, blijken opeens dichtbevolkt, zoals de longen. Maar de darm is voor de bacteriënatlas de absolute koning: negenennegentig procent van alle microbiota – oftewel alle micro-organismen op en in ons lichaam – zit in onze darm. Niet omdat er op andere plaatsen heel weinig zitten, maar omdat er in de darm zo ontzettend veel zitten.

De mens als ecosysteem

Wij kennen bacteriën als kleine levende wezens die slechts uit één cel bestaan. Veel bacteriën leven in kokende waterbronnen op IJsland, andere op de koude neus van een hond. Sommige hebben zuurstof nodig om energie te produceren en 'ademen' net als mensen. Weer andere sterven in de frisse lucht en halen hun energie niet uit zuurstof, maar uit metaalatomen of zuren – en dat kan heel bijzonder ruiken. Bijna alles wat je aan een mens kunt ruiken, zijn bacteriën. Van de lekkere geur van de huid van iemand van wie je houdt tot de stinkende bek van de hond van de buren – dat alles ontstaat door de nijvere wereld van de micro-organismen in en op het lichaam.

We kijken graag naar sportieve surfers, maar staan er als we niezen geen seconde bij stil dat er in onze neusflora op dat moment ook een spectaculaire surfactie plaatsvindt. We zweten heel erg als we sporten, maar niemand merkt dat de bacteriën dolblij zijn met de zomerse klimaatverandering in onze sportschoenen. We eten stiekem een klein stukje taart en denken dat niemand dat heeft gezien, maar in onze buik wordt luidkeels TAART! geroepen. Om alle nieuwe informatie uit het micro-organismerijk van één enkel mens adequaat weer te geven, zou er een grote internationale nieuwsdienst nodig zijn. Dus terwijl we ons overdag vervelen, gebeuren er in en op ons lichaam de spannendste dingen.

Langzaam groeit het besef dat de meeste bacteriën onschadelijk en zelfs nuttig zijn. Een paar feiten zijn wetenschappelijk al bekend. De micro-organismen in onze darm wegen tot twee kilo en bevatten ongeveer honderd biljoen bacteriën. In 1 gram poep zitten meer bacteriën dan er mensen op aarde leven. Ook bekend is dat micro-organismen onverteerbaar eten voor ons openbreken, onze darm voorzien van energie, vitamines produceren, giften en medicijnen afbreken en ons immuunsysteem trainen. Verschillende bacteriën produceren verschillende stoffen: zuren, gassen, vetten – bacteriën zijn dus kleine producenten. We weten dat onze bloedgroepen door darmbacteriën tot stand komen en dat je van slechte bacteriën diarree kunt krijgen.

Niet bekend is wat dat alles voor ieder wezen op zich betekent! We merken vrij snel of we diarreebacteriën hebben opgelopen, maar merken we ook iets van het dagelijkse werk van de vele miljoenen, biljoenen andere minuscule wezentjes in ons lichaam? Speelt het misschien ook een rol door wie we worden bewoond? Bij overgewicht, ondervoeding, psychische aandoeningen, depressies of chronische darmproblemen blijkt altijd sprake van veranderde bacteriënverhoudingen in de darm. Met andere woorden: als er iets misgaat met onze micro-organismen, gaat het met ons misschien ook mis.

Misschien heeft iemand sterkere zenuwen doordat hij een grote hoeveelheid vitamine B-producerende bacteriën heeft. Een ander kan misschien een per ongeluk opgegeten stukje beschimmeld brood beter verwerken of wordt eerder dik door iets te veel 'dikmaker'-bacteriën. De wetenschap begint de mens nu te beschouwen als een ecosysteem, maar het microbiotaonderzoek staat nog maar in de kinderschoenen.

Toen er nog niet zoveel bekend was over bacteriën, werden ze tot de planten gerekend. Vandaar het begrip 'darmflora'. Eigenlijk is het woord 'flora' dus niet juist, maar wel heel duidelijk. Net als planten hebben bacteriën verschillende eigenschappen met betrekking tot hun woonplaats, hun voeding en de mate van giftigheid. De wetenschappelijke naam voor alle micro-organismen samen is microbiota (= klein leven) en al onze micro-organismen en hun genen worden microbioom genoemd.

In het algemeen kun je zeggen dat er in de bovenste delen van het spijsverteringskanaal slechts enkele en in de onderste delen, zoals de dikke darm en het rectum, heel veel bacteriën zitten. Veel bacteriën

Afb.: Die bacteriedichtheid in verschillende delen van de darm.

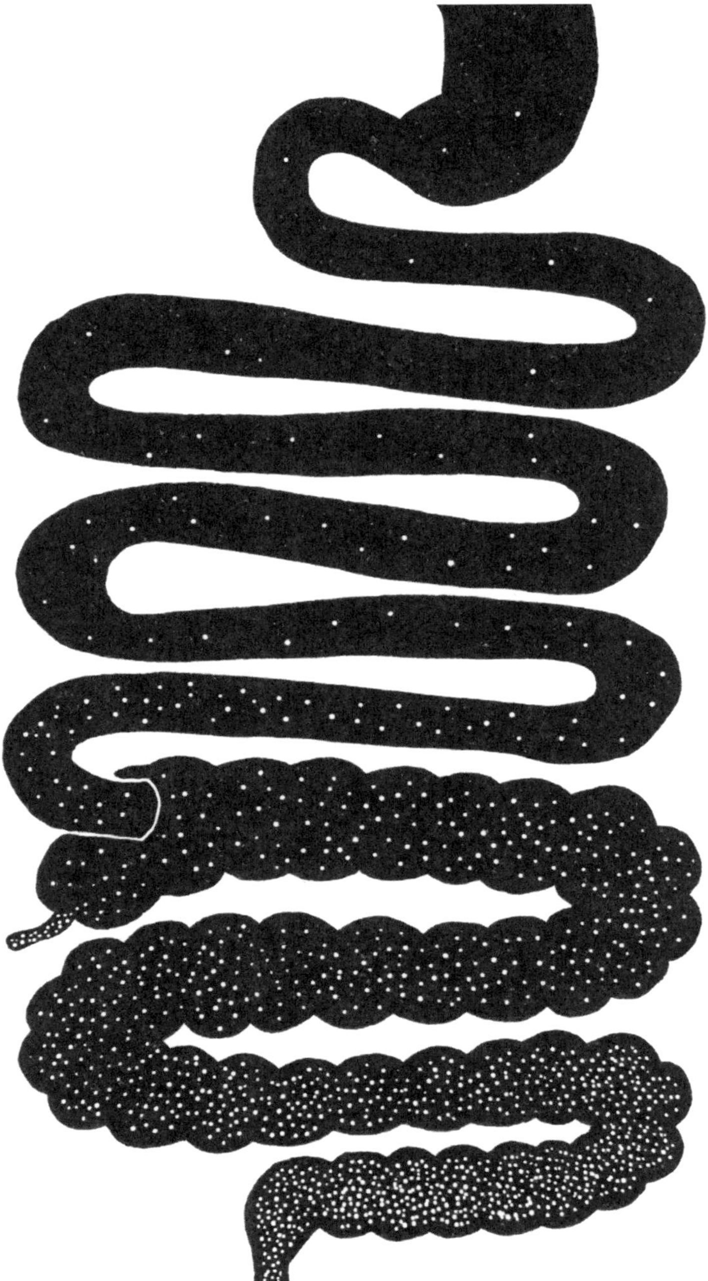

hebben een voorkeur voor de dunne darm, andere leven uitsluitend in de dikke darm. Sommige bacteriën zitten het liefst in de blindedarm, in het slijmvlies of vlak bij onze darmcellen.

Het is niet altijd even gemakkelijk om de micro-organismen in de darm te leren kennen, want ze laten zich niet zomaar uit hun wereld halen. Als je ze in het laboratorium op een voedingsbodem zet om ze te bekijken, werken ze niet mee. Huidkiemen zouden gewoon het laboratoriumvoedsel opeten en kleine bacteriënbergjes vormen, maar darmkiemen doen dat niet. Meer dan de helft van de bacteriën uit ons spijsverteringskanaal is gewoon zo aan ons gewend dat ze buiten ons lichaam niet kunnen overleven. Onze darm is hun wereld; daar worden ze beschermd tegen zuurstof, ze houden van de vochtige warmte en genieten van het voorgeproefde eten.

Tien jaar geleden zouden veel wetenschappers waarschijnlijk nog hebben beweerd dat er een bepaalde hoeveelheid darmbacteriën is en dat die hoeveelheid bij alle mensen ongeveer gelijk is. Want als ze poep uitstreken op een voedingsbodem vonden ze bijvoorbeeld altijd E. coli-bacteriën. Zo eenvoudig was dat. Maar tegenwoordig is het mogelijk om met een apparaat 1 gram poep moleculair te onderzoeken en dan worden genetische restanten gevonden van vele miljarden bacteriën. Inmiddels is bekend dat E. coli minder dan één procent van de bacteriën in de darm uitmaakt. In onze darm zitten meer dan duizend verschillende bacteriesoorten. Daar komen bovendien nog eens minderheden bij uit het rijk van de virussen en de gisten, zoals schimmels en verschillende eencelligen.

Ons immuunsysteem zou de eerste instantie zijn die iets aan deze enorme kolonisatie zou kunnen doen. Vrij bovenaan in zijn agenda staat: het lichaam verdedigen tegen alles wat vreemd is. Vaak gaat het immuunsysteem de strijd al aan tegen kleine pollen die per ongeluk in onze neus zijn terechtgekomen. Mensen die allergisch zijn voor pollen reageren daar dan op met een loopneus en rode ogen. Hoe is het dan mogelijk dat tegelijkertijd een bacterieel festival in onze ingewanden wordt gevierd?

Het immuunsysteem en onze bacteriën

We zouden elke dag verschillende keren kunnen sterven: we krijgen kanker, beginnen te schimmelen, worden aangevreten door bacteriën of geïnfecteerd door een virus. En elke dag wordt ons leven verschillende keren gered. Vreemd groeiende cellen worden gedood, schimmelsporen geëlimineerd, bacteriën doorboord en virussen doorgesneden. Deze prettige service verleent ons immuunsysteem met heel veel kleine cellen; het beschikt over experts die vreemden herkennen, over huurmoordenaars, opzichters en scheidsrechters, die allemaal samenwerken en dat opvallend goed doen.

Het grootste deel van ons immuunsysteem (ongeveer tachtig procent) zit in de darm. En daar is een goede reden voor: hier staat namelijk het hoofdpodium voor dit bacteriële Woodstock, en als immuunsysteem móét je dat gezien hebben. De bacteriën zitten in een apart reservoir – het darmslijmvlies – en komen niet gevaarlijk dicht bij onze cellen. Het immuunsysteem kan hier met ze spelen zonder dat ze gevaarlijk worden voor het lichaam, en onze afweercellen kunnen veel nieuwe soorten leren kennen.

Op het moment dat een immuuncel op een later tijdstip buiten de darm een bekende bacterie tegenkomt, kan hij sneller reageren. Het immuunsysteem moet in de darm ontzettend alert zijn en moet continu zijn verdedigingsinstinct onderdrukken om de vele bacteriën daar in leven te laten. Tegelijkertijd moet het in de massa gevaarlijke types herkennen en uitkiezen. Als we tegen al onze darmbacteriën 'Hallo' zouden willen zeggen, zouden we drie miljoen jaar nodig hebben. Ons immuunsysteem zegt niet alleen: 'Hallo', maar ook nog: 'Jij bent helemaal oké' of: 'Ik vind je leuker als je dood bent'.

Bovendien – en dat klinkt in eerste instantie misschien een beetje raar – moet het onderscheid kunnen maken tussen de cellen van de bacteriën en de eigen, menselijke cellen. En dat is niet altijd zo eenvoudig, want op het oppervlak van veel bacteriën zitten structuren die lijken op onze kleine lichaamscellen. Bij de bacteriën die *angina scarlatinosa* veroorzaken moet daarom niet te lang met een antibioticumkuur worden gewacht. Want als deze ziekte niet op tijd wordt behandeld, kan het verwarde immuunsysteem per ongeluk gewrichten of organen aanvallen. Dan denkt het bijvoorbeeld dat de knie een veroorzaker is van de keelpijn die eronder verstopt zit. Dat gebeurt zelden, maar het gebeurt wel.

Eenzelfde effect hebben wetenschappers gezien bij de vaak op jeugdige leeftijd optredende diabetes. Hier verstoort het immuunsysteem de eigen insuline producerende cellen. Een mogelijke oorzaak is een communicatieprobleem met de darmbacteriën, misschien drukken ze zich verkeerd uit of begrijpt het immuunsysteem ze gewoon verkeerd.

Tegen dergelijke communicatieproblemen heeft het lichaam eigenlijk een bijzonder rigoureus systeem ontwikkeld. Voordat een immuuncel in het bloed wordt toegelaten, moet deze de zwaarste *bootcamp* doorstaan die er voor cellen bestaat: hij moet onder andere een lange weg afleggen waarop hij steeds lichaamseigen structuren tegenkomt. Als de immuuncel twijfelt of een bepaalde structuur lichaamseigen of lichaamsvreemd is, blijft hij staan en prikt hij er een paar keer in. Maar dat is een foute beslissing, want daardoor zal hij nooit in het bloed aankomen.

Immuuncellen worden dus al in de bootcamp uitgeselecteerd als ze hun eigen weefsel aanvallen. In hun trainingskamp in de darm leren ze tolerant te zijn tegenover vreemden of beter op vreemden voorbereid te zijn. Dat werkt vrij goed, en meestal ontstaan er geen problemen.

Afb.: Als antistoffen op vreemde bloedcellen passen, klonteren ze aan elkaar. Bloedgroep B bezit antistoffen tegen bloedgroep A.

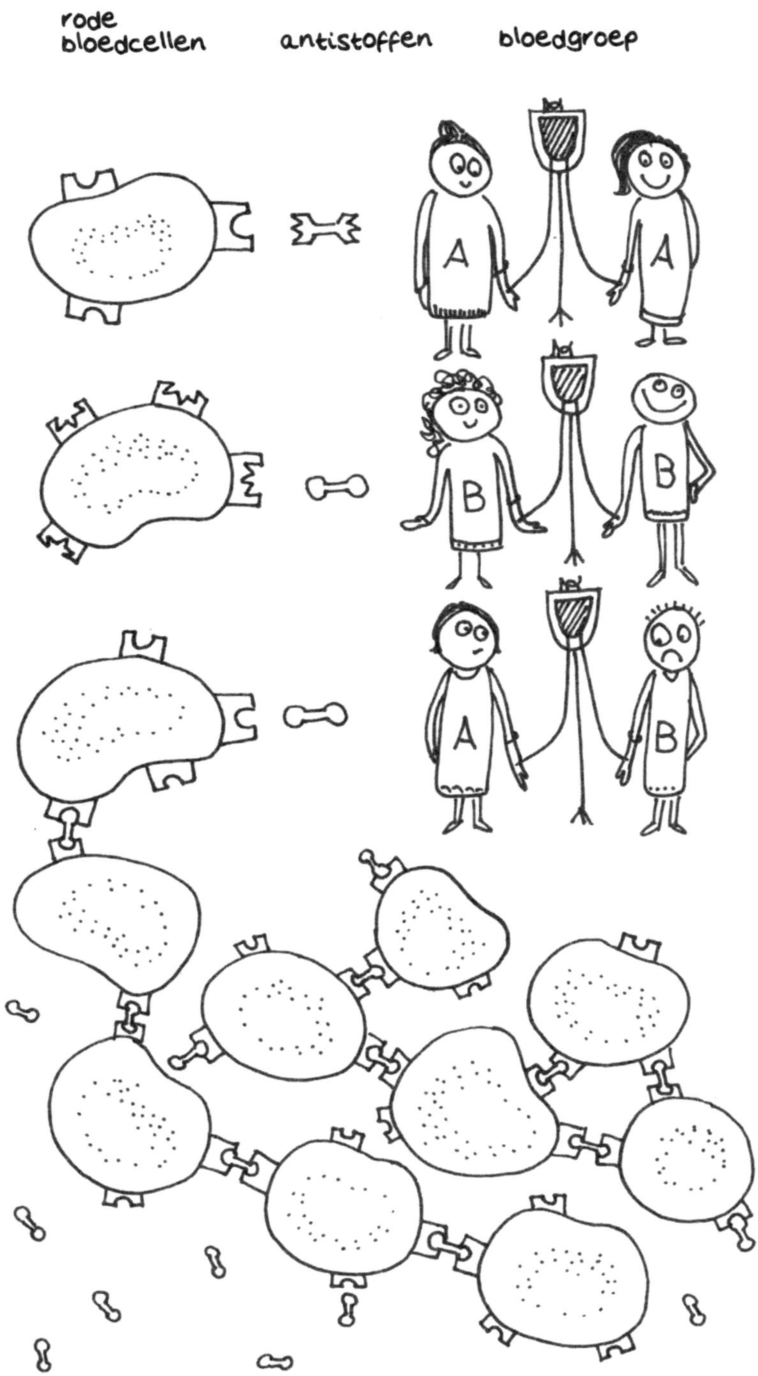
rode bloedcellen
antistoffen
bloedgroep
A
A
B
B
A
B

Eén oefening is echter heel moeilijk: wat moet het immuunsysteem als vreemde dingen die geen bacteriën zijn hem aan bacteriën doen denken? De proteïne op rode bloedcellen lijkt bijvoorbeeld sterk op die van bacteriën. Ons immuunsysteem zou ons bloed aanvallen als het niet tijdens bootcamp had geleerd dat ons eigen bloed niet mag worden aangevallen. Als op het oppervlak van onze bloedcellen bloedgroepkenmerk A zit, tolereren we ook bloed van vreemde mensen met bloedgroep A. Bij een motorongeluk of een bevalling met veel bloedverlies kan het wel eens noodzakelijk zijn donorbloed in de eigen aderen te laten lopen.

We kunnen geen bloed van iemand krijgen met andere bloedgroepkenmerken op het oppervlak. Ons immuunsysteem zou meteen aan bacteriën terugdenken en omdat die niets in ons bloed te zoeken hebben, zou het die vreemde bloedcellen als een vijand laten klonteren. Zonder deze vechtlust – getraind door onze darmbacteriën – zouden we geen 'bloedgroepen' hebben en zouden we aan iedereen willekeurig vreemd bloed kunnen toedienen. Bij pasgeboren baby's, die nog maar weinig darmkiemen bezitten, is dat ook nog zo: in theorie zou je hun zonder een reactie op te wekken elke bloedgroep kunnen geven. (Maar omdat antistoffen van de moeder in het bloed van het kind terechtkomen, wordt in ziekenhuizen voor de zekerheid altijd de bloedgroep van de moeder gebruikt.) Vanaf het moment dat het immuunsysteem en de darmflora in aanleg aanwezig zijn, mag een baby alleen nog bloed van de eigen bloedgroep krijgen.

Het ontstaan van verschillende bloedgroepen is slechts een van de vele immunologische fenomenen die door bacteriën worden veroorzaakt. De meeste kennen we waarschijnlijk nog niet eens. Veel van wat bacteriën allemaal doen, zou je beter finetuning kunnen noemen. Elke bacteriesoort heeft een andere invloed op het immuunsysteem. Bij enkele soorten heeft men kunnen vaststellen dat ze het immuunsysteem toleranter maken. Bijvoorbeeld als ze ervoor zorgen dat er meer vredestichtende immuuncellen worden aangemaakt of de manier waarop cortison en andere ontstekingsremmende middelen inwerken op onze cellen. Het immuunsysteem wordt daardoor zachtaardiger en minder vechtlustig. Dat is waarschijnlijk een bijzonder goede zet van deze kleinste levende wezens, want zo is de kans ook groter dat ze in de darm worden geduld.

Het feit dat juist in de dunne darm van jonge gewervelde dieren (dus ook in die van de mens) bacteriën worden gevonden die het immuunsysteem prikkelen, is aanleiding voor allerlei vragen. Is het mogelijk dat deze prikkels helpen de hoeveelheid bacteriën in de dunne darm te beperken? Dan zou de dunne darm een gebied zijn met een lagere bacteriëntolerantie, zodat hij tijdens de vertering even rust heeft. De prikkels zelf zitten niet netjes in het slijmvlies, maar hechten zich aan de dunnedarmvlokken. Eenzelfde voorliefde hebben ziekteverwekkers als gevaarlijke varianten van E. coli: als deze zich in de dunne darm willen vestigen en hun plaats al bezet is door de prikkel, moeten ze hoe dan ook weer vertrekken. Dit effect wordt kolonisatiebescherming genoemd. De meeste darmmicro-organismen beschermen ons alleen doordat ze geen ruimte overlaten voor kwaadaardige bacteriën. De dunnedarmprikkels horen echter bij de kandidaten die we nog steeds niet buiten de darm kunnen kweken. Kunnen we uitsluiten dat ze misschien juist schadelijk voor ons zijn? Nee. Misschien zijn ze schadelijk voor veel mensen doordat ze hun immuunsysteem overprikkelen. Er zijn dus nog veel vragen.

Voor de eerste antwoorden zijn er de kiemvrije muizen uit laboratoria in New York. Dat zijn de schoonste levende wezens ter wereld. Kiemvrije geboortes door middel van een keizersnee, hokjes zonder schoonmaakmiddelen en voeding uit de dampsterilisator. Gedesinfecteerde dieren als deze muizen bestaan niet in de natuur. Iedereen die met de muizen wil werken, moet heel goed opletten, want zelfs in ongefilterde lucht kunnen al kiemen zweven. Dankzij deze muizen kunnen onderzoekers zien wat er gebeurt als een immuunsysteem helemaal niets hoeft te doen. Wat gebeurt er in een darm zonder micro-organismen? Hoe reageert het ongetrainde immuunsysteem op ziekteverwekkers? Waar kun je die verschillen met het blote oog zien?

Iedereen die al eens met dergelijke dieren te maken heeft gehad, zou zeggen: kiemvrije muizen zijn merkwaardig. Ze zijn vaak hyperactief en gedragen zich – voor muizen – opvallend onvoorzichtig. Ze eten meer dan hun normaal gehuisveste soortgenoten en hebben meer tijd nodig om hun voedsel te verteren. Ze hebben een grote blindedarm, een verschrompelde darmwand zonder vlokken, met weinig bloedvaten en nog minder immuuncellen. Ze zijn ontzettend gevoelig voor relatief ongevaarlijke ziekteverwekkers.

Als ze de darmbacteriëncocktail van andere muizen ingespoten krijgen, gebeurt er iets verbazingwekkends. Door bacteriën van muizen met diabetes type 2 ontwikkelen ze korte tijd later zelf de eerste problemen met de suikerstofwisseling. Door darmbacteriën van mensen met overgewicht worden ze veel eerder zelf ook dik dan wanneer ze de kiemen van mensen met een normaal gewicht krijgen. Als ze een enkele bacterie krijgen ingespoten, is te zien wat er dan gebeurt. Sommige bacteriën kunnen als ze alleen zijn de meeste gevolgen van het kiemvrijzijn weer ongedaan maken: ze activeren het immuunsysteem, verkleinen de blindedarm tot normaal formaat en normaliseren het eetgedrag. Andere bacteriën doen niets, en weer andere ontplooien hun werking uitsluitend in samenwerking met andere bacteriënfamilies.

Onderzoeken op deze muizen hebben ons veel geleerd. Net zoals wij worden beïnvloed door de grote wereld waarin we leven, worden we ook beïnvloed door de kleine wereld die in ons leeft. Wat het nog spannender maakt, is dat deze er bij iedere mens weer iets anders uitziet.

De ontwikkeling van de darmflora

Een baby in de baarmoeder is over het algemeen nog helemaal kiemvrij. Negen maanden lang raakt niemand hem aan, alleen zijn moeder. Zijn voeding wordt voorverteerd, zijn zuurstof voorgeademd. Op die manier filteren de longen en darm van de moeder alles voordat het bij de baby komt. De baby eet en ademt via haar bloed, dat door haar immuunsysteem kiemvrij wordt gehouden. De baby is omringd door de vruchtblaas en omsloten door een gespierde baarmoeder, die weer door een dikke prop is afgesloten. Hierdoor kan geen parasiet, geen virus, geen bacterie, geen schimmel en al helemaal geen ander mens de baby aanraken. Hij is schoner dan een operatietafel na de desinfectie. Dit is een uitzonderlijke toestand en het kind zal nooit meer zo beschermd en zo alleen zijn.

Als de mens ook buiten de baarmoeder kiemvrij zou zijn, waren we anders gebouwd. Maar nu heeft elk groot levend wezen minstens één ander levend wezen dat hem helpt en als tegenprestatie op hem mag wonen. Daarom hebben we cellen met een oppervlak waaraan bacteriën zich uitstekend kunnen hechten en die zich in de loop van duizenden jaren samen met ons hebben ontwikkeld.

Zodra de beschermende vruchtblaas ergens niet meer dicht is, begint de kolonisatie. Daarvóór bestond de baby nog voor honderd procent uit menselijke cellen, maar daarna is hij in celmatig opzicht nog maar voor tien procent mens en voor negentig procent microbe. Alleen doordat de menselijke cellen veel groter zijn dan de nieuwe kolonisten is dat niet te zien. Voordat een baby zijn moeder voor het eerst aankijkt, hebben de bewoners van zijn lichaamsholtes zijn ogen al ge-

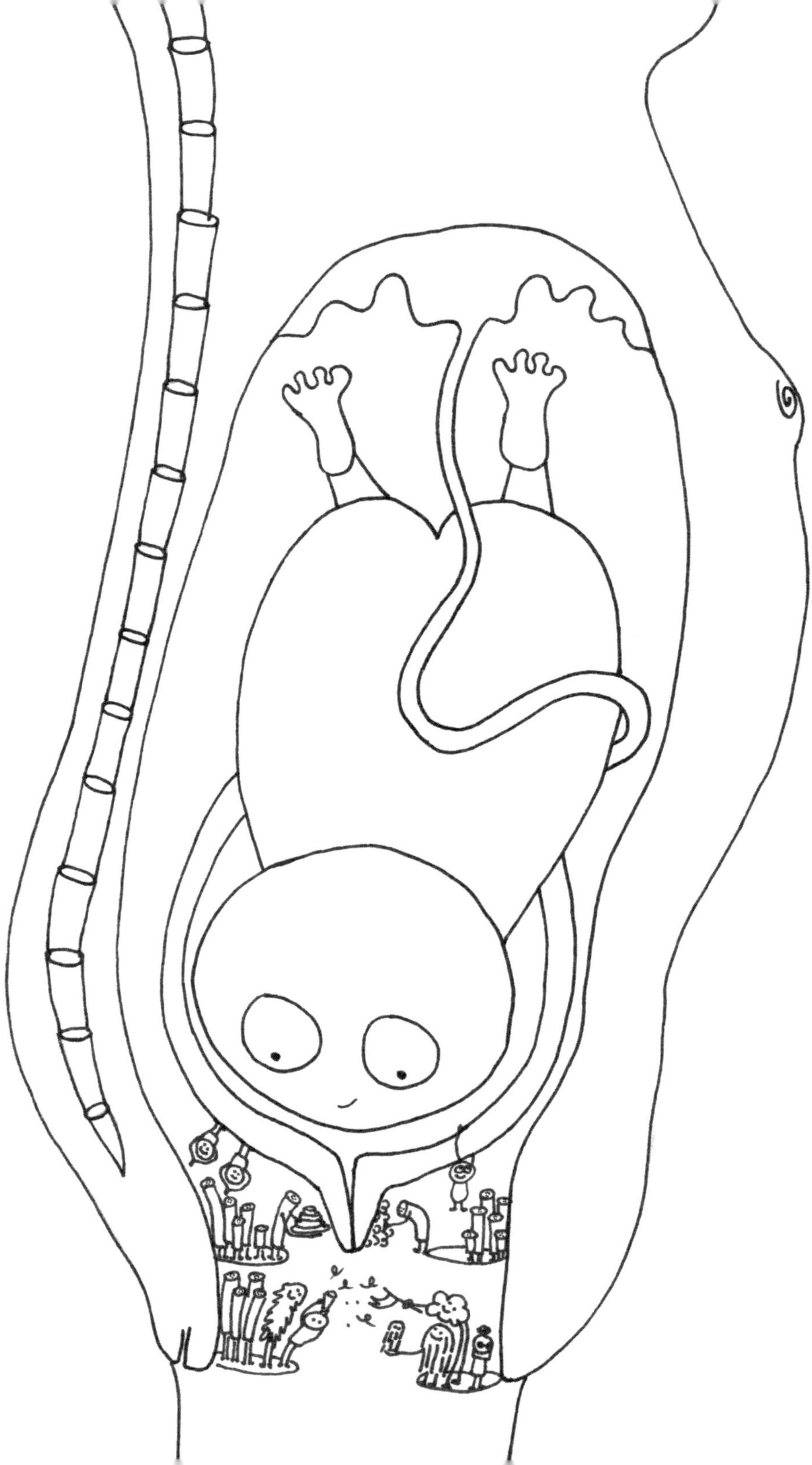

zien. Daarna leren ze de beschermende vaginaflora kennen, een volk dat er als een leger voor zorgt dat dit uiterst belangrijke gebied wordt verdedigd, bijvoorbeeld door cellen te produceren die andere bacterien vernietigen en op die manier de weg naar de baarmoeder volkomen schoonhouden.

Hoewel de neusgatflora nog ongeveer negenhonderd verschillende bacteriesoorten heeft, wordt in het geboortekanaal een strenge selectie doorgevoerd. Wat overblijft is de nuttige mantel van bacteriën die zich beschermend om het schone lichaam van de baby wikkelt. De helft van deze bacteriën bestaat uit slechts één soort, lactobacillen, die vooral melkzuur vormen. Logisch dat hier alleen dat kan leven wat door de schone veiligheidscontrole komt.

Als alles goed gaat, hoeft de baby tijdens de geboorte alleen nog te beslissen naar welke kant hij zijn hoofd draait. Hij heeft twee aantrekkelijke keuzemogelijkheden: met zijn gezicht naar zijn moeders billen of andersom. Daarna volgt allerlei huidcontact, tot hij – meestal door een vreemde met plastic handschoenen aan – wordt aangeraakt en ergens in wordt gewikkeld.

Nu zitten de grondleggers van zijn eerste microbiële kolonisatie in en op de baby: voornamelijk moederlijke vagina- en darmflora, bovendien huidkiemen en verder misschien nog alles wat het ziekenhuis zelf op het repertoire heeft staan. Als begin is dat een prachtige mix. Het zuurleger beschermt tegen slechte indringers, andere beginnen al met het trainen van het immuunsysteem, en de eerste onverteerbare bestanddelen van de moedermelk worden door helpende kiemen voor de baby ontbonden.

Veel van deze bacteriën hebben hoogstens twintig minuten nodig om de volgende generatie te stichten. Waar mensen twintig jaar of meer voor nodig hebben, gebeurt hier in een fractie van die tijd – een fractie die al even klein is als de bewoners zelf. Op het moment dat de eerste darmbacterie zijn achterachterachterkleinzoon voor zich langs ziet zwemmen, ligt de baby nog maar net twee uur in de armen van zijn ouders.

Ondanks deze snelle bevolkingsontwikkeling zal het toch nog ongeveer drie jaar duren voordat in de darmomgeving een goede flora tot ontwikkeling is gekomen. Tot die tijd spelen zich in de buik van het kind dramatische machtswisselingen en grote bacterieveldslagen af. Enkele volken die het op de een of andere manier in zijn mond krijgt, breiden zich snel uit tot in zijn buik om al even snel weer te verdwijnen. Andere zullen zijn hele leven bij hem blijven. Wie zich vestigt, hangt voor een deel van hem af: het ene moment sabbelt het aan zijn moeder, het volgende moment knabbelt het aan een stoelpoot en tussendoor geeft het lieve, vochtige kusjes aan een autoband of de hond van de buren. Alles wat het op deze manier in zijn mond krijgt, zou korte tijd later een imperium in zijn darmwereld kunnen opbouwen. Of dat gebeurt, is niet zeker. Ook niet of het goede of slechte bedoelingen heeft. De mens verzamelt zijn lot dus eigenlijk met zijn mond, en aan zijn poep is te zien wat er dan van achteren weer uit komt. Het is een spel met veel onbekende factoren.

Een paar dingen helpen ons hierbij, vooral onze moeder. Hoeveel vochtige kusjes de autoband ook krijgt, iedereen die vaak aan zijn moeder mag sabbelen, wordt goed beschermd door haar micro-organismen. Ook door het zogen bevordert de moeder bepaalde darmflorakiemen, zoals de van moedermelk houdende Bifidobacteriën. Deze bacteriën helpen, doordat ze zich al vroeg vestigen, eraan mee bepaalde lichaamsfuncties te vormen, zoals het immuunsysteem en de stofwisseling. Een kind dat in zijn eerste levensjaar te weinig Bifidobacteriën in de darm heeft, heeft later een grotere kans te dik te worden dan wanneer het daar veel van bezit.

Er zijn heel veel verschillende soorten bacteriën, goede en slechte. Als een kind borstvoeding krijgt, zal het evenwicht naar de goede kant verschuiven, waardoor bijvoorbeeld de kans op glutenintolerantie wordt verkleind. De eerste darmbacteriën van een baby bereiden de darm voor op zijn 'meer volwassen' bacteriën, doordat ze zuurstof en elektronen uit de darm halen. Zodra er geen zuurstof meer in de lucht zit, kunnen zich daar meer kenmerkende micro-organismen vestigen.

Moedermelk kan zoveel, dat een moeder die relatief goed eet zich niet druk hoeft te maken of haar kind wel gezonde voeding krijgt. Als je de voedingsstoffen in moedermelk vergelijkt met de behoefte van een baby, zit het er allemaal in. En alsof het gehalte aan voedingsstoffen nog niet genoeg is, heeft deze melk als extra eigenschap nog dat het de baby voorziet van een deel van het immuunsysteem van zijn moeder. In de moedermelk zitten antilichamen die te schadelijke bacteriën (bijvoorbeeld wanneer een huisdier de baby aflikt) kunnen vernietigen.

Zodra de baby van de borst is, ontstaat een revolutie in de bacteriewereld van de baby, want dan verandert de samenstelling van zijn voeding volkomen. De natuur is gelukkig zo slim geweest om ervoor te zorgen dat de kiemen die als eerste aanwezig zijn en die van moedermelk houden, al voorzien zijn van genen voor eenvoudige koolhydraten als rijst. Maar als je de zuigeling meteen ingewikkelde plantaardige dingen geeft, zoals bonen, dan kan de darmflora van de baby dat niet alleen af en moeten nieuwe soorten meehelpen met de vertering. Deze bacterien kunnen, afhankelijk van de voeding, nieuwe eigenschappen krijgen of bepaalde eigenschappen kwijtraken. Afrikaanse kinderen bezitten bacteriën die allerlei 'gereedschappen' maken om ook de meest vezelrijke voeding te kunnen afbreken. Micro-organismen van Europese kinderen zien liever af van dit harde werk, en dat kunnen ze probleemloos doen doordat ze vooral gepureerd eten en een beetje vlees krijgen.

Bacteriën kunnen niet alleen op verzoek bepaalde gereedschappen maken, maar vaak lenen ze die ook. In de (darm)bevolking van Japanse kinderen zijn darmbacteriën vervangen door zeebacteriën. Zij hebben van hun zeecollega's een gen geleend dat hen helpt met het afbreken van zeealgen die bijvoorbeeld om sushi worden gewikkeld. Hoe onze darmbevolking is samengesteld, hangt voor een groot deel af van welke gereedschappen nodig zijn voor de afbraak van ons voedsel.

Nuttige darmbacteriën kunnen we generaties lang doorgeven. Als je als Europeaan, na een 'All you can eat'-sushibuffet, last van verstopping hebt gehad, zul je begrijpen dat het prettig zou zijn als je voorouders Japanse algenverwerkingsbacteriën hadden bezeten. Helaas is het niet zo eenvoudig om jezelf en je kinderen te voorzien van een paar sushiverterende bacteriën, want bacteriën moeten graag daar willen wonen waar ze moeten werken.

Als een micro-organisme heel goed bij onze darm past, betekent dit het volgende: het houdt van de architectuur van de darmcellen, kan goed uit de voeten met het klimaat en het vindt het eten lekker. Deze drie factoren zijn bij ieder mens anders, want onze genen leveren een bijdrage aan het ontwerp van ons lichaam. Toch zijn ze niet de belangrijkste architecten als het gaat om de opstelling van de micro-organismen. Eeneiige tweelingen hebben weliswaar dezelfde genen, maar geen identieke bacteriënsamenstelling. De verschillen in die samenstelling zijn even groot als die tussen 'gewone' zussen en broers. Onze manier van leven en toevallige kennissen, ziekten of hobby's bepalen mede hoe de kleine wereld in de buik eruitziet.

In het derde levensjaar bereikt de darmflora van het kind een relatief rijpe fase. Dan stopt het van alles in zijn mond, en bepaalde dingen kan het goed gebruiken, omdat ze bij hem passen. Uiteindelijk groeien een paar honderd verschillende bacteriesoorten uit tot honderden soorten darmbewoners. Een dierentuin zou blij zijn met het grote aanbod dat een mens in deze fase van zijn leven even in de aanbieding heeft.

Inmiddels is algemeen bekend dat de eerste buikbewoners belangrijke basisbouwstenen leggen voor de toekomst van ons lichaam. Uit onderzoeken is gebleken hoe belangrijk onze eerste bacteriënverzamelende levensweken voor het immuunsysteem zijn. Al drie weken na de geboorte is aan de hand van de stofwisselingsproducten te voorspellen of we een verhoogde kans hebben op allergieën, astma of neurodermitis.

Hoe is het mogelijk dat we al zo vroeg bacteriën verzamelen die eerder slecht dan goed voor ons zijn? Ruim een derde van alle kinderen in de westerse industrielanden wordt netjes via een keizersnee ter wereld gebracht. Geen moeizaam gepers door het geboortekanaal, geen vervelende bijverschijnselen zoals een bilnaadruptuur of nageboorte – eigenlijk klinkt dat heerlijk! Maar een keizersneekind komt in het begin van zijn leven voornamelijk in contact met de huid van andere mensen. Daardoor moet het zijn darmflora op een andere manier bij elkaar zien te jatten, want die bestaat niet per se uit de specifieke kiemen van zijn moeder. Die kan voor een deel ook afkomstig zijn van de rechterduim van verpleegkundige Susi, een beetje van de medewerker van de bloemenwinkel die zijn vader een boeket in de hand heeft gedrukt, of een beetje van de hond van opa. Opeens kunnen dingen een rol spelen als de motivatie van de onderbetaalde schoonmaakster in het ziekenhuis: heeft ze de telefoon, de tafel en de badkamer liefdevol of lusteloos afgeveegd?

Onze huidflora volgt niet even strenge regels als de bewoners van het geboortekanaal en is veel beter bestand tegen de buitenwereld. Wat zich daar heeft verzameld, kan ook al heel snel in de babydarm zitten. Ziekteverwekkers, maar ook minder opvallende helpers die het jonge immuunsysteem met vreemde methoden trainen. Bij kinderen die via een keizersnee worden geboren, duurt het maanden of langer tot ze normale darmbacteriën hebben. Driekwart van de pasgeboren baby's die typische ziekenhuiskiemen oplopen, zijn keizersneebaby's. Ze hebben bovendien een verhoogde kans op het ontwikkelen van allergieën of astma. Volgens een Amerikaans onderzoek kan het innemen van bepaalde lactobacillen het risico op allergie bij deze kinderen verminderen. Dit geldt niet voor baby's na een vaginale bevalling, want zij zijn bij wijze van spreken al tijdens hun geboorte in het probioticatoverbad gevallen.

Vanaf het zevende levensjaar is er bijna geen verschil meer tussen de darmflora van kinderen die vaginaal en die via de keizersnee zijn geboren. De eerste fasen waarin het immuunsysteem en de stofwisseling worden beïnvloed, zijn dan allang voorbij. Een keizersneegeboorte is niet de enige mogelijke oorzaak voor een slechte beginsamenstelling in de darm; dat geldt ook voor slechte voeding, onnodig gebruik van antibiotica, te veel hygiëne en te veel contact met slechte kiemen. Maar hier hoeft niemand zich echt druk over te maken, want de mens is zo'n groot levend wezen dat wij niet alles op micro-organismeniveau in de hand kunnen hebben.

De darmbewoners van een volwassene

Als het om microbiota gaat, ben je op je derde eigenlijk al volwassen. Volwassen zijn betekent in de darm: weten hoe je werkt en wat je prettig vindt. Vanaf dat moment gaan bepaalde darmmicro-organismen op een lange reis, en de route wordt bepaald door wat we eten en of we gestrest zijn, in de puberteit komen, ziek zijn of oud.

Als je op Facebook foto's van je avondmaaltijd uploadt en je afvraagt waarom je vrienden er geen commentaar op leveren, heb je je waarschijnlijk gewoon tot het verkeerde publiek gericht. Als je op Facebook micro-organismen zou kunnen zien, zouden miljoenen toeschouwers bij het zien van die foto's gaan applaudisseren of rillen van afschuw. Dagelijks wisselende mogelijkheden bieden zich aan: een praktische melkverteerder in je boterham met kaas of een hoopje salmonella in die lekkere tiramisu. Regelmatig veranderen wij onze darmflora en regelmatig verandert onze darmflora ons. Wij zijn 'hun weer en hun seizoen', en zij kunnen voor ons zorgen of ons vergiftigen.

Er is maar weinig bekend over wat de bacteriën in de buik allemaal kunnen doen. Bij bijen is daar beter onderzoek naar gedaan. Bijen met veelzijdige darmbacteriën hebben zich tijdens de evolutie gehandhaafd. Ze hebben zich alleen maar kunnen afscheiden van hun vleesetende voorouder de wesp omdat ze nieuwe soorten darmmicro-organismen hebben verzameld die energie uit plantaardige pollen haalde en dus zijn deze dieren vegetariër. Als er weinig voedsel voorhanden is, zorgen goede bacteriën voor zekerheid, zodat een bij in noodsituaties ook vreemde nectar uit verafgelegen gebieden kan verteren. 'Eenzijdige' gebruikers kunnen dat niet. In een crisissituatie blijkt dan wie een goed leger micro-organismen bezit. Bijen met een goede darmflora zijn beter in staat allerlei parasietenplagen te trotseren. Darmbacteriën zijn in dat geval een heel belangrijke factor als het om overleven gaat.

Helaas kunnen we deze uitkomsten niet zomaar naar mensen vertalen, want mensen zijn gewervelde dieren en hebben Facebook. Bij mensen moet het onderzoek dus helemaal opnieuw worden gedaan. Wetenschappers die zich bezighouden met onze darmbacteriën moeten een nog bijna onbekende nieuwe wereld onderzoeken en die relateren aan de grote wereld buiten ons lichaam. Zij willen weten wie er allemaal in onze darm wonen.

Dus nog een keer, en nu preciezer geformuleerd: Wie zijn dat?

De mens probeert overal orde aan te brengen. Dat geldt net zo goed voor een bureau als voor onze aarde. Eerst wordt alles in twee grote laden gestopt: levende wezens in de ene la, niet-levende dingen in de andere la. Daarna wordt alles verder onderverdeeld. Alles wat leeft, wordt verdeeld over drie categorieën: *Eukaryoten*, *Archaea* en *Bacteria*. Vertegenwoordigers van alle drie de groepen zijn ook in de darm te vinden. Ik beloof niet te veel als ik zeg: al deze drie soorten hebben een zekere unieke charme.

Eukaryoten bestaan uit de grootste en meest complexe cellen. Ze kunnen meercellig zijn en behoorlijk groot worden. Walvissen zijn Eukaryoten. Mensen zijn Eukaryoten. Mieren trouwens ook, hoewel ze al veel kleiner zijn. De moderne biologie verdeelt Eukaryoten in zes supergroepen: als een amoebe kruipende wezens, wezens met 'schijnvoetjes' (dus zonder echte voeten), plantachtige eencelligen met een mondholte, algachtigen en *Opisthokonta*.

Als je de term Opisthokonta (Grieks voor uitsteeksel) niet kent: dit zijn alle dieren, inclusief mensen, maar ook schimmels. Als je dus een mier ziet, kun je biologisch correct naar je Opisthokonta-collega zwaaien. De meest voorkomende Eukaryoten in de darm zijn gisten, die trouwens ook bij de Opisthokonta horen. Die kennen we bijvoorbeeld uit het gistdeeg, maar er zijn nog veel meer soorten gisten.

Archaea zijn een soort tussending: het zijn geen echte Eukaryoten, maar ook geen bacteriën. Hun cellen zijn klein en complex. Om hun vrij slechte imago een beetje op te poetsen, zou je kunnen zeggen dat Archaea heel cool zijn, omdat ze van extreme dingen houden. Er zijn *Hyperthermophile*, die zich heerlijk voelen bij een temperatuur van meer dan 100 graden en zich vaak bij vulkanen ophouden, *Acidophile*, die in sterk geconcentreerde zuren leven, en *Barophile*, die van hoge druk op hun celwanden houden, zoals op de zeebodem. En *Halophile*, die het liefst in water met een hoog zoutgehalte leven en de Dode Zee een heerlijke woonplaats vinden. De weinige Archaea die in een relatief weinig extreem laboratorium leven, zijn meestal de Archaea die van kou houden en gek zijn op een vrieskast waar het -80 graden Celsius is. In onze darm komt vaak een Archaea-soort voor die leeft van het afval van andere darmbacteriën en licht kan geven.

En daarmee zijn we weer terug bij het hoofdonderwerp. Meer dan negentig procent van alle wezens in de darm zijn bacteriën. Bacteriën worden onderverdeeld in meer dan twintig stammen. Deze groepen hebben vaak evenveel met elkaar gemeen als een mens en een eencellige met een mondholte: weinig dus. De meeste bewoners van de darm komen grotendeels uit vijf stammen: voornamelijk *Bacteroides* en *Firmicutes*, maar ook *Actinobacteria*, *Proteobacteria* en *Verrucomicrobia*. Binnen deze stammen worden verschillende onderverdelingen gemaakt, tot je ergens voor een bepaalde bacteriefamilie staat. Binnen deze familie lijkt iedereen erg op elkaar: ze eten dezelfde dingen, zien er ongeveer gelijk uit en hebben dezelfde vrienden en vaardigheden. Deze familieleden hebben indrukwekkende namen, zoals *bacteroides uniformis*, *lactobacillus acidophilus* en *helicobacter pylori*. Het rijk der bacteriën is ontzettend groot.

Als wetenschappers bij mensen op zoek gaan naar één bepaalde bacterie, ontdekken ze steeds weer nieuwe, volkomen onbekende soorten, of bekende soorten op onverwachte plaatsen. Enkele onderzoekers uit de VS deden in 2011 voor de lol onderzoek naar de navelflora. In de navel

Afb.: Een grove uitsnede van de drie belangrijkste bacteriestammen en hun ondergroepen. Lactobacilli horen bijvoorbeeld bij de Firmicute.

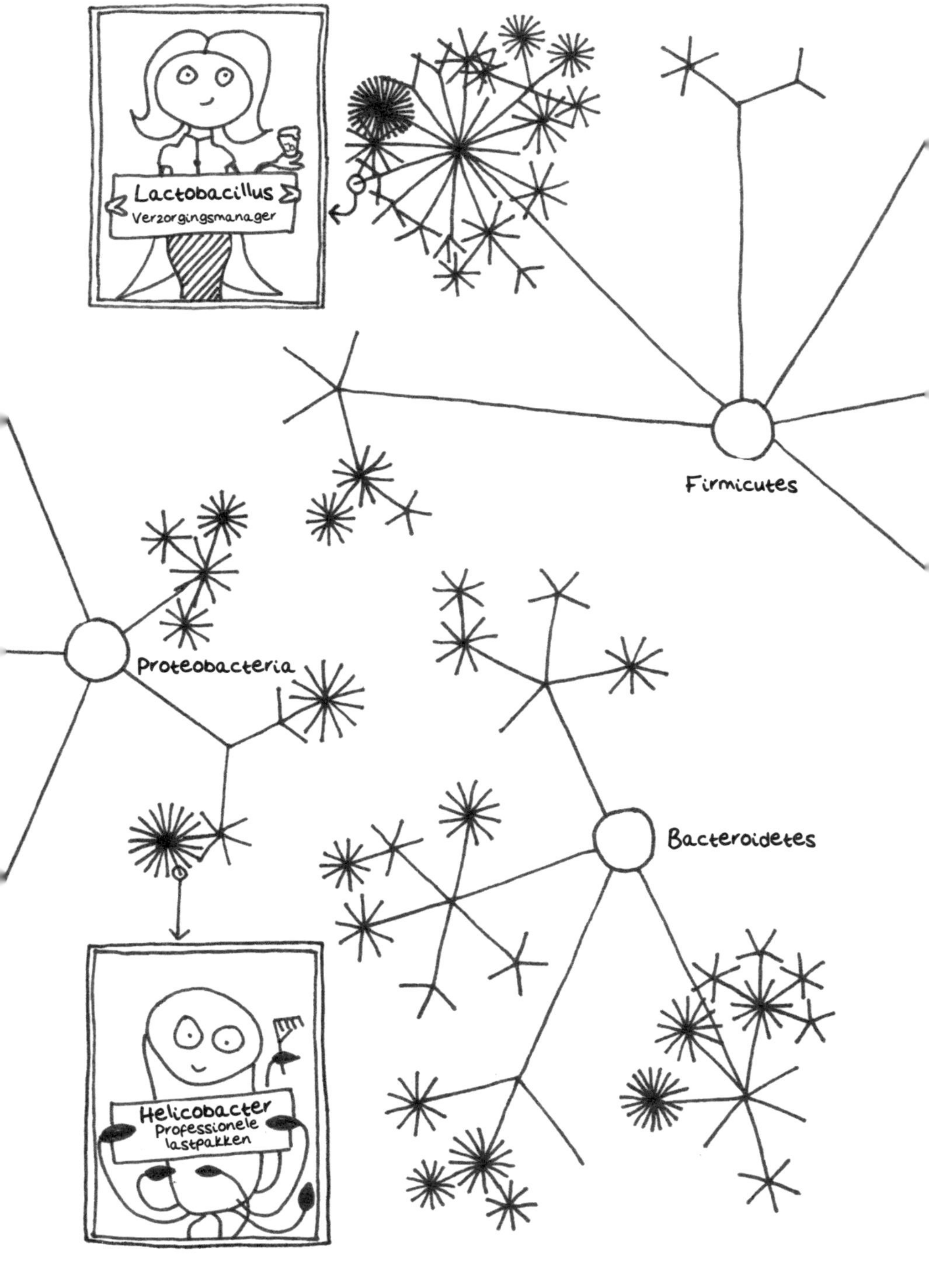

Lactobacillus
Verzorgingsmanager
Firmicutes
Proteobacteria
Bacteroidetes
Helicobacter
Professionele
lastpakken

van een proefpersoon vonden ze bacteriën die tot dan toe alleen bekend waren uit de zee voor Japan, terwijl deze persoon zelfs nog nooit in Azië was geweest. Er is niet alleen sprake van globalisering als tante Emma naar McDonald's gaat, maar die dringt dus zelfs al door tot in onze navel. Elke dag weer vliegen miljarden buitenlandse micro-organismen, zonder een cent te betalen, de wereld rond.

Ieder mens heeft zijn eigen bacteriëncollectie, dus een onderzoeker zou zelfs een bacteriële vingerafdruk van iemand kunnen nemen. Als hij daarna een hond afveegt en zijn bacteriëngenen analyseert, kan deze onderzoeker vrijwel zeker diens baasje vinden. Datzelfde geldt voor het toetsenbord van onze computer, want alles wat we vaak aanraken, draagt ons micro-organismehandschrift. Iedereen heeft bepaalde bijzondere stukken in zijn collectie die bijna niemand anders heeft.

Zo uniek ziet het er ook in onze darm uit! Dus hoe zouden artsen moeten weten wat goed of slecht is? Voor een onderzoeker vormt een dergelijke unieke omgeving een probleem, want als hij zich afvraagt welke invloed darmbacteriën op de gezondheid hebben, wil hij bijvoorbeeld niet horen dat meneer De Vries unieke Aziatische darmbacteriën heeft en dan ook nog eens heel veel verschillende soorten. Want hij wil patronen zien en van daaruit informatie kunnen afleiden.

Als wetenschappers meer dan duizend verschillende bacteriënfamilies uit darmen bekijken, zullen zij zich dus afvragen: Is het voldoende om grofweg stammen te definiëren of moeten we elke uniforme *Bacteroides*-bacterie apart bekijken? E. coli en zijn nare tweeling EHEC-bacterie horen bijvoorbeeld bij dezelfde familie; de verschillen zijn ontzettend klein, maar wel duidelijk: E. coli is een onschuldige darmbewoner, terwijl EHEC ernstige bloedingen en hevige diarree veroorzaakt. Het heeft altijd zin om stammen of families te onderzoeken als je wilt weten welke schade bepaalde bacteriën kunnen veroorzaken.

De genen van onze bacteriën

Genen zijn mogelijkheden. Genen zijn informatie. Genen kunnen iets opdringen of een vaardigheid aanbieden. Maar genen zijn vooral plannen – ze kunnen niets zolang ze niet worden gelezen en gebruikt. Veel van deze plannen kun je niet negeren: zij beslissen of je een mens of een bacterie bent. Andere plannen kun je lang voor je uit schuiven (zoals ouderdomsvlekken) en weer andere plannen heb je misschien wel, maar zullen nooit werkelijkheid worden (zoals grotere borsten). Voor de een is dat fijn, voor de ander jammer.

Al onze darmbacteriën samen hebben honderdvijftig keer zoveel genen als een mens. Deze gigantische genenverzameling heet microbioom. Als je honderdvijftig verschillende levende wezens kon uitzoeken van wie je de genetische bouwplannen graag wilt hebben, welke zou je dan uitkiezen? Misschien de kracht van een leeuw, de vleugels van een vogel, het gehoor van een vleermuis of de praktische behuizing van een slak.

Er zijn niet alleen zichtbare redenen waarom het praktischer is bacteriëngenen te verwerven. Ze laten zich gemakkelijk opnemen via de mond, ontplooien hun vaardigheden in de darm en passen zich dan ook nog eens aan ons leven aan. Niemand heeft constant helpers nodig bij de vertering van moedermelk (die trouwens, nadat de baby van de borst is, langzaam verdwijnen). Het is nog niet mogelijk om alle darmbacteriëngenen tegelijk te bekijken, maar je kunt wel heel gericht op zoek gaan naar een bepaald gen, als je het kent. We kunnen aantonen dat een baby meer actieve genen bezit om moedermelk te verteren dan een volwassene. In de darm van te dikke mensen zitten vaak meer bacteriëngenen voor de afbraak van koolhydraten, bij ouderen minder bacteriëngenen tegen stress. In Tokio kunnen ze zeealgen verwerken, maar in Utrecht waarschijnlijk niet. Onze darmbacteriën laten duidelijk zien wie we zijn: jong, dik of Aziatisch.

De genen van onze darmbacteriën laten ook zien wat we goed kunnen verdragen en wat niet. De pijnstiller paracetamol is voor sommige mensen giftiger dan voor anderen: bepaalde darmbacteriën maken een stof aan die de lever beïnvloedt bij het ontgiften van de pijnstiller. Of je, als je hoofdpijn hebt, probleemloos een pijnstiller kunt innemen, wordt dus onder andere in de buik bepaald.

Dezelfde voorzichtigheid is geboden bij algemene voedingsadviezen. De beschermende werking van soja bij prostaatkanker, vaatziekten of gewrichtsproblemen is inmiddels bewezen. Meer dan vijftig procent van de Aziaten heeft daar baat bij, maar bij de westerse bevolking is dat maar vijfentwintig tot dertig procent. Dat komt niet door de genetische verschillen, maar door bepaalde bacteriën: die komen vaker voor in Aziatische darmen en halen de gezondste substanties uit tofoe en dergelijke producten.

Wetenschappers vinden het geweldig als ze bepaalde bacteriëngenen ontdekken die verantwoordelijk zijn voor deze beschermende werking. De vraag hoe darmbacteriën onze gezondheid beïnvloeden, hebben ze in dat ene geval al beantwoord. Maar wij willen meer, wij willen het grote geheel begrijpen. Als we tegelijk naar alle tot nu toe bekende bacteriëngenen zouden kijken, worden enkele genengroepen voor de verwerking van pijnstillers of sojaproducten naar de achtergrond gedrongen. Uiteindelijk overheersen de overeenkomsten: elk microbioom bevat veel genen voor de afbraak van koolhydraten en proteïnen, en voor de aanmaak van vitamines.

Een bacterie heeft over het algemeen een paar duizend genen; per darm betekent dit tot wel honderd miljoen bacteriën. Een eerste evaluatie van onze bacteriële genenverzameling is niet te vangen in een staaf- of cirkeldiagram; de eerste diagrammen van de microbioomonderzoekers zien eruit als moderne kunst.

De wetenschap heeft een probleem met het microbioom dat ook de Google-generatie heeft: je stelt een vraag en krijgt antwoord van zes miljoen bronnen. Dan zeg je niet gewoon: 'Nu graag iedereen apart.' Dan moet je slimme groepen vormen, een grove schifting maken en belangrijke patronen kunnen zien. Een eerste stap in deze richting was de ontdekking van drie enterotypen, in 2011.

Onderzoekers uit de Duitse stad Heidelberg deden toen met de nieuwste technieken onderzoek naar het bacteriënlandschap. Ze verwachtten het gebruikelijke beeld: chaotische groepen van alle mogelijke bacteriën en een grote groep onbekende soorten. Maar de uitkomst was verrassend: ondanks de enorme hoeveelheid was er een ordening. Eén op de drie bacteriënfamilies vormde steeds de meerderheid in het rijk van de bacteriën, waardoor de enorme warboel van meer dan duizend families opeens veel opgeruimder leek.

De drie darmtypen

Welk darmtype iemand heeft, is afhankelijk van welke bacteriënfamilie het grootste deel van de bevolking uitmaakt. Er is keuze uit families met de fraaie namen *bacteroides*, *prevotella* en *ruminococcus*. Onderzoekers vonden deze zogenoemde enterotypen bij Aziaten, Amerikanen en Europeanen, en het maakte niet uit of iemand oud of jong, man of vrouw was. Door de indeling in darmtypen is het in de toekomst misschien mogelijk heel veel eigenschappen te onderkennen, zoals de verwerking van soja, sterke zenuwen of de kans bepaalde ziekten te krijgen.

Vertegenwoordigers van de traditionele Chinese geneeskunst waren op bezoek in Heidelberg en zagen een mogelijkheid om hun oude leer te combineren met de moderne geneeskunst. In de klassieke Chinese geneeskunst wordt de mens al heel lang in drie groepen ingedeeld, afhankelijk van de manier waarop iemand reageert op bepaalde geneeskundige planten zoals gember. De bacteriënfamilies van ons lichaam hebben verschillende eigenschappen: ze slaan bijvoorbeeld op verschillende manieren voeding op, produceren diverse stoffen of zuiveren bepaalde giften. Bovendien kunnen ze de darmflora beïnvloeden doordat ze telkens andere bacteriën opeisen of krijgen.

Bacteroides

Bacteroides zijn de bekendste darmfamilie en vormen vaak het grootste deel. Zij zijn meester in het afbreken van koolhydraten en bezitten een enorm grote verzameling genetische bouwplannen waarmee ze, als daar behoefte aan is, elk afbraakenzym kunnen produceren. Het maakt niet uit of we een biefstuk of een grote salade eten, of dronken op een stuk boomschors kauwen – altijd controleren de bacteroides meteen welke enzymen ze nodig hebben. Ze zijn dus, ongeacht wat er aankomt, in staat daar energie uit te maken.

Doordat ze in staat zijn overal het maximale uit te halen en aan ons door te geven, ontstond het vermoeden dat zij ons gemakkelijker dik maken dan andere. Bacteroides schijnen ook dol te zijn op vlees en vetzuren. Ze komen dan ook vaker voor in de darm van mensen die graag veel worst en andere vleesproducten eten. Maken ze alleen dik, of ontstaan ze pas als iemand dik is? Deze vraag is nog niet beantwoord. Als je bacteroides in je lichaam hebt, heb je waarschijnlijk ook een zwak voor hun collega's, de *Parabacteroides*. Ook zij zijn er heel goed in om zo veel mogelijk calorieën aan ons door te geven.

Dit enterotype (darmtype) valt onder andere op doordat het bijzonder veel biotine kan produceren. Andere aanduidingen voor biotine zijn vitamine B7 en vitamine H. In de jaren dertig werd het vitamine H genoemd, omdat het een huidziekte kan genezen die ontstaat door de consumptie van veel rauw eiwit. Vitamine H neutraliseert een gift dat in rauwe eieren zit: avidine. Deze huidziekte ontstaat alleen bij iemand die te weinig vitamine H heeft en dat gebeurt als het lichaam het druk heeft met het neutraliseren van de avidine. Veel rauw eiwit nuttigen veroorzaakt dus een tekort aan vitamine H, wat weer tot een huidziekte kan leiden.

Ik weet niet wie indertijd zoveel rauwe eieren had gegeten dat men het verband daarmee heeft kunnen aantonen, maar wie later zoveel avidine kon eten dat er een tekort aan vitamine H ontstond, is wel bekend: varkens die zo dom waren op een akker met genetisch gemanipuleerde mais verzeild te raken. Om de mais minder gevoelig voor schadelijke insecten te maken, heeft men de mais voorzien van genen waarmee die avidine kan aanmaken. Zodra de schadelijke insecten of de domme varkens de mais verteren, vergiftigen ze zichzelf daarmee, maar zodra deze mais wordt gekookt, is de avidine even goed te verteren als een gekookt ei bij het ontbijt.

Dat onze darmmicro-organismen een beetje vitamine H kunnen aanmaken, is ook bekend doordat veel mensen er meer van uitscheiden dan ze hebben binnengekregen. Doordat geen enkele menselijke cel hem kan produceren, blijven alleen onze bacteriën over als stiekeme fabrikanten. We hebben het niet nodig voor een 'mooie huid, glanzend haar of stevige nagels', zoals vaak op de bijsluiter van allerlei pillen staat. Biotine is betrokken bij belangrijke stofwisselingsprocessen, omdat we daarmee koolhydraten en vetten voor ons lichaam aanmaken en proteïne afbreken.

Een tekort aan biotine kan behalve problemen met huid, haren en nagels bijvoorbeeld ook depressieve stemmingen, slaperigheid, gevoeligheid voor infecties, zenuwstoringen en een verhoogde cholesterolwaarde veroorzaken. Maar let op: de lijst van symptomen bij een vitaminetekort is bij elke vitamine indrukwekkend, zodat iedereen zich altijd aangesproken kan voelen. Het is belangrijk te weten dat je ook best een keer verkouden kunt zijn of een beetje lui zonder dat er meteen sprake is van een tekort aan biotine. En je hebt natuurlijk eerder last van een verhoogde cholesterolwaarde na het eten van een grote hoeveelheid spek dan na een enigszins glibberige maaltijd met avidine.

Maar als je tot de risicogroepen hoort, moet je wel aan een tekort aan biotine denken. Dat is ook het geval als je langere tijd antibiotica inneemt, te veel alcohol drinkt, of een stuk van je dunne darm is verwijderd, je op dialyse bent aangewezen of bepaalde medicijnen moet gebruiken. Dan heb je meer biotine nodig dan je met je eten kunt opnemen. Een 'gezonde' risicogroep zijn zwangere vrouwen, doordat een baby heel veel biotine verbruikt, net zoals een oude koelkast stroom vreet.

Er is nog nooit precies onderzocht in welke mate onze darmbacteriën biotine aan ons afgeven. We weten wel dat ze het produceren en dat bacterievijandige substanties, zoals antibiotica, tot een tekort kunnen leiden. Of iemand met het enterotype prevotella eerder een biotinetekort krijgt dan iemand die bacteroides heeft, zou een interessant onderzoeksproject kunnen zijn. Maar omdat we pas sinds 2011 iets af weten van enterotypen, zijn er zeker nog een paar vragen die eerst beantwoord moeten worden.

Bacteroides zijn niet alleen zo succesvol doordat ze een goede 'output' hebben, maar ook doordat ze goed met andere soorten samenwerken. Er zijn soorten die alleen in de darm zitten omdat ze het afval van bacteroides opruimen. Bacteroides kunnen beter werken in een opgeruimde omgeving, en de afvalopruimers hebben een zekere inkomstenbron. Een stukje verderop komen de composteerders; zij verwerken het afval niet alleen, maar maken er bovendien producten van die de bacteroides weer kunnen gebruiken. Bij bepaalde stofwisselingsprocessen stappen bacteroides echter ook zelf in de voetsporen van de composteerders: als ze bijvoorbeeld een koolstofatoom nodig hebben om iets op te bouwen, halen ze dat gewoon uit de lucht in de darm. Ze vinden altijd wel iets, want onze stofwisseling valt koolstof aan alsof het afval is.

Prevotella

De prevotella-familie is vaak het tegendeel van de bacteroides. Volgens bepaalde onderzoeken komt deze vaker voor bij vegetariërs, maar ook bij mensen die weinig vlees eten én bij mensen die gek zijn op vlees. Wat we eten is dus niet de enige factor die een rol speelt bij de 'vestiging' in de darm. Daarover straks meer.

Ook de prevotella hebben bacteriële collega's met wie ze heel graag samenwerken, de *Desulfovibrionales*. Deze hebben vaak lange propellerdraden waarmee ze zich kunnen verplaatsen en ze zijn er, net als prevotella, goed in in ons slijmvlies op zoek te gaan naar bruikbare proteïnen. Deze proteïne kunnen ze dan eten of ze kunnen er iets anders van maken. Tijdens het werk van de prevotella gaan zwavelverbindingen in de aanval (die geur ken je wel van gekookte eieren), maar gelukkig hangen er ook desulfovibrionales rond. Immers, als deze niet alles zouden oppikken wat aanvalt, zouden ze al snel in hun eigen zwavelmoeras staan. Dit gas is trouwens niet ongezond, maar onze neus houdt er voor de zekerheid niet van omdat het, zodra de concentratie duizend keer zo hoog is, wel gevaarlijk wordt...

De kenmerkende vitamine van dit enterotype is ook zwavelhoudend en heeft ook een interessante geur: thiamine. Thiamine of vitamine B1 is een van de bekendste en belangrijkste vitamines. Onze hersenen hebben deze vitamine niet alleen nodig om de zenuwen goed te voeden, maar ook om ze vanbuiten van een elektrisch-isolerend laagje te voorzien. Een thiaminetekort is daarom een van de mogelijke oorzaken van trillende spieren en vergeetachtigheid.

Mensen die een groot tekort hebben aan vitamine B krijgen de ziekte beriberi. Deze ziekte werd al in de Aziatische wereld van 500 n.Chr. beschreven. De letterlijke betekenis van het woord beriberi is: 'ik kan niet, ik kan niet'; daarmee wordt bedoeld dat de patiënt door de beschadigde zenuwen en het afgenomen spierweefsel niet meer rechtop kan lopen. Inmiddels is bekend dat witte rijst geen vitamine B1 bevat; bij eenzijdige voeding kan een vitamine B1-tekort al binnen enkele weken tot de eerste symptomen leiden.

Iemand met een vitamine B1-tekort heeft niet alleen last van een zenuw- en geheugenstoornis, hij is bovendien snel prikkelbaar en kan vaak last hebben van hoofdpijn of concentratieproblemen. Als dit lang aanhoudt, kan het tot oedeem of hartzwakte leiden. Maar ook hier geldt: er kunnen allerlei andere oorzaken zijn voor deze problemen. Ze zijn pas zorgelijk als ze opvallend vaak of in hevige vorm voorkomen, en worden zelden alleen door vitaminetekort veroorzaakt.

Deficiëntiesymptomen laten wel zien welke werking een bepaalde vitamine over het algemeen heeft. Iemand die niet alleen op witte rijst of alcohol leeft, heeft over het algemeen nergens last van. Doordat onze darmbacteriën ons bij de voeding kunnen helpen, zijn ze dus veel meer dan alleen een hoopje rondhangende zwavelpoepers.

Ruminococcus

Over deze familie lopen de meningen uiteen, in elk geval bij wetenschappers. Wetenschappers die zelf onderzoek hebben gedaan naar de aanwezigheid van de enterotypen konden alleen prevotella en bacteroides vinden, maar geen ruminococcus-groep. Anderen zweren dat deze derde groep wel degelijk bestaat en weer anderen zijn van mening dat er zelfs een vierde en een vijfde groep is uit andere bacteriënfamilies. Zoiets kan de koffiepauze tijdens een congres behoorlijk bederven.

Laten we dit afspreken: het is mogelijk dat deze groep bestaat. Met vermoedelijk als lievelingseten: plantaardige celwand. Eventuele collega's: *Akkermansia*-bacteriën, die slijm afbreken en suiker relatief snel opzuigen. De stof die ruminococcen produceren is hemoglobine, die het lichaam bijvoorbeeld nodig heeft voor de productie van bloed.

Iemand die waarschijnlijk problemen had met de productie van hemoglobine was graaf Dracula. In Roemenië, waar hij vandaan kwam, komt een bepaald genetisch defect voor waarbij men slecht tegen knoflook en zonlicht kan, en rode urine produceert. De rode urine wordt veroorzaakt doordat de bloedproductie niet goed functioneert en nog niet klare tussenproducten uitscheidt. De conclusie was indertijd: iemand die rode urine heeft, heeft bloed gedronken. Tegenwoordig worden mensen met deze ziekte behandeld en worden ze niet meteen als een griezel beschouwd.

Ook als er geen ruminococcus-groep zou bestaan, komen deze bacteriën wel in de darmen voor. Daarom kan het geen kwaad dat we er nu iets meer over weten én over Dracula én de urinevariëteiten. Muizen zonder deze darmbacteriën hebben bijvoorbeeld problemen met de vorming van hemoglobine; dat bacteriën hiervoor belangrijk zijn, is dus geen totale onzin.

Nu hebben we de wereld van de darmmicro-organismen beter leren kennen. Hun genen zijn een gigantische voorraad uitgelezen vaardigheden. Zij helpen ons met de vertering en maken vitamines en andere nuttige stoffen. Nu gaan we ons bezighouden met enterotype-pakketjes en gaan we op zoek naar patronen. Dat doen we om de volgende reden: in onze buik zitten honderd biljoen kleine levende wezens en het is logisch dat we die niet zomaar negeren. Daarna gaan we een stap verder naar de merkbare effecten. We kijken naar de manier waarop deze darmbacteriën zich met onze stofwisseling bemoeien, welke goed voor ons zijn en welke schade veroorzaken.

De rol van de darmflora

We vertellen onze kinderen vaak grote leugens, omdat het mooie verhalen zijn. Zoals over die man met een baard die één keer per jaar alle kinderen cadeautjes geeft en daarvoor met de stoomboot uit Spanje komt. Of over de paashaas, die eieren in de tuin verstopt. Vaak merken we niet eens dat we de waarheid niet vertellen, zoals soms tijdens het voeren van een peuter: 'Een hapje voor mama, een hapje voor papa, een hapje voor oma...' Als ouders hun kind tijdens het voeren wetenschappelijk correct willen toespreken, zouden ze moeten zeggen: 'Een hapje voor jou, een kleiner deel van de volgende hapjes voor je bacteroidesbacteriën, een nog kleiner deel voor je prevotella-bacteriën en dan nog een heel klein deel voor een paar andere micro-organismen die in je buik op eten zitten te wachten.' Ze zouden zelfs de meevoerende microcollega's in de buik van het kind kunnen groeten. Bacteroides & co helpen namelijk ijverig mee als ouders hun jonge kind voeren. Dat geldt dus niet alleen voor een zuigeling, want ook de volwassen mens wordt hapje voor hapje 'teruggevoerd' door zijn darmbacteriën. Darmbacteriën verwerken voedingsmiddelen die we anders niet zouden kunnen afbreken en de overblijfselen delen ze weer met ons.

De vraag of alle darmbacteriën samen onze stofwisseling beïnvloeden en daardoor ook invloed hebben op ons gewicht, wordt al een paar jaar gesteld. Eerst het basisprincipe: als bacteriën met ons meeeten, jatten ze niets van ons. Darmbacteriën zitten zelden in de dunne darm, waar wij zelf ons voedsel afbreken en absorberen. De hoogste bacteriënconcentraties zitten daar waar de vertering al bijna is afgerond en alleen nog het onverteerde voedsel wordt doorgevoerd.

Hoe verder deze massa van de dunne darm naar de darmuitgang komt, hoe meer bacteriën op elke vierkante centimeter darmslijmvlies zitten. Deze verdeling is goed en moet ook zo blijven, en daar zorgt onze darm voor. Als het evenwicht verstoord is, en de bacteriën overmoedig en in te grote aantallen door de dunne darm dwalen, heet dat *bacterial overgrowth* (bacteriële overbevolking). De symptomen en gevolgen van dit nog relatief weinig onderzochte ziektebeeld zijn onder andere: sterke winderigheid, buikpijn, darmontsteking, tekort aan voedingsstoffen en bloedarmoede.

Bij herkauwende koeien bijvoorbeeld werkt dat precies andersom. Deze behoorlijk grote dieren doen het best goed als je nagaat dat ze alleen gras en andere planten eten. Geen enkel ander dier zal ooit flauwe vegetariërmopjes over hen vertellen. Hun geheim? De bacteriën van koeien zitten heel hoog in hun spijsverteringskanaal: koeien proberen hun eten niet eens eerst zelf te verteren, maar laten de complexe plantaardige koolhydraten meteen over aan bacteroides & co, die hier een licht verteerbaar feestmaal van maken. Als de bacteriën zo hoog in het spijsverteringskanaal zitten, is dat om praktische redenen. Bacteriën zijn proteïnerijk, dus voedseltechnisch gezien kleine biefstukjes. Als ze klaar zijn met hun werk in de koeienmagen, glijden ze naar beneden en worden daar verteerd. De koe heeft daardoor een geweldige proteïnebron: zelfgeteelde minuscule micro-organismebiefstukjes. Onze darmbacteriën zitten te ver achter in onze darm om als biefstuk te kunnen dienen en daarom scheiden we ze onverteerd uit.

De micro-organismen van knaagdieren zitten net zo ver achterin als bij ons, maar zij laten de bacterieproteïnen liever niet gaan en eten daarom gewoon hun poep op. Wij doen dat niet en gaan in plaats daarvan naar de supermarkt en kopen vlees of tofoe. Dat moet ook wel, omdat wij de proteïnerijke bacteriën in de dikke darm niet kunnen verwerken. Toch hebben wij ook baat bij hun werk, ook al verteren we ze niet, want bacteriën produceren zulke kleine voedingsstoffen dat we deze door onze darmcellen kunnen opnemen.

Dat kunnen ze trouwens ook al buiten de darm doen. Yoghurt is niets anders dan door bacteriën voorverteerde melk. De melksuiker (lactose) wordt voor het grootste deel afgebroken en omgezet in melkzuur (lactaat) en kleinere suikermoleculen. Daardoor is yoghurt zuurder en zoeter dan melk. Het nieuwgevormde zuur heeft nog een ander effect: hierdoor stolt het melkeiwit, waardoor de melk lobbiger wordt. Daarom heeft yoghurt ook een andere consistentie. Voorverteerde melk (yoghurt) bespaart ons lichaam werk, we hoeven het alleen nog maar verder te verteren. Dan is het echter wel verstandig om de voorvertering over te laten aan deze bacteriën, die bijzonder goede eindproducten produceren. Yoghurtproducenten die niet erg oplettend zijn, gebruiken hiervoor vaak bacteriën die meer 'rechtsdraaiend' melkzuur produceren dan 'linksdraaiend' melkzuur. Linksdraaiend melkzuur is een molecule die een exact spiegelbeeld is van de rechtsdraaiende melkzuurmolecule. Dat is voor de menselijke spijsverteringsenzymen net zoiets als een schaar voor linkshandigen voor iemand die rechtshandig is: erg lastig. Daarom kun je maar beter yoghurt kopen waar op het etiket zoiets staat als: *bevat voornamelijk rechtsdraaiend melkzuur*.

Bacteriën breken het eten af en produceren ondertussen ook nieuwe stoffen. Een wittekool bijvoorbeeld bevat minder vitamines dan de zuurkool die er later van wordt gemaakt; dat komt doordat bacteriën de extra vitamine produceren. In kaas zitten bacteriën en schimmels die verantwoordelijk zijn voor de smaak, de romige substantie en de gaten, en aan producten als salami worden vaak 'startculturen' toegevoegd. Startculturen betekenen eigenlijk: 'We durven het bijna niet hardop te zeggen, maar eigenlijk zorgen de bacteriën (vooral stafylokokken) ervoor dat het zo lekker smaakt.' Bij wijn of wodka genieten we van een stofwisselingseindproduct van gist: alcohol. Het werk van de kleinste levende wezens is in het wijnvat echter nog lang niet af, want wat een wijndrinker ook allemaal proeft, het zit nauwelijks in de wijnfles! Vertraagde smaken zoals de 'afdronk van de wijn' zijn vertraagd doordat bacteriën tijd nodig hebben voor hun werk; zij zitten op het achterste deel van de tong en beginnen daar al met het omzetten van ons eten en drinken. De afdronk is dat wat ze daarbij afgeven.

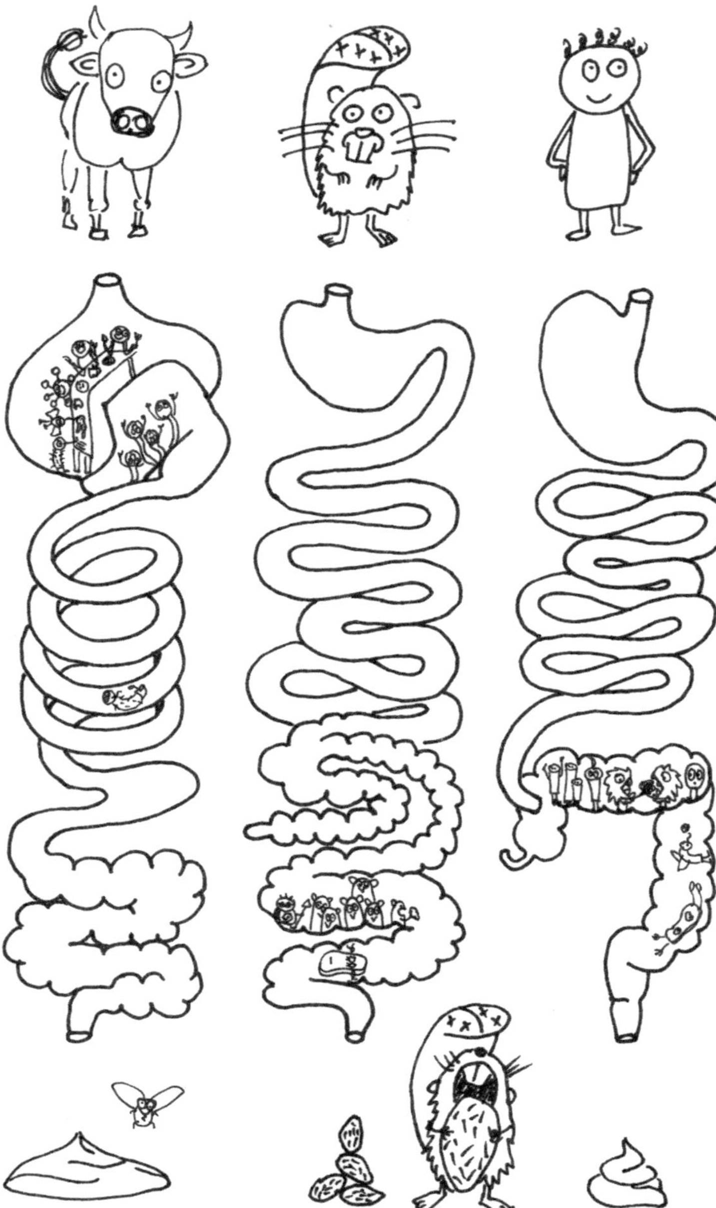

Iedere wijnkenner zal net iets anders proeven, afhankelijk van zijn eigen tongbacteriën. Toch wel aardig dat hij ons iets over zijn bacteriën vertelt, want wie doet dat tegenwoordig nog zo trots?

In onze mond leeft ongeveer een tienduizendste van het aantal bacteriën in onze darm, en toch kunnen we hun werk proeven. Ons spijsverteringskanaal mag wel dankbaar zijn dat de mond zo'n groot volk met allerlei verschillende vaardigheden bezit. Hoewel eenvoudige glucose of vruchtensuiker op zich nog goed verteerbaar is, worden veel darmen slap door lactose (melksuiker). Als je daar last van hebt, heb je lactose-intolerantie. Bij complexe plantaardige koolhydraten zou een darm helemaal gek worden als hij voor elke koolhydraat het geschikte afbraakenzym paraat zou moeten hebben. Onze micro-organismen zijn experts voor deze stoffen, dus wij geven hun deze informatie en de etensresten, en zij houden zich bezig met alles wat te complex voor ons is.

Westerse voeding bestaat voor negentig procent uit de voeding die wij zelf eten en voor tien procent uit dat waarmee onze bacteriën ons elke dag voeden, dus één op de tien lunches is bij wijze van spreken gratis. De voeding van een volwassene is de hoofdtaak voor veel van onze bacteriën en dan is het wel van belang wat we eten en ook welke bacteriën ons voeden. Anders gezegd: als het over je gewicht gaat, moet je niet alleen denken aan vette calorieën, maar ook aan de bacteriënwereld die altijd mee aan tafel zit.

Hoe komt het dat bacteriën je dik kunnen maken? Drie hypotheses

1.

De darmflora bevat te veel dikzakbacteriën. Dikzakbacteriën zijn efficiënte koolhydratenafbrekers. Zodra de dikzakbacteriën de overhand krijgen, hebben we een probleem. Slanke muizen scheiden een bepaalde hoeveelheid onverteerbare calorieën uit, maar hun dikke collega's veel minder. Hun dikzak-darmflora haalt uit hetzelfde eten de allerlaatste flintertjes en voedt de muis daarmee. Vertaald naar de mens kan dit betekenen dat veel mensen vervelende vetkussentjes krijgen, hoewel ze niet meer eten dan anderen. Dat komt dan doordat hun darmflora gewoon meer uit het eten haalt.

Hoe kan dat? Bacteriën kunnen van onverteerbare koolhydraten verschillende vetzuren maken: bacteriën die van groenten houden, produceren vooral vetzuren voor darm en lever, terwijl andere bacterien vetzuren produceren die ook nog de rest van het lichaam voeden. Een banaan kan je dus minder dik maken dan een halve chocoladereep met hetzelfde aantal calorieën, doordat plantaardige koolhydraten eerder de aandacht trekken van vetzuren die een bepaald deel van het lichaam voeden dan die van de vetzuren die het hele lichaam voeden.

Tijdens onderzoeken bij mensen met obesitas heeft men geconstateerd dat in hun darmflora in totaal een kleinere verscheidenheid aanwezig is en dat bepaalde bacteriëngroepen in de meerderheid zijn die vooral koolhydraten verteren. Om echt dik te worden, moeten echter nog een paar andere factoren aanwezig zijn. Bij experimenten met laboratoriummuizen wogen enkele zestig procent meer dan in het begin, en dat lukte niet alleen door meer voeding. Daarom voegde men nog een andere indicator voor sterk overgewicht toe: ontsteking.

2.

Bij problemen met de stofwisseling zoals overgewicht, diabetes en hoge cholesterolwaarden worden in het bloed meestal licht verhoogde ontstekingsmarkers gevonden. Deze waarden zijn niet zo hoog dat ze behandeld moeten worden, zoals bij een grote wond of een bloedvergiftiging. Daarom wordt dit verschijnsel een subklinische ontsteking genoemd. Als er een levende soort is die ervaring heeft met ontstekingen, dan zijn het wel bacteriën. Op hun oppervlak zit namelijk een signaalstof die het lichaam opdracht kan geven te ontsteken.

Bij wonden is dit mechanisme heel nuttig: door de ontsteking zwellen de bacteriën op en worden ze aangevallen. Zolang bacteriën in hun slijmvlies in de darm blijven, trekt de signaalstof zich daar niets van aan. Als er sprake is van slechte bacteriecombinaties en bij te vette voeding komt er te veel van in het bloed, en gaat het lichaam in een lichte-ontstekingsmodus staan. Dan is een vetreserve voor zware tijden niet verkeerd.

Signaalstoffen van de bacteriën kunnen zich ook aan andere organen hechten en de stofwisseling beïnvloeden. Bij knaagdieren en mensen hechten ze zich aan de lever of het vetweefsel, en eisen dat hier vet wordt opgeslagen. Interessant is ook de invloed op de schildklier: daar wordt het werk bemoeilijkt door bacteriële ontstekingsstoffen, zodat er minder schildklierhormonen geproduceerd kunnen worden en de vetverbranding daardoor trager wordt.

In tegenstelling tot ernstige infecties, die het lichaam uitmergelen en mager maken, maakt de subklinische ontsteking juist dik. Een subklinische ontsteking kan behalve door bacteriën ook worden veroorzaakt door een hormonale onbalans, te veel oestrogeen, een vitamine D-tekort of te glutenrijk eten.

3.

Let op: dit is geweldig! Een hypothese uit 2013 luidt: Darmbacteriën kunnen de eetlust beïnvloeden. Met andere woorden: de onbedwingbare zin in een Mars om tien uur 's avonds en daarna nog in een zak chips is niet afkomstig uit hetzelfde orgaan dat je belastbaar inkomen uitrekent. Niet in de hersenen, maar in de buik zit een bacteriefractie die smacht naar hamburgers als hij al drie dagen lang op dieet is gezet. Op een bepaald moment maakt deze fractie dit op een bijzonder charmante manier duidelijk en ben je amper in staat deze wens niet te vervullen.

Om deze hypothese te kunnen begrijpen, moet je je verdiepen in het onderwerp 'eten'. Als we de keus hebben tussen verschillende gerechten, is ons besluit meestal afhankelijk van onze stemming. Hoeveel we er vervolgens van eten, wordt bepaald door het gevoel van voldaanheid. Bacteriën hebben in theorie manieren om beide te beïnvloeden: trek en voldaanheid. Dat zij ook daadwerkelijk een duit in het zakje doen als het om onze eetlust gaat is, zoals gezegd, op dit moment alleen maar een vermoeden. Toch zou het niet vreemd zijn, want wat en hoeveel we eten, kan in hun wereld het verschil uitmaken tussen leven en dood. In drie miljoen jaar co-evolutie hebben ook eenvoudige bacteriën voldoende tijd gehad om zich optimaal in te stellen op hun mensenwereld.

Om trek in bepaald eten op te wekken, moeten ze in de hersenen terechtkomen. En dat is moeilijk. De hersenen zitten in een stevig hersenvlies ingepakt, en nog veel dikker dan dat vlies is de mantel om alle vaten die door de hersenen lopen. Door deze wirwar komen alleen zuivere suiker en minerale stoffen en alles wat zo klein en vetarm is als een neuronale signaalstof. Nicotine bijvoorbeeld mag naar binnen om beloningsgevoelens of ontspannen alertheid op te wekken.

Bacteriën kunnen zulke kleine dingen produceren dat ze ondanks de mantel om de bloedvaten in de hersenen terecht kunnen komen. De aminozuren tyrosine en tryptofaan bijvoorbeeld; deze worden in hersencellen omgebouwd tot dopamine en serotonine. Bij dopamine denk je aan 'beloningscentrum', en bij een tekort aan serotonine kunnen depressies ontstaan. Serotonine kan ook een tevreden en slaperig gevoel veroorzaken. Denk nu maar eens terug aan je laatste overvloedige maaltijd: ben je daarna ook zo loom en slaperig op de bank in slaap gesukkeld?

De theorie is dus dat de bacteriën je belonen als ze een goede hoeveelheid eten hebben gekregen. Dat is prettig en daardoor verheug je je op bepaalde maaltijden. Dat komt niet alleen door de stoffen die erin zitten, maar ook doordat ze je eigen transmitters activeren. Dit principe geldt ook bij een voldaan gevoel.

In verschillende onderzoeken is aangetoond dat onze eigen voldaanheidssignaalstoffen duidelijk sterker worden als we bacteriegeschikt eten. Bacteriegeschikt betekent dan dat we dingen eten die onverteerd in de dikke darm aankomen en daar door de bacteriën gegeten kunnen worden. Pasta en geroosterd brood horen daar vreemd genoeg niet bij ;-) Meer daarover op p. 233 e.v. (onder Prebiotica).

Voldaanheid wordt over het algemeen twee keer gesignaleerd: één keer door de hersenen en één keer door de rest van het lichaam. Maar hier kan veel misgaan: genen voor voldaanheid kunnen bij mensen met overgewicht fouten vertonen, zodat ze er niet in slagen een gevoel van voldaanheid op te wekken. Volgens de theorie van de 'egoïstische hersenen' krijgen de hersenen niet genoeg van het voedsel binnen en besluiten daarom dat ze nog niet voldaan zijn. Maar niet alleen ons lichaamsweefsel en denkorgaan zijn afhankelijk van ons voedsel, ook de micro-organismen willen worden gevoed. Zij lijken relatief klein en onbelangrijk: twee kilo bacteriën in een darm – wat kunnen die nou te melden hebben?

Als je nagaat hoeveel functies de darmflora heeft, lijkt het logisch dat ook deze zijn wensen kenbaar kan maken. Zijn bacteriën zijn immers de belangrijkste trainers van het immuunsysteem, ze helpen met de spijsvertering, produceren vitamines en zijn meester in het ontgiften van beschimmeld brood of medicijnen. Deze lijst is natuurlijk nog langer, maar hieruit blijkt al wel dat hij recht heeft op inspraak over het gevoel van voldaanheid.

Nog niet duidelijk is of bepaalde bacteriën verschillende wensen uiten. Als je een tijdje geen zoetigheid eet, mis je dat op een bepaald moment niet meer zo. Wordt daardoor dan de chocolade- en koekjeslobby uitgehongerd? Dat kunnen we alleen maar hopen.

Je moet in elk geval niet denken dat het lichaam een tweedimensionaal werkend gebouw is. Hersenen, de rest van het lichaam, bacteriën en voedingsbestanddelen werken vierdimensionaal op elkaar in. Als we alle assen beter begrijpen, komen we natuurlijk verder. Maar we kunnen in elk geval meer veranderen aan onze bacteriën dan aan onze hersenen of onze genen, en dat maakt ze zo interessant. Wat bacteriën ons te eten geven is niet alleen interessant voor buikvet en bovenbeenkussentjes, ze spelen ook een rol bij de bloedvetwaarden als cholesterol & co. Dit inzicht is heel bijzonder: overgewicht en een hoog cholesterolgehalte hebben een relatie met de belangrijkste gezondheidsproblemen van deze tijd: een hoge bloeddruk, arteriosclerose en diabetes.

Cholesterol en darmbacteriën

De relatie tussen bacteriën en cholesterol is al in de jaren zeventig ontdekt. Amerikaanse onderzoekers hadden in Afrika Masaï-krijgers onderzocht en hadden zich verbaasd over hun lage cholesterolgehalte, omdat deze krijgers vrijwel alleen maar vlees aten en heel veel melk dronken. Deze overmaat aan dierlijk vet leidde echter niet tot hoge bloedvetwaarden. De wetenschappers dachten dat er sprake was van een geheimzinnige melkstof die ervoor zorgde dat het cholesterolgehalte laag bleef.

Daarna deden ze hun uiterste best deze melkstof te vinden. Ze testten niet alleen koemelk, maar ook melk van kamelen en ratten. Soms slaagden ze erin het cholesterolgehalte te verlagen, maar soms ook niet; daar konden ze dus niets mee. Tijdens een nieuwe poging kregen de Masaï in plaats van melk een plantaardige melkvervanger (Coffee-Mate) met veel cholesterol erin, maar toch steeg het cholesterolgehalte van de proefpersonen niet. Dit beschouwden de wetenschappers als de weerlegging van hun melkhypothese. Wel hadden ze gezien dat de Masaï hun melk vaak 'gestremd' dronken, maar niemand dacht eraan dat er bepaalde bacteriën nodig zijn om melk te stremmen. Dat zou ook een logische verklaring zijn geweest voor de Coffee-mate-poging. Bacteriën die daar al aanwezig waren, konden immers ook in de darm in leven blijven als werd overgestapt op een plantaardige melkvervanger met cholesterol. Zelfs toen het cholesterolgehalte van de Masaï met achttien procent verminderde toen ze 'gestremde' in plaats van normale melk dronken, bleef men op zoek naar de nog altijd geheimzinnige melkstof. Tevergeefs.

Deze onderzoeken onder de Masaï zouden volgens de huidige maatstaven onvoldoende zijn. De testgroepen waren heel klein. Masaï lopen elke dag ongeveer dertien uur en vasten een paar maanden per jaar, en dus kun je ze niet vergelijken met vleesetende Europeanen. Toch werden de resultaten van deze onderzoeken decennia later weer ontdekt, door onderzoekers die inmiddels op de hoogte waren van bacteriën. Cholesterolverlagende bacteriën? Waarom zouden we dat niet een keer in het laboratorium uittesten: een kolf met een voedingsstofmengsel, een aangename temperatuur van 37 graden Celsius, zonder cholesterol, bacteriën erbij – en voilà. De gebruikte bacterie was *Lactobacillus fermentus*, en de toegevoegde cholesterol was... weg. In elk geval een heel groot deel ervan.

Experimenten kunnen totaal andere uitkomsten krijgen – het hangt er maar van af of ze in een glazen kolf of in Opisthokonta worden uitgevoerd. Ik word dan ook behoorlijk onrustig als ik in wetenschappelijke artikelen zinnen lees als: 'De bacterie *L. plantarum Lp91* kan hoge cholesterolgehaltes en andere bloedvetwaarden duidelijk verlagen, verhoogt het goede HDL en leidt tot minder gevallen van arteriosclerose, zoals met succes is bewezen bij onderzoek onder 112 Syrische goudhamsters.' Nooit eerder hebben Syrische goudhamsters me zo teleurgesteld. Dierproeven zijn de eerste stap bij experimenten op levende wezens. Als er had gestaan 'zoals met succes is bewezen bij onderzoek onder 112 obese Amerikanen', had ik de uitkomst veel indrukwekkender gevonden.

Toch is een dergelijke uitkomst belangrijk. De uitkomsten van experimenten met muizen, ratten en varkens waren voor veel bacteriesoorten zo goed dat men het zinvol vond om ze ook op mensen uit te voeren. De proefpersonen kregen regelmatig bacteriën geïnjecteerd en na een bepaalde tijd werd hun cholesterolgehalte gemeten. De bacteriesoorten die hiervoor zijn gebruikt, de hoeveelheden, de duur en zelfs de manier van toediening waren vaak totaal anders. Soms hadden de experimenten succes, maar soms ook niet. Bovendien wist niemand of er wel voldoende toegediende bacteriën in het maagzuur in leven bleven om het cholesterolgehalte te kunnen beïnvloeden.

Echt goede onderzoeken worden pas sinds enkele jaren uitgevoerd. In 2011 aten 114 Canadezen voor een onderzoek twee keer daags speciaal bereide yoghurt. De toegevoegde bacterie was Lactobacillus reuteri – in een bijzonder verteringsresistente vorm. Binnen zes weken daalde het slechte LDL-cholesterol gemiddeld met 8,91 procent. Dat is ongeveer de helft van het effect dat wordt bereikt met de inname van een mild cholesterolmedicijn, maar dan zonder bijwerkingen. In andere onderzoeken konden met andere bacteriestammen cholesterolwaarden zelfs met elf tot dertig procent worden verlaagd. Er zijn nog geen vervolgonderzoeken gedaan om de succesvolle uitkomsten te controleren.

Er zijn honderden bacteriekandidaten die in de toekomst kunnen worden uitgeprobeerd. Om deze te vinden moet men zich afvragen: welke vaardigheden moet zo'n bacterie hebben, of eigenlijk: welke genen? De belangrijkste kandidaat hiervoor zijn op dit moment BSH-genen. BSH is de afkorting van 'Bile Salt Hydroxylase' oftewel: bacteriën met deze genen kunnen galzouten veranderen. Wat hebben galzouten met cholesterol te maken? Het antwoord blijkt uit de naam: cholesterol bestaat uit de woordbouwstenen 'chol' voor gal en 'stereo' voor vast. Cholesterol werd voor het eerst ontdekt in galstenen. Gal is in ons lichaam het transportmiddel voor vetten en cholesterol. Dankzij BSH kunnen bacteriën gal zo bewerken dat die slechter functioneert; de opgeloste cholesterol en het vet in de gal worden tijdens de vertering dan niet langer opgenomen en wandelen bij wijze van spreken gewoon het toilet in. Voor bacteriën is dit mechanisme nuttig, want ze verzwakken de gal, die hun celmembraan kan aanvallen, en beschermen zichzelf daarmee tot ze eindelijk de dikke darm hebben bereikt. Er is ook nog een handvol andere mechanismen voor de manier waarop bacteriën met cholesterol omgaan: ze kunnen die direct opnemen en in hun eigen celwand inbouwen; ze kunnen die in een nieuwe stof veranderen of organen manipuleren die cholesterol produceren. Het meeste cholesterol wordt geproduceerd in de lever en de darm: hier kunnen kleine transmitterstoffen van bacteriën het werk mee reguleren.

Nu moeten we wel een beetje voorzichtig zijn en ons afvragen: wil het lichaam zijn cholesterol dan altijd uitscheiden? Zelf maakt het zeventig tot vijfennegentig procent van ons cholesterol, en dat is heel veel werk! Door de eenzijdige berichten in de media zou je kunnen denken dat cholesterol altijd slecht is, maar dat klopt absoluut niet! Te veel cholesterol is niet goed, maar te weinig ook niet. Zonder cholesterol zouden we instabiele cellen, geen geslachtshormonen en geen vitamine D hebben. Vet en cholesterol zijn niet alleen belangrijk voor iemand die graag gebakjes en worst eet, maar voor ons allemaal. Te weinig cholesterol wordt in studies geassocieerd met geheugenproblemen, depressies en agressief gedrag.

Cholesterol is een fantastische grondstof met een belangrijke bouwfunctie. Te veel ervan is inderdaad slecht, dus moet er een juist evenwicht worden gevonden. Onze bacteriën zouden onze bacteriën niet zijn als zij ons daar niet bij zouden kunnen helpen. Veel bacteriën produceren meer zogenoemd propionaat, dat de vorming van cholesterol remt. Andere bacteriën produceren meer acetaat, dat de vorming van cholesterol juist activeert.

Had je dat verwacht? Dat je in een hoofdstuk dat met kleine, lichtgevende bacteriepuntjes begint, uitkomt bij woorden als 'trek en voldaanheid' en 'cholesterol'? Ik vat het even samen: bacteriën voeden ons ook, maken stoffen beter verteerbaar en produceren eigen stoffen. Sommige wetenschappers zijn van mening dat onze darmmicrobiota als een orgaan kan worden beschouwd. Net als de andere organen in het lichaam heeft het een oorsprong, ontwikkelt het zich tegelijk met ons, bestaat het uit een hoop cellen en is het altijd verbonden met zijn orgaancollega's.

Boosdoeners – slechte bacteriën en parasieten

Er zijn goede en slechte dingen in de wereld, ook in onze micro-organismen. De slechte dingen hebben meestal één ding gemeen: ze willen eigenlijk alleen maar het beste... voor zichzelf.

Salmonellabacteriën met een hoedje op

Zelfs de moedigste keukenprins wordt als hij eieren klopt wel eens overvallen door een oerangst voor een bepaalde bedreiging: salmonella! Iedereen kent wel een of twee mensen die het eten van een stukje niet goed doorbakken kip of het snoepen van rauw deeg hebben moeten bekopen met diarree en braken.

Salmonellabacteriën kunnen op onverwachte manieren in ons voedsel terechtkomen. Sommige komen bijvoorbeeld door de globalisering terecht in kippenvlees en eieren. Dat komt doordat graan voor kippen vaak heel goedkoop in Afrika gekocht kan worden, zodat de kippenboeren het per vliegtuig naar Nederland halen. Maar in Afrika zijn meer loslopende schildpadden en hagedissen dan in Nederland. Salmonellabacteriën reizen dus met het graan mee naar ons toe. Waarom? Omdat deze bacteriën een normaal bestanddeel vormen van de darmflora van reptielen. Dus terwijl een schildpad ontspannen in het voor Nederland bestemde graan poept, is de Afrikaanse boer al aan het oogsten. Na een spannende vlucht met een adembenemend uitzicht komt het graan tegelijk met de schildpadpoep bij Nederlandse kippenboeren aan en wordt het opgegeten door een hongerige kip. En bij kippen zijn salmonellabacteriën geen bestanddeel van de natuurlijke darmflora, maar juist vaak ziekteverwekkers. Zo komen ze terecht in de darm van deze dieren, kunnen zich daar vermeerderen en worden vervolgens door de kip uitgescheiden. Omdat een kip slechts één gat voor deze exportartikelen in haar lichaam heeft, komt haar ei natuurlijk met de salmonellabacteriën in de poep van de kip in contact. Daarom zitten salmonellabacteriën eerst alleen maar op de eierschaal en komen pas in het ei zodra dit kapotgaat.

Maar hoe komen salmonellabacteriën dan van de darm in het kippenvlees? Dat is een onsmakelijk verhaal: kippen die goedkoop voer krijgen, worden over het algemeen naar grote slachterijen gebracht. Daar worden ze, nadat ze geslacht zijn en hun kop is verwijderd, door grote bakken water getrokken. Deze bakken zijn een soort salmonella-wellnesscentrum inclusief darmspoeling. In een bedrijf waar dagelijks tweehonderdduizend kippen worden geslacht, is één lading goedkoop kippenvoer voldoende om de rest van de kippen met salmonella te besmetten. Deze kippen komen later vaak als goedkope kiloknallers bij de supermarkt terecht. Als je ze dan goed heet braadt of kookt, zijn alle salmonellabacteriën weg en niet meer van belang.

Goed gegaard vlees is in de meeste gevallen niet de oorzaak van een salmonella-infectie. Het wordt pas een probleem als je de diepvrieskip lekker in de gootsteen of de saladedressing laat ontdooien. Bacteriën laten zich namelijk uitstekend invriezen en weer ontdooien. De gigantische bacteriënbibliotheek in ons laboratorium bestaat uit een collectie curieuze patiëntenkiemen die probleemloos temperaturen van –80 graden Celsius overleefden en ook na het ontdooien vrolijk doorleefden. Pas door hitte gaan ze dood: tien minuten bij 75 graden Celsius is voldoende om alle salmonellabacteriën te doden. De zorgvuldig doorbakken kip richt dus geen schade aan, maar de in dezelfde gootsteen gewassen sla wél.

Dat wij regelmatig in contact komen met de darmflora van de dieren die we eten, merken we dus pas als er volkomen onbekende diarreebacteriën tussen zitten. Al het andere is bij wijze van spreken normaal; we moeten onze bacteriën immers érgens vandaan halen. Als je netjes bij de biologische eieren van je vaste boer blijft, ben je in principe wat veiliger voor gevaarlijke bacteriën – behalve wanneer de boer zelf graag kip uit de supermarkt eet.

Maar als je de kip een keer niet heet en lang genoeg verhit, eet je niet alleen de spiercellen van de kip maar ook nog een paar salmonellacellen. Er zijn tienduizend tot een miljoen van deze cellen nodig om ons buiten gevecht te stellen. Een miljoen van deze cellen zijn zo groot als een vijfde van een korrel zout. Hoe slaagt dit leger minuscule soldaten erin ons, enorme kolossen met een volume van ongeveer zeshonderdduizend korrels zout, naar het toilet te jagen? Dat is hetzelfde als wanneer één enkele haar van Obama over alle Amerikanen zou regeren.

Salmonellabacteriën verdubbelen zich veel sneller dan haren, dat is punt één. Zodra het warmer is dan 10 graden, ontwaken ze uit hun winterslaap en groeien ijverig. Ze hebben veel uiterst dunne zwemarmen, waarmee ze rondzwemmen tot ze zich aan het darmvlies kunnen hechten. Van daaruit dringen ze onze cellen binnen, waarop deze ontsteken en heel veel vloeistof uit de cellen in de darm laten stromen om deze ziekteverwekkers zo snel mogelijk uit het lichaam te spoelen.

Tussen de toevallige inname tot diarree zitten een paar uren tot een paar dagen. Als je niet te klein, te oud of te zwak bent, is het uitspoelen voldoende en zouden antibiotica meer kwaad doen dan goed. Toch zou je je darm dan moeten helpen en alles doen om de salmonellabacteriën snel uit je lichaam te krijgen. Na elk bezoek aan het toilet en na elke volle kotszak moet je je handen grondig wassen met water en zeep.

Salmonellabacteriën zijn de meest voorkomende boosdoeners als het erom gaat dat mensen ziek worden van hun voedsel. Ze zitten niet alleen op kipproducten, hoewel ze zich daar heel graag ophouden. Er zijn verschillende soorten van deze bacteriën. Als wij in ons laboratorium fecesmonsters van patiënten krijgen, kunnen we deze met verschillende antilichamen testen. Als een antilichaam de salmonellabacteriën bindt, klonteren ze samen tot grote brokken – zo groot dat je ze met het blote oog kunt zien.

Als dat gebeurt, zou je zelfs kunnen zeggen: het antilichaam tegen de kots-braak-salmonella nummer XY reageert bijzonder sterk, dus is het waarschijnlijk een kots-braak-salmonella XY. Dat is hetzelfde als wat ook in ons lichaam gebeurt. Ons immuunsysteem ontmoet een paar nieuwe salmonellabacteriën en denkt: Hé, ik heb ergens toch nog een hoedje liggen dat hierbij past! Dan gaat het in zijn kledingkast op zoek naar de juiste hoed, trekt nog iets recht en geeft een hoedenmaker vervolgens de opdracht om voor een miljoen salmonellabacteriën een goede hoed te maken. Als alle salmonellabacteriën zo'n hoed hebben, zien ze er niet langer gevaarlijk uit, maar lachwekkend. Dan zijn ze zo zwaar dat ze niet meer gemakkelijk kunnen rondlopen en zien ze ook niet meer genoeg om ook maar iets doeltreffend aan te vallen. De antilichamen in het laboratorium zijn dan feitelijk een kleine verzameling verschillende hoeden. Als er eentje past, zakken de bacterien met hun zware hoed in een brok en kun je aan de hoed zien welke salmonellasoort in het fecesmonster zat.

Als je je immuunsysteem liever niet eerst een hoed laat uitzoeken

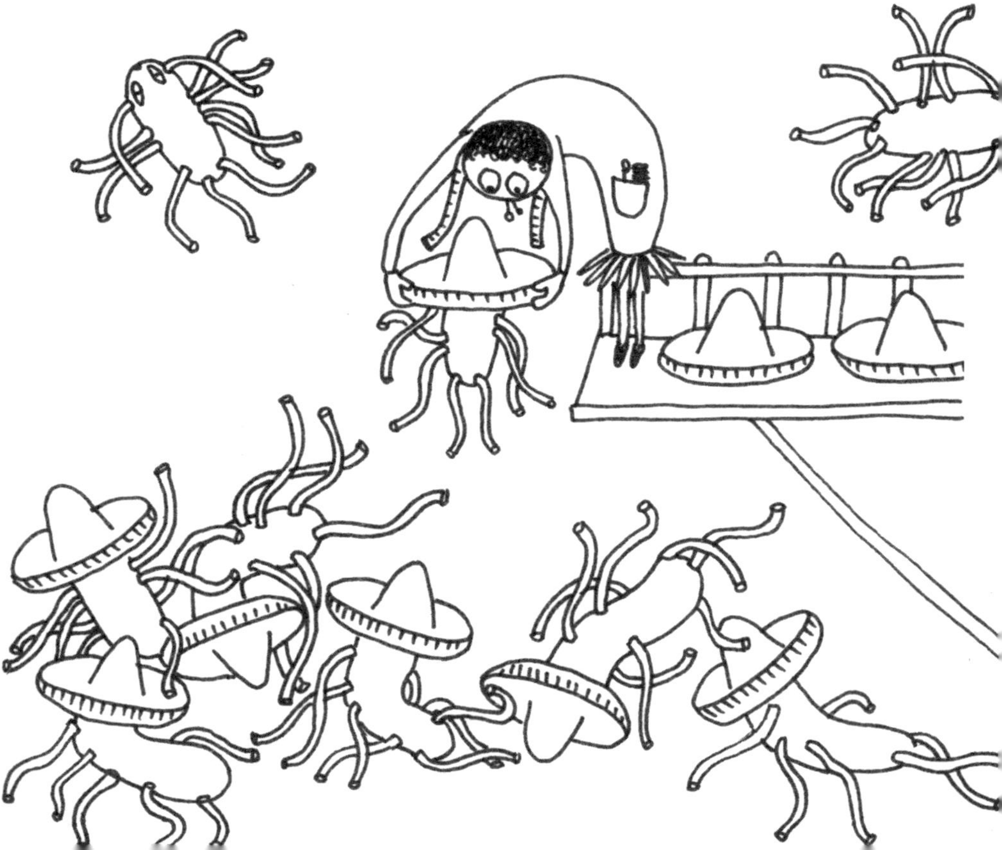

en ook niet echt een liefhebber bent van diarree, kun je een paar eenvoudige maatregelen nemen.
Maatregel 1: Gebruik plastic snijplanken, want die kun je beter wassen en bacteriën overleven minder goed in de ribbels ervan dan in hout.
Maatregel 2: Was alles wat in contact komt met vlees of eierdoppen heet en goed af: planken en handen, bestek, sponsje en vergiet.
Maatregel 3: Verhit vlees of eiproducten, zo mogelijk, goed. Tijdens een romantisch dinertje opstaan om de tiramisu voor de zekerheid nog een keer in de magnetron te doen, zou hier een enigszins drastische maatregel zijn. Bij dergelijke gerechten is het gewoon belangrijk om verse en goede eieren te kopen en ze altijd te bewaren bij temperaturen onder de 10 °C.
Maatregel 4: Denk ook aan alles buiten de keuken. Als je je leguaan hebt gevoerd en even later jezelf en daarna de wc-bril aanraakt, denk je hier misschien weer aan: bij reptielen zijn salmonellabacteriën normale darmflorabacteriën.

Helicobacter – het oudste 'huisdier' van de mensheid

Thor Heyerdahl was een rustige man met heldere inzichten. Hij bestudeerde onder andere zeestromingen en winden, en interesseerde zich voor oude vishaken en kleding van boomschors. Door dat alles dacht hij dat Polynesië was bevolkt door mensen die er vanuit Zuid-Amerika en Zuidoost-Azië naartoe waren gevaren. Volgens hem waren ze daar op een vlot door de stromingen naartoe gedreven. Niemand dacht toen dat het mogelijk was dat een eenvoudig vlot het achtduizend kilometer over de Stille Oceaan kon volhouden. Thor Heyerdahl probeerde niet anderen met urenlange argumenten te overtuigen. Hij ging naar Zuid-Amerika, bouwde een ouderwets vlot van boomstammen, nam een paar kokosnoten en blikken ananas mee en voer naar Polynesië. Vier maanden later kon hij zeggen: 'Aha! Het kan dus echt!'

Dertig jaar later ondernam een andere wetenschapper een al even spannende expeditie. Hiervoor ging hij echter niet de wereldzeeën op, maar naar een klein laboratorium met tl-buizen aan het plafond. Daar pakte Barry Marshall een vat met een beetje vloeistof erin, zette dit aan zijn mond en dronk de inhoud op. Zijn collega John Warren keek gespannen toe. Barry Marshall kreeg een paar dagen later een maagontsteking en zei trots: 'Aha! Het kan dus echt!'

Weer dertig jaar later combineerden wetenschappers uit Berlijn en Ierland de onderzoeksgebieden van de beide mannen. De maagkiem van Marshall moest iets zeggen over de kolonisatie van Polynesië. Deze keer ging niemand de zee op en dronk niemand iets. Nee, deze keer vroeg men een paar leden van oude woestijnvolken en bergbewoners uit Nieuw-Guinea om een beetje maaginhoud.

Het is een verhaal over het weerleggen van paradigma's, toewijding aan het eigen onderzoek, een dwerg met propellers en een hongerige grote kat.

De bacterie Helicobacter pylori leeft in de maag van de helft van de wereldbevolking. Deze kennis is relatief nieuw en er werd eerst om gelachen. Waarom zou een levend wezen in zo'n levensvreemde omgeving wonen? In een hel vol zuren en vernietigende enzymen? Maar de Helicobacter pylori is daar niet van onder de indruk. Deze bacterie heeft twee strategieën ontwikkeld waardoor hij juist in deze ongastvrije omgeving terecht kan komen.

Ten eerste is een van zijn stofwisselingsproducten zo basisch dat het de zuren in de directe omgeving kan neutraliseren. Ten tweede glipt hij gewoon onder het slijmvlies waarmee de maagwand zich tegen zijn eigen zuren beschermt. Helicobacter kan dit slijmvlies, dat normaal gesproken een gelachtige consistentie heeft, vloeibaarder maken en zich er dan moeiteloos in verplaatsen. Hij heeft lange proteïnedraden, die hij daarvoor als een soort propeller ronddraait.

Marshall en Warren waren van mening dat Helicobacter maagontstekingen en maagzweren veroorzaakte. Tot dan toe was de erkende wetenschap van mening dat dergelijke maagproblemen een psychosomatische oorzaak (zoals stress) hadden of werden veroorzaakt door een foute maagzuursecretie. Marshall en Warren moesten dus niet alleen het vooroordeel onderuit schoffelen dat in de zure maag helemaal niets kon leven, maar ook nog moesten bewijzen dat een minuscule bacterie, buiten de normale ontstekingsfactoren om, ziekten kon veroorzaken. Tot dan toe kende men bacteriën alleen als veroorzakers van geïnfecteerde wonden, koorts en verkoudheid.

Nadat de volkomen gezonde Marshall door het met opzet inslikken van Helicobacter-bacteriën een maagontsteking had gekregen, waar hij door antibiotica weer van af kon komen, duurde het bijna tien jaar voordat hun ontdekking door de wetenschappelijke wereld werd geaccepteerd. Tegenwoordig maakt het deel uit van het standaardonderzoek om een patiënt met maagproblemen op deze kiem te testen: hij moet een bepaalde vloeistof opdrinken. Zitten er Helicobacter-bacteriën in zijn maag, dan breken deze de stoffen uit de vloeistof af en ademt hij een gemarkeerd, reukloos gas uit dat door een apparaat wordt herkend. Drinken, wachten, uitademen – een relatief eenvoudige test.

Wat de beide onderzoekers niet konden vermoeden, was dat ze niet alleen de oorzaak van een ziekte hadden ontdekt, maar ook een van de oudste 'huisdieren' van de mensheid: Helicobacter-bacteriën leven al meer dan vijftigduizend jaar in de mens en hebben zich parallel aan ons ontwikkeld. Toen onze voorouders emigreerden, reisden hun Helicobacter-kiemen mee en vormden ook nieuwe populaties. Daardoor zijn er inmiddels één Europese, twee Aziatische en drie Afrikaanse soorten van deze bacteriën. Hoe verder en hoe vaker de bevolkingsgroepen zich van elkaar verwijderden, hoe meer hun maagkiemen van elkaar verschilden.

Door de slavenhandel kwam het Afrikaanse type naar Amerika. In Noord-India herbergden boeddhisten en moslims twee verschillende stammen. Families in industrielanden hebben vaak een familie-eigen Helicobacter, terwijl samenlevingen met nauwere onderlinge contacten – in Afrikaanse landen bijvoorbeeld – ook overeenkomstige Helicobacter-bacteriën bezitten.

Niet iedereen die de Helicobacter in zijn maag heeft, krijgt daar problemen door (in Duitsland zou dat anders bijna één op de drie zijn), maar toch worden de meeste maagproblemen veroorzaakt door Helicobacter. Dat komt doordat Helicobacter-kiemen niet allemaal even gevaarlijk zijn. Er zijn twee bekende kenmerken die verantwoordelijk zijn voor de agressieve variant. De ene heet 'cagA' en is een soort minuscule naald waarmee de bacterie bepaalde stoffen in onze cellen kan spuiten. De andere wordt 'vacA' genoemd en deze prikkelt de maagcellen continu, zodat ze eerder kapotgaan. De kans dat iemand een maagprobleem krijgt, is veel groter als een Helicobacter het kleine injectienaald-gen of het prikkel-gen bezit. Als dat niet zo is, dwaalt Helicobacter veel ongevaarlijker rond.

Ondanks de grote overeenkomsten is elke Helicobacter-kiem even uniek als de mens waar hij in zit. De bacterie past zich altijd aan zijn drager aan en verandert met hem mee. Dit vermogen van Helicobacter kunnen we ook gebruiken als we willen nagaan wie wie ermee heeft besmet. Grote katten hebben een kateigen Helicobacter: *Helicobacter acinonychis*. Omdat hij in veel opzichten sprekend op de menselijke Helicobacter lijkt, vroeg men zich algauw af wie indertijd wie heeft opgegeten: de oermens de tijger of de tijger de oermens?

Aan de hand van het gen kon men zien dat in de Helicobacter acinonychis vooral genen werden geïnactiveerd die hem anders geholpen zouden hebben om zich goed te kunnen vasthouden aan de menselijke maag, en niet andersom. Toen de grote kat de oermens opat, at hij ook de menselijke maagkiem op. Omdat deze niet helemaal werd vermalen en zich goed kon aanpassen, heeft deze kat zichzelf en zijn nageslacht een eigen Helicobacter bezorgd. In elk geval een beetje gerechtigheid.

Maar wat is Helicobacter nu, goed of slecht?

Helicobacter is slecht

Doordat de kiem zich in ons slijmvlies nestelt en daar chaotisch rondtolt, verzwakt hij deze beschermlaag, met als resultaat dat het agressieve maagzuur niet alleen ons eten verteert, maar ook een klein deel van onze eigen cellen. Als hij dan ook nog eens over het injectienaaldgen of het prikkel-gen beschikt, geeft hij onze maagcellen daarmee de rest. Ongeveer één op de vijf mensen die deze bacterie heeft, krijgt daardoor kleine wondjes in de maagwand. Driekwart van alle zweren in de maag en bijna alle zweren in de dunne darm ontstaan na een infectie met Helicobacter pylori. Als de kiem door antibiotica verdwijnt, verdwijnen ook de maagproblemen. Een alternatief voor antibiotica zou binnenkort wel eens een geconcentreerd extract uit broccoli kunnen zijn, sulforafaan. Deze substantie blokkeert het enzym waarmee de Helicobacter het maagzuur neutraliseert. Als je ondanks dat toch antibiotica wilt proberen, moet je ervoor zorgen dat deze van goede kwaliteit zijn en door je dokter laten controleren of de Helicobacter na een kuur van twee weken inderdaad is verdwenen.

Een chronische ontsteking is nooit goed. Dat is bekend van insectensteken: als het blijft jeuken, word je ongeduldig en krab je je eigen huid kapot in de hoop dat de jeuk eindelijk stopt. Ongeveer hetzelfde gebeurt in de maagcellen: bij een chronische ontsteking worden cellen net zolang geprikkeld tot ze zichzelf afbreken. Bij oudere mensen kan dit de reden zijn dat ze steeds minder eetlust krijgen.

In de maag zitten stamcellen die ijverig nakomelingen produceren om het verlies snel te vervangen. Als deze nageslachtproducenten overbelast zijn, maken ze meer fouten en kunnen uiteindelijk kankercellen worden. Op het eerste gezicht lijkt het niet dramatisch: ongeveer één procent van de Helicobacter-dragers krijgt maagkanker. Maar als je erbij stilstaat dat de helft van alle mensen deze kiem in zich draagt, is één procent een ontzettend groot aantal. De kans om zonder Helicobacter maagkanker te krijgen is veertig keer zo klein als met.

Voor de ontdekking van het verband tussen Helicobacter pylori en ontstekingen, zweren en kanker kregen Marshall en Warren in 2005 de Nobelprijs. Tussen de bacteriëncocktail en de prijswinnaarscocktail zat twintig jaar.

Nog meer tijd verstreek tot Helicobacter en parkinson met elkaar in verband werden gebracht. Hoewel artsen al in de jaren zestig vaak maagproblemen vaststelden bij hun parkinsonpatiënten, begrepen ze toen nog niet wat maagklachten en trillende handen met elkaar gemeen konden hebben. Pas toen er een onderzoek plaatsvond onder verschillende bevolkingsgroepen op het eiland Guam kwam er meer licht in de duisternis.

Op Guam komen in bepaalde gebieden verbazingwekkend veel parkinsonachtige symptomen onder de bevolking voor. Deze mensen hebben trillende handen, hun mimiek is zwakker en ze bewegen zich langzamer. Men ontdekte dat de extreem hoge ziektequota daar voorkwamen waar de mensen de zaden van bepaalde palmen aten. In dit zaad zitten stoffen die giftig zijn voor zenuwcellen. Een bijna identieke stof kan Helicobacter pylori produceren. Toen men muizen een extract van deze bacterie toediende – zonder ze met levende bacteriën te infecteren – vertoonden ze dezelfde symptomen als de bewoners op Guam die het zaad van de palm aten. Ook hier geldt: lang niet elke Helicobacter-bacterie produceert dit gift, maar het is zeker niet goed als het dat wel doet.

Uiteindelijk manipuleert Helicobacter onze beschermingsbarrières, kan het onze cellen prikkelen en kapotmaken, giften produceren en op deze manier ons hele lichaam beschadigen. Hoe heeft ons lichaam deze kiem toch zoveel duizenden jaren relatief ongewapend kunnen weerstaan? Waarom zijn deze bacteriën zo lang en zo grootschalig door ons immuunsysteem getolereerd?

Helicobacter is goed

Uit een van de grootste onderzoeken naar Helicobacter en zijn invloeden bleek het volgende: vooral de als gevaarlijk bekendstaande stam met het minuscule injectienaaldje interageert op een bijzonder voordelige manier met ons lichaam. Nadat meer dan tienduizend proefpersonen ruim twaalf jaar waren gevolgd, kon men zeggen dat bij de bezitters van dit Helicobacter-type weliswaar een verhoogde kans op maagkanker aanwezig was, maar de kans om aan longkanker of een beroerte te sterven was echter aanmerkelijk kleiner: de helft, vergeleken met de andere deelnemers aan het onderzoek.

Het vermoeden dat een kiem die zo lang wordt getolereerd niet alleen maar slecht kan zijn, was ook voorafgaand aan dit onderzoek geopperd. Uit experimenten met muizen had men kunnen aantonen dat Helicobacter bij jonge muizen een betrouwbare bescherming tegen astma bood. Als de jonge muizen een antibioticum kregen, ver-

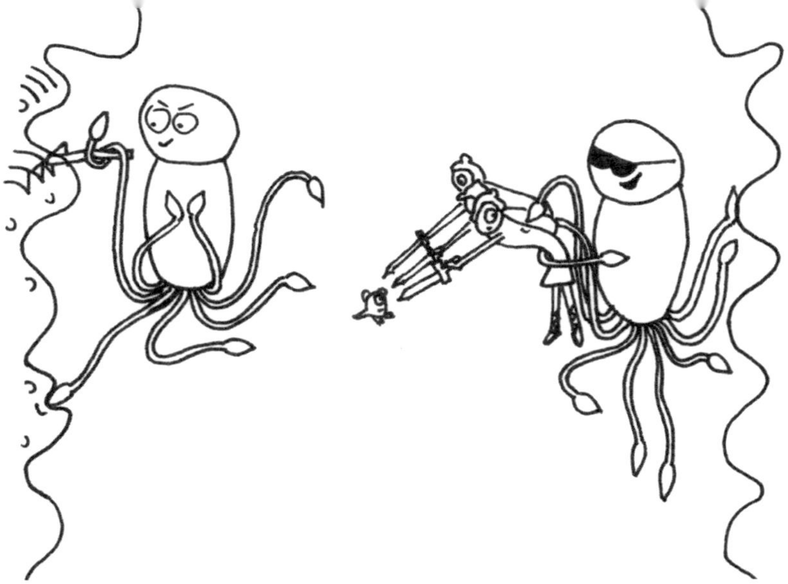

dween deze bescherming, zodat de jonge muizen weer astma konden ontwikkelen. Als volwassen muizen de bacterie kregen ingespoten, was de bescherming nog aanwezig, maar wel minder. Nu zou je kunnen zeggen dat muizen geen mensen zijn; toch past deze uitkomst uitstekend bij de algemene trend die vooral in industrielanden te zien was: ziekten zoals astma, allergieën, diabetes en neurodermitis namen toe, terwijl de Helicobacter-cijfers tegelijk afnamen. Deze uitkomst is natuurlijk geen bewijs dat Helicobacter de enige factor is om astma te voorkomen, maar hij zou er zeker wel een rol bij kunnen spelen.

Dus werd de volgende hypothese opgesteld: Deze bacterie geeft ons immuunsysteem een belangrijke *coolness*. Helicobacter hecht zich aan onze maag en zorgt ervoor dat veel zogenoemde regulatoire T-cellen worden geproduceerd. Regulatoire T-cellen zijn immuuncellen die bij een opeens optredende agressieve stemming bij je dronken vriend, het immuunsysteem, de hand op zijn schouder leggen en zeggen: 'Ik regel het wel.' Waarschijnlijk heten ze niet daarom zo, maar dat is feitelijk hun functie.

Terwijl het opgefokte immuunsysteem nog schreeuwt: 'Verdwijn uit mijn longen, stom pollending, klootzak die je bent!' en zichtbaar (met dikke rode ogen en een loopneus) van plan is op de vuist te gaan, zegt de regulatoire T-cel: 'Kom op, immuunsysteem, je overdrijft echt een beetje. Dat pollending is toch ook alleen maar op zoek naar de bloem die het wil bestuiven. Het is gewoon per ongeluk hier terechtgekomen. Dat is toch eigenlijk zielig voor de stuifmeelkorrel, want hier vindt hij echt geen bloemen.' Hoe meer je van deze correcte cellen bezit, hoe rustiger het eigen immuunsysteem is.

Als in een muis door Helicobacter bijzonder veel regelende cellen worden geproduceerd, kan de astma van een andere muis alleen verbeteren door die cellen aan hem over te dragen. En dat is echt veel gemakkelijker dan proberen de muizen te leren met een astmaspray om te gaan.

Ook eczeem komt bij mensen met Helicobacter pylori ruim dertig procent minder voor. Door ontstekingen veroorzaakte darmziekten, auto-immuunprocessen en chronische ontstekingen zouden een trend van onze tijd kunnen zijn, doordat we zonder het te weten iets vernietigen wat ons duizenden jaren heeft beschermd.

Helicobacter is goed en slecht

Helicobacter pylori zijn bacteriën met veel vaardigheden, zodat je ze niet gewoon in goede of slechte bacteriën kunt indelen. Het hangt er namelijk van af wat de kiem in ons lichaam doet. Produceert hij gevaarlijke giften of interageert hij beschermend met ons lichaam? Hoe reageren wij op de kiem? Zijn onze cellen chronisch geprikkeld of maken we zoveel maagslijm aan dat het genoeg is voor deze bacterie én voor onszelf? Welke rol spelen prikkelende stoffen voor het maagslijmvlies zoals pijnstillers, roken, alcohol, koffie of chronische stress? Is het de combinatie die pas maagklachten veroorzaakt omdat ons 'huisdier' er niet van houdt?

De Wereldgezondheidsorganisatie adviseerde om bij maagproblemen de potentiële veroorzakers te vernietigen. Als in de familie maagkanker, bepaalde lymfomen of parkinson voorkomen, zou men de Helicobacter ook moeten vernietigen.

Thor Heyerdahl stierf in 2003 op 88-jarige leeftijd in Italië. Als hij een paar jaar later was overleden, zou hij hebben meegemaakt dat zijn theorie over de kolonisatie van Polynesië door onderzoeken van Helicobacter-stammen werd bevestigd: in twee golven hebben twee Aziatische Helicobacter-stammen de Nieuwe Wereld bevolkt, en dus inderdaad via de Zuidoost-Aziatische route. Zijn Zuid-Amerika-hypothese werd daarmee echter nog niet bewezen. Maar wie weet welke bacterie we nog zullen leren kennen voordat Thor Heyerdahls theorie over de microbiologische tocht per vlot ook blijkt te kloppen.

Toxoplasma – onverschrokken poezenbewoners

Een tweeëndertigjarige vrouw snijdt met een scheermesje uit een goedkope winkel één keer over de binnenkant van haar pols. Dat doet ze omdat ze dat lekker vindt.

Een vijftigjarige raceautofanaat rijdt met hoge snelheid tegen een boom. Hij sterft.

Een rat gaat in de keuken liggen, vlak naast de voerbak van de kat, als een verrukkelijke maaltijd.

Wat hebben deze drie met elkaar gemeen?

Ze luisteren niet naar de inwendige signalen, die, in het belang van onze grote celverbanden, eigenlijk alleen maar het beste voor ons willen. Bij deze drie gevallen is ook sprake van andere belangen dan die van hun eigen lichaam, belangen die misschien ooit uit een kattendarm zijn gekomen.

Kattendarmen zijn de thuisbasis voor *toxoplasma gondii*. Dit minuscule wezentje bestaat uit slechts één cel, maar hoort al wel bij de dieren. Als je het vergelijkt met bacteriën, valt op dat de genetische informatie van deze wezens veel ingewikkelder is; bovendien heeft het andere celwanden en is zijn leven waarschijnlijk veel opwindender.

Toxoplasma vermeerderen zich in kattendarmen. De kat is hun 'gastheer' en alle andere dieren die het toxoplasma slechts korte tijd als taxi naar de volgende kat gebruiken, worden 'tussengastheer' genoemd. Een kat kan maar één keer in zijn leven toxoplasmose krijgen en is alleen in die tijd gevaarlijk voor ons. Oudere katten hebben meestal al toxoplasmose gehad en kunnen ons dan niet meer besmetten. Tijdens een 'verse' infectie zit het toxoplasma gondii in de poep van de dieren en is na ongeveer twee dagen in de kattenbak aangekomen waar het startklaar zit voor de volgende kat. Als die niet komt, maar in plaats daarvan alleen een mens die de kattenbak schoonmaakt, dan nemen deze minuscule oerdiertjes hem. Deze toxoplasma in de kattenpoep kunnen wel vijf jaar op een nieuwe gastheer wachten en dat hoeft echt niet iemand te zijn die zelf een kat heeft. Katten en andere dieren lopen door een (moes)tuin of worden gedood. Een van de voornaamste oorzaken van toxoplasmose is rauw eten. De kans dat iemand toxoplasmose heeft, is in procenten gerekend ongeveer even groot als zijn leeftijd. Ongeveer een derde van alle mensen op de wereld heeft Toxoplasma gondii in zijn lichaam.

Toxoplasma gondii worden tot de parasieten gerekend: ze wonen niet zomaar ergens op een stukje aarde waar ze zich aan gewassen en planten hechten, maar ze leven altijd op een klein stukje levend wezen. Wij mensen noemen dit dan parasieten, omdat wij er niets voor terugkrijgen – in elk geval niets positiefs – zoals huur of liefde. Integendeel: ze kunnen schade aanrichten doordat ze een soort 'mensenmilieuvervuiling' veroorzaken.

Ze hebben bij gezonde volwassen mensen geen al te grote uitwerking. Veel mensen krijgen alleen een paar griepachtige symptomen, maar de meeste mensen merken helemaal niets. Toxoplasma gondii verhuizen na de acute infectie naar minuscule appartementen in ons weefsel en gaan in een soort winterslaap. Ze laten ons gedurende de rest van ons leven weliswaar niet meer alleen, maar het zijn ontzettend rustige onderhuurders. Als we dit al een keer hebben meegemaakt, kunnen we niet opnieuw worden geïnfecteerd, omdat we dus al zijn 'verhuurd'.

Bij een zwangere vrouw kan een infectie wel dramatisch uitpakken, doordat de parasieten door het bloed bij het kind kunnen komen. Het immuunsysteem kent ze nog niet en kan niet snel genoeg met ze afrekenen. Het gebeurt niet altijd, maar als het gebeurt kan het ernstige volgen hebben, zoals een miskraam. Als de infectie vroeg genoeg wordt ontdekt, kan de vrouw medicijnen krijgen, maar doordat de meeste mensen er niets van merken, is de kans daarop niet groot. In Nederland is de toxoplasmosescan niet standaard bij een zwangerschap. Dus als de gynaecoloog tijdens het eerste bezoek vreemde vragen stelt, zoals 'Hebt u katten?', moet je je dus niet ergeren, maar dankbaar zijn dat de arts goed op de hoogte is van de risico's.

Toxoplasma gondii zijn de reden dat een kattenbak elke dag moet worden schoongemaakt als er een zwangere vrouw in de buurt is (en dus niet door de zwangere zelf!), dat rauw vlees taboe is en dat het goed is groente en fruit te wassen. Mensen met toxoplasmose kunnen andere mensen niet besmetten, dat kunnen alleen de jonge parasieten uit een toevallig net geïnfecteerde kattendarm. De parasieten zijn echter, zoals gezegd, lang houdbaar, ook aan de handen van een katteneigenaar. Ook hier is het aloude cliché 'goed je handen wassen' goud waard.

Alles goed en wel, maar zo te zien zijn de Toxoplasma gondii dus irrelevante tot onaardige wezens, als je tenminste niet zwanger bent. Jarenlang is er dan ook geen aandacht aan besteed, tot de onverschrokken ratten van Joanne Webster daar verandering in brachten. Joanne Webster voerde in de jaren negentig aan de universiteit van Oxford een eenvoudig, maar geniaal experiment uit. Ze zette vier dozen in een klein, afgesloten gebied. In elke doos stond in een hoek een bakje met een bepaalde vloeistof: rattenurine, water, konijnenurine of kattenurine. Ook als een rat nog nooit een kat heeft gezien, vermijdt hij kattenurine. Dat is een biologisch instinct dat tegen hem zegt: 'Als daar iemand heeft geplast die jou wil opeten, dan moet je daar niet naartoe.' Bovendien hebben knaagdieren nog een ander motto dat ongeveer zo luidt: 'Als iemand je in een onbekend, afgesloten gebied met bakjes urine zet, moet je heel wantrouwend zijn.' Normaal gesproken gedragen alle ratten zich identiek: ze onderzoeken hun onbekende omgeving even en trekken zich dan terug in een doos met ongevaarlijke urine.

Bij Websters onderzoek waren er echter uitzonderingen: ratten die zich opeens totaal anders gedroegen. Ze onderzochten heel overmoedig het hele gebied, liepen tegen elk aangeboren instinct in ver de doos met kattenurine in en bleven daar zelfs een tijdje. Gedurende langere observatieperioden kon Webster zelfs constateren dat ze aan deze doos de voorkeur gaven; niets leek hen zo te interesseren als de door elkaar geroerde kattenurine.

Een geur die in hun wezen was opgeslagen als 'levensgevaarlijk' werd opeens als aantrekkelijk en interessant ervaren. De dieren werden ontremde fans van hun eigen vernietiging. Webster kende het enige verschil met normale ratten: de opvallende knaagdieren waren geïnfecteerd met Toxoplasma gondii. Een onbegrijpelijk slimme actie van de parasieten, want zij zorgden ervoor dat de ratten feitelijk de bek van hun hoofdgastheer, de kat, in liepen.

Dit experiment baarde zoveel opzien binnen de wetenschap dat een paar laboratoria elders in de wereld het overdeden. Zij wilden weten of alles wel op de juiste manier was gedaan en of hun eigen ratten na een infectie eenzelfde gedrag zouden vertonen. Dat was zo en daarom werd dit experiment goedgekeurd. Men ontdekte bovendien dat bij de ratten alleen de angst voor katten was verdwenen; hondenurine vonden de proefdieren nog altijd doodeng.

Deze uitkomsten veroorzaakten heftige discussies: hoe kunnen minuscule parasieten het gedrag van kleine zoogdieren zo enorm beïnvloeden? Sterven of niet sterven, dat is immers een belangrijke vraag die een modern organisme het liefst zonder parasiet in het beslissingscomité zou moeten kunnen beantwoorden? Of misschien toch niet?

Van het kleine zoogdier naar het grote zoogdier de mens is dan geen grote stap meer. Zou men ook bij de mens kandidaten vinden die zich door verkeerde reflexen, reacties of onbevreesdheid in gevaarlijke situaties begeven en zichzelf aanbieden als een soort 'kattenvoer'? Men begon mensen die bij een verkeersongeluk betrokken waren bloed af te nemen, omdat men wilde weten of er bij de mensen die onhandige verkeersmanoeuvres uithaalden meer dragers van Toxoplasma gondii zaten dan in de rest van de samenleving.

Het antwoord luidt: ja. De kans om bij een verkeersongeluk betrokken te raken is groter als iemand toxoplasmose heeft en vooral wanneer de infectie nog erg actief is en niet onopgemerkt doorsluimert.

Niet slechts drie kleine onderzoeken, maar ook een groot opgezet onderzoek heeft deze uitkomst bevestigd. Bij het grootste onderzoek werd bloed afgenomen van 3890 rekruten in Tsjechië en dat bloed werd op toxoplasmose getest. In de jaren daarna werden alle verkeersongelukken van deze rekruten geanalyseerd. Sterke toxoplasmose-infecties in combinatie met een bepaalde bloedgroep (resusnegatief) waren de voornaamste risicofactoren. Bloedgroepen kunnen bij besmetting door deze parasieten dus inderdaad een rol spelen. Veel groepen zijn beter beschermd tegen de gevolgen van een infectie dan andere.

Maar hoe past onze vrouw met het scheermesje in dit plaatje? Waarom schrikt zij niet als ze ziet dat ze bloedt? Waarom doet het opensnijden van de huid, weefsels en zenuwen geen pijn, maar ervaart ze dat als prettig? Hoe zou hete peper, die pijn veroorzaakt, anders een geliefd ingrediënt van een flauw eenpansgerecht zijn geworden?

Op deze vragen zijn verschillende antwoorden mogelijk. En een ervan is toxoplasma. Als we daarmee worden geïnfecteerd, wordt door het immuunsysteem een enzym (IDO) geactiveerd om ons tegen deze parasieten te beschermen. Het breekt dan sterker een stof af die de indringers graag eten en dwingt ze in een minder actieve sluimertoestand. Helaas is deze stof ook een ingrediënt bij de productie van serotonine. (Weet je nog: een tekort kan depressies en angststoornissen veroorzaken)

Als er in de hersenen een gebrek is aan serotonine, doordat IDO alles voor de neus van de parasieten wegkaapt, kan ons humeur daardoor slechter worden. Bovendien kunnen aangevreten voorloperstoffen van de serotonine zich aan bepaalde receptoren in de hersenen hechten en daar bijvoorbeeld gebrek aan levensvreugde veroorzaken. Deze receptoren zijn dezelfde die je ook met pijnstillers bereikt, met als resultaat een onverschillig, verdoofd gevoel. Om weer uit deze toestand te komen en weer iets te voelen, zijn waarschijnlijk veel drastischer maatregelen nodig.

Ons lichaam is een slim organisme en weegt nut en risico tegen elkaar af: als een parasiet in de hersenen moet worden bevochten, ben je gewoon in een slecht humeur. De activering van IDO is meestal een dergelijk compromis. Het lichaam gebruikt dit enzym soms ook om het voedsel voor de neus van zijn eigen cellen weg te kapen. Tijdens de zwangerschap is IDO ook sterker geactiveerd, maar alleen op de plaatsen waar er contact is met het kind. Daar pikt het het eten voor de neus van de immuuncellen weg. Daardoor zijn deze minder sterk en dus milder voor het halfvreemde mensenkind.

Zou een gebrek aan levensvreugde dat door IDO is opgewekt voldoende zijn om zelfmoord te plegen? Of anders gevraagd: wat is ervoor nodig om zelfmoord te overwegen? Waar moet een parasiet worden ingezet om de natuurlijke angst voor zelfvernietiging uit te schakelen?

Angst wordt toegeschreven aan een deel van de hersenen dat amygdala wordt genoemd. Er zijn vezels die van het oog rechtstreeks naar de amygdala lopen. Hierdoor kun je als je een spin ziet, meteen bang worden. Zelfs als door een wond aan het achterhoofd het gezichtscentrum in de hersenen is verstoord en je daardoor halfblind bent. Dan 'zie' je de spin niet meer, maar 'voel' je hem nog wel. Onze amygdala is dus echt betrokken bij het ontstaan van angst en als hij beschadigd raakt, kun je dus een onverschrokken mens worden.

Bij onderzoeken naar tussengastheren van toxoplasma ziet men vaak dat de appartementen van de sluimerende parasieten meestal in de spieren en de hersenen te vinden zijn. In de hersenen zitten ze, in afnemende aantallen, op precies drie plaatsen: in de amygdala, het reukcentrum en het gebied vlak achter het voorhoofd. De amygdala is, zoals gezegd, verantwoordelijk voor de waarneming van angst; het reukcentrum zou bij ratten kunnen zorgen voor hun voorliefde voor kattenurine; maar het derde hersengebied is iets ingewikkelder.

Dit deel van de hersenen weegt elke seconde mogelijkheden af. Als je een proefpersoon vragen stelt over religie, persoonlijkheid en moraal, worden er hoge cognitieve eisen aan hem gesteld en zie je op een hersenscan veel activiteit in dit gebied. Een theorie uit het hersenonderzoek luidt dat hier elke seconde veel ontwerpen worden gemaakt. 'Ik zou het geloof van mijn ouders kunnen aanhangen. Ik zou tijdens de conferentie het tafeltje voor me kunnen aflikken. Ik zou een boek kunnen lezen en er een kop thee bij drinken. Ik zou deze hond grappig kunnen aankleden. Ik zou voor de draaiende camera een liedje kunnen zingen. Ik zou nu 150 km/uur kunnen rijden. Ik zou dit scheermes kunnen pakken.' Elke seconde honderden mogelijkheden, en de mogelijkheid die wint, wordt uitgevoerd.

Het is nuttig om je hier als betrokken parasiet te vestigen. Van hieruit is het misschien zelfs mogelijk om zelfvernietigende tendensen te steunen, zodat deze impulsen tijdens het kiezen minder sterk worden onderdrukt.

Zoals het goed onderzoek betaamt, werd Joanne Websters fraaie experiment herhaald, maar dan op mensen. Nu moesten mensen ruiken aan verschillende kommen met soep. Mannen en vrouwen met een toxoplasmose-infectie beoordeelden de geur van kattenurine anders dan de proefpersonen zonder deze infectie. Mannen vonden hem veel lekkerder ruiken dan vrouwen.

Ruiken is een van de meest basale zintuigen, want in tegenstelling tot proeven, horen en zien, worden geurindrukken onderweg naar het bewustzijn niet gecontroleerd. Vreemd genoeg kun je over alle zintuigindrukken dromen, maar niet over die van de reuk. Dromen zijn altijd reukloos. Dat geuren gevoelens kunnen oproepen, weten niet alleen de toxoplasma, maar ook truffelvarkens. Truffels hebben namelijk dezelfde geur als een ongelofelijk seksueel opgewonden truffelvarkenmannetje; en als hij zich onder de aarde heeft verstopt, dan wroeten de vrouwtjes zo dronken van liefde in de aarde tot ze... hun baasje of vrouwtje de teleurstellende niet-erotische schimmel laten zien. Ik vind de hoge prijs van truffels meer dan eerlijk, als je eraan denkt hoe frustrerend de zoektocht naar zo'n stom ding wel moet zijn. Maar feit is dat geur verleidelijk kan zijn.

Bepaalde winkels spelen in op dat effect. In vaktaal heet dat 'geurmarketing'. Een Amerikaans kledingmerk maakt zelfs gebruik van seksferomonen. Soms zie je lange rijen tieners voor een schemerig verlichte en verrukkelijk ruikende winkel van dit kledingmerk staan. Als deze winkel bij een gebied met vrij rondlopende varkens zou staan, zouden hier af en toe amusante dingen gebeuren.

Als een levend wezen er dus voor kan zorgen dat we geuren anders waarnemen, zou het dan niet ook totaal andere zintuiglijke indrukken kunnen oproepen?

Er bestaat een ziekte met als belangrijkste symptoom verkeerd opgeroepen zintuiglijke indrukken: schizofrenie. De mensen die hieraan lijden hebben dan bijvoorbeeld het gevoel dat er mieren over hun rug lopen hoewel die er absoluut niet zijn. Ze horen stemmen, volgen hun bevelen op en kunnen bovendien heel initiatiefloos zijn. Een half procent van de mensheid is schizofreen. Het ziektebeeld is grotendeels onbekend. De meeste medicijnen die enigszins helpen, gaan ervan uit dat de mens in de hersenen een bepaalde signaalstof produceert waarvan er veel aanwezig is: dopamine. Toxoplasma hebben genen die zich in de hersenen met de productie van dopamine bemoeien. Niet iedereen die schizofreen is, is drager van deze parasiet, dus kan hij niet de oorzaak zijn, maar onder de patiënten zijn ongeveer twee keer zoveel dragers als in een controlegroep zonder schizofrenie.

Toxoplasma gondii zou in theorie dus invloed kunnen uitoefenen op de angst-, reuk- en gedragscentra in de hersenen. Hogere kans op ongelukken, zelfmoordpogingen en schizofrenie wijzen erop dat niet iedereen de infectie zonder gevolgen doorstaat. Het zal nog wel even duren voordat dergelijke ontdekkingen echt doorwerken in de medische wereld. Vermoedens moeten eerst worden bewezen en behandelmogelijkheden moeten beter onderzocht worden. Deze tijdrovende onderbouwing kan levens kosten – antibiotica kwamen pas enkele decennia nadat ze waren ontdekt in onze apotheken. Maar hij kan ook levens redden – het slaapmiddel Contergan en asbest hadden bijvoorbeeld nog wel iets langer kunnen worden getest.

Toxoplasma kunnen ons dus sterker beïnvloeden dan we een paar jaar geleden nog dachten. En daarmee hebben ze een nieuw tijdperk ingeluid, een tijdperk waarin zelfs een grote kattendrol kan bewijzen wat allemaal invloed op ons leven heeft, een tijdperk waarin we langzaam gaan begrijpen hoe verweven we zijn met ons voedsel, onze dieren en de minuscule wereld die op en in ons leeft.

Is dat eng? Misschien wel een beetje, maar is het ook niet spannend dat we langzaam maar zeker processen begrijpen die we tot nu toe ons 'lot' noemden? Daardoor kunnen we de risico's die we lopen steeds beter voorkomen, bijvoorbeeld door een kattenbakschepje, goed doorbakken vlees en gewassen fruit en groente.

Aarsmaden

Er bestaan kleine witte wormen die erg graag in onze darm wonen en hun gedrag al eeuwenlang op ons afstemmen. De helft van alle mensen heeft minstens één keer in zijn leven last van deze maden. Veel mensen merken dat niet eens, maar voor anderen is het een lastige plaag waar ze liever niet over praten. Als je op het juiste moment zou kijken, kun je zien dat ze vanuit je anus naar je zwaaien. Ze zijn één tot anderhalve centimeter lang, wit en hebben één puntig uiteinde. Ze lijken een beetje op een vliegtuigstreep, behalve dat ze niet langer worden. Iedereen die een mond en een vinger heeft, kan deze maden krijgen.

Het 'zwangere' madenvrouwtje wil haar eieren een zekere toekomst bieden, maar dat is niet zo eenvoudig. Een eitje moet door de mens worden ingeslikt en daarna in de dunne darm terechtkomen, zodat het als volwassen aarsmade in de dikke darm arriveert. En dan zit het volwassen madenvrouwtje in de achterste delen van de darm – terwijl de spijsvertering precies de andere kant op gaat – en daar vraagt ze zich af hoe ze in vredesnaam weer in de mond kan komen. Daarbij wordt ze geholpen door waarschijnlijk de enige intelligentie die we bij zo'n wezen constateren: de aanpassing. Of daardoor het scheldwoord 'kontkruiper' is ontstaan, weet ik niet.

Madenvrouwtjes weten wanneer we ons ontspannen, gaan liggen en niet van plan zijn snel weer op te staan. Dan kruipen ze naar de anus, leggen hun eitjes in de vele kleine rimpeltjes en kruipen vervolgens zo onrustig rond tot het jeukt. Daarna glippen ze snel de darm weer in, want ze weten uit ervaring: nu komt er een hand aan en die doet de rest. Onder de dekens worden ze in de richting van de billen geduwd, precies in het dradenkruis van de jeukaanval. Dezelfde zenuwbanen die de jeuk hebben gemeld, melden zich nu weer: krabben alsjeblieft! Dat doen we dan ook, en we zorgen er zo voor dat de nakomelingen van de made zo per snelkoerier in de omgeving van de mond terechtkomen.

Wanneer heb je helemaal geen zin om, nadat je aan je kont hebt gekrabd, je handen te wassen? Als je dat totaal niet hebt gemerkt, omdat je slaapt of veel te moe bent om nog een keer op te staan. Begrijp je nu wat je volgende droom over 'je vinger in de chocoladetaart steken' betekent? Eieren naar de mond. En als je nu gatver! denkt, ben je misschien vergeten dat we ook kippeneieren eten; alleen zijn die veel groter en koken of bakken we ze meestal eerst.

We staan behoorlijk kritisch tegenover levende wezens die zonder daartoe uitgenodigd te zijn in onze darm gaan wonen en van daaruit hun gezinsplanning uitvoeren. Het is ook niet iets waarover je gemakkelijk met anderen praat, bijna alsof je een slechte gastheer bent die geen nee kan zeggen en daardoor ongevraagd allerlei onbekenden in huis krijgt. Bij de maden gaat dat echter een klein beetje anders: zij zijn gasten die ons aansporen ochtendgymnastiek te gaan doen en hun gastheer vervolgens een voor het immuunsysteem stimulerende massage geven. Bovendien eten ze amper iets.

Het is niet goed als je altijd aarsmaden hebt, maar één keer in je leven krijg je ze waarschijnlijk wel. Wetenschappers denken dat een besmetting met aarswormen bij kinderen hen in het latere leven beschermt tegen hevige astma of zelfs diabetes. Dus wat dat betreft: 'Welkom meneer en mevrouw Aarsworm!' Maar je hoeft je gastvrijheid ook niet te overdrijven, want bij een ongecontroleerde besmetting met aarswormen kunnen er drie dingen gebeuren die onplezierig zijn:

1. Als je niet goed kunt slapen, ben je overdag ongeconcentreerd, onrustig en ook gevoeliger dan anders.
2. Wat de wormen niet willen, en wij ook niet, is dat zij zich vergissen. Als deze wormen niet blijven waar ze horen, moeten ze weg. Wie wil er nou zo'n aarsworm die zich niet kan oriënteren?
3. Gevoelige darmen of extreem ronddwalende wormen kunnen irri-

tatie veroorzaken. Daar kun je op allerlei manieren op reageren: niet naar de wc gaan, vaak naar de wc gaan, buikpijn, hoofdpijn, misselijkheid of juist helemaal niets van dit alles.

Als een wormgastheer zich bij een van de genoemde punten aangesproken voelt, betekent dit: naar je dokter! Hij zal dan zeggen dat je een stuk plakband moet gebruiken op een manier die in geen enkel knutselboek staat. Welke woorden de dokter er ook voor gebruikt, hier zal het op neerkomen: billen uit elkaar, plakband op en rondom de anus plakken en er dan weer af trekken. Naar de huisartsenpraktijk brengen en afgeven.

Wormeieren zijn heel kleine bolletjes, die goed aan plakband blijven kleven. Als je met Pasen een enorme magneet zou hebben die alle eieren uit de tuin aantrekt, zou je veel tijd besparen. Het is belangrijk om deze handeling 's ochtends te doen, omdat de meeste eieren dan al gelegd zijn. En het is natuurlijk ook niet goed als je vóór die tijd doucht of je billen afveegt. Dus het eerste waarmee je dat gebied 's ochtends vroeg mag aanraken, is een strook plakband.

Een dokter zal dan onder de microscoop ovale eieren zien. Afhankelijk van het feit of ze al tot larven zijn gerijpt, ziet hij in het midden een streep. De arts zal dan een medicijn voorschrijven dat deze irritante logés wegstuurt. Een bepaalde actieve stof hierin, mebendazol, heeft een werking die we allemaal nog wel uit de speeltuin kennen: de worm stoort mijn darm, dus stoor ik de darm van de worm terug.

Het medicijn gaat via onze mond naar de endeldarm en komt onderweg onze afvallig geworden krakers tegen. Zij hebben ook een mond en een darm, en dus neemt het medicijn nog een keer dezelfde route: van mond naar einddarm. In de darm van de worm is mebendazol veel schadelijker dan in die van ons: hij zet de wormen op een drastisch dieet, zodat ze geen suikers meer krijgen, en omdat wormen suiker nodig hebben om in leven te blijven, is dat dieet hun laatste dieet.

Madeneieren leven lang, dus als je wormen hebt en je handen niet bij je mond vandaan kunt houden, moet je in elk geval proberen het aantal eieren in je omgeving zo klein mogelijk te laten zijn. Dus beddengoed en ondergoed dagelijks verschonen en op minstens 60 graden wassen, handen wassen en hevige jeuk met zalf bestrijden in plaats van met je vingers. Mijn moeder zei altijd dat deze wormen door een dagelijks teentje knoflook verdwenen, maar ik heb geen enkel onderzoek kunnen vinden dat dit bevestigt. Maar ja, die zijn er ook niet over de temperatuur waarbij je je jas moet aantrekken, en ook wat dat betreft had mijn moeder altijd gelijk. Als dit allemaal geen succes heeft, hoef je niet te wanhopen: je moet gewoon weer naar je dokter en maar blij zijn met het feit dat je zo'n geliefde darm hebt.

Hygiëne en goede bacteriën

We willen onszelf beschermen tegen slechte dingen. Niemand zou het bijvoorbeeld leuk vinden om salmonella- of Helicobacter-bacteriën te hebben. Ook al kennen we ze nog niet allemaal, toch zitten we echt niet te wachten op dikzakbacteriën, diabetesveroorzakers of verdrietig makende micro-organismen. En de belangrijkste bescherming daartegen is hygiëne. We zijn voorzichtig met rauw voedsel, zoenen niet iedere onbekende die we ontmoeten en wassen ziekteverwekkers op hoge temperaturen dood. Maar hygiëne is niet altijd wat we denken.

Hygiëne in een darm moet je je net zo voorstellen als hygiëne in een bos. Zelfs de meest ambitieuze schoonmaker zou hier geen dweil uitproberen. Een bos is schoon als er een evenwicht bestaat tussen nuttige planten. Je kunt het wel een handje helpen: je kunt er nieuwe planten bij zetten en hopen dat ze groter worden. Bovendien kun je waardevolle, mooie planten uitkiezen en die zo verzorgen dat ze zich vermeerderen en groter worden. Maar als je last hebt van nare, schadelijke insecten moet je een goede afweging maken: als niets meer helpt, moet je chemische stoffen gebruiken. Pesticiden doen wonderen tegen schadelijke insecten, maar je moet ze niet even ruimhartig gebruiken als deodorant.

Verstandige hygiëne begint al in je dagelijkse leven: wat moet je echt doen en wat is overdreven? In ons lichaam kunnen we drie dingen doen: met antibiotica kunnen we acute ziekteverwekkers verjagen, en producten als pre- en probiotica activeren het goede. 'Pro bios' betekent 'voor, ten gunste van het leven'. Probiotica zijn levende bacteriën die we eten en die ons gezonder kunnen maken. 'Pre bios' betekent 'voorafgaand aan het leven'. Prebiotica zijn voedingsmiddelen die de dikke darm bereiken en daar goede bacteriën voeden, zodat ze beter groeien dan de slechte bacteriën. 'Anti bios' betekent 'tegen het leven'. Antibiotica doden bacteriën en kunnen ons dus helpen als we slechte bacteriën hebben opgelopen.

Dagelijkse hygiëne

Hygiëne is iets fascinerends, omdat ze voornamelijk in ons hoofd plaatsvindt. Een pepermuntje smaakt fris, gelapte ramen zijn helder en na het douchen in een verschoond bed stappen is heerlijk. We ruiken graag aan schone dingen, we strijken over gladgewreven oppervlakken en we vinden het een ontspannen idee dat we onszelf tegen een onzichtbare wereld vol kiemen beschermen door ontsmettingsmiddelen te gebruiken.

Honderddertig jaar geleden werd in Europa ontdekt dat bacteriën tuberculose kunnen veroorzaken. Dat was de eerste keer dat bacteriën echt werden onderkend: ze waren slecht, gevaarlijk en onzichtbaar. Korte tijd later werden in Europa nieuwe regels ingevoerd: zieken werden geïsoleerd zodat ze anderen niet konden besmetten, op school werd spugen verboden, elkaar aanraken werd afgeraden, net als gezamenlijk gebruik van handdoeken! Bovendien moest men 'kussen tot het erotisch onvermijdelijke' beperken. Deze regels klinken nu nogal dom, maar ze hebben zich diep in onze maatschappij verankerd: spugen is niet netjes, handdoeken en tandenborstels worden niet meer gedeeld en we zijn fysiek afstandelijker dan andere culturen.

Het leek iets goeds dat je geen dodelijke ziekte opliep als er op school niet meer werd gespuugd. Dat werd dus een regel die in ons hoofd werd geprent. Iemand die zich daar niet aan hield en anderen daardoor in gevaar bracht, werd verstoten. Kinderen leerden dat ook, waardoor spugen iets slechts werd. Hygiënisch gedrag werd gewaardeerd en iedereen probeerde orde in een chaotisch leven aan te brengen. De schoonmaakmiddelenfabrikant Henkel formuleerde het zo: 'Viezigheid is materie op de verkeerde plek.'

Terwijl een groot bad om je lichaam te verzorgen tot dan toe aan rijke mensen was voorbehouden, schreven Duitse huidartsen in het begin van de twintigste eeuw voor dat iedereen elke week in bad moest. In die tijd werd een gezondheidscampagne gevoerd door grote bedrijven die badhuizen voor hun medewerkers bouwden en gratis zeep en handdoeken verstrekten. Pas in 1950 werd wekelijks in bad gaan normaal gevonden. De meeste gezinnen gingen op zaterdag in bad – in hetzelfde badwater, na elkaar – en in veel gezinnen mocht de hardwerkende vader altijd als eerste in de badkuip. Vroeger ging het bij hygiëne om het wegwerken van stank of zichtbaar vuil, maar in de loop der tijd werd dat idee steeds abstracter. We kunnen ons nu niet meer voorstellen dat een gezin één keer per week na elkaar in hetzelfde badwater een bad zou nemen. Tegenwoordig kopen we zelfs ontsmettingsmiddelen om iets weg te krijgen wat we niet eens kunnen zien, zodat het er na het schoonmaken net zo uitziet als eerst, en toch hebben we daar geld voor over.

In de krant en op het nieuws horen we van alles over gevaarlijke griepvirussen, multiresistente ziektekiemen of EHEC-schandalen – allemaal onzichtbare gevaren waar we ons tegen willen beschermen. De een eet tijdens een EHEC-crisis weinig sla, de ander googelt 'desinfectie douchen hele lichaam'. Mensen gaan heel verschillend om met angst, maar het zou een beetje simpel zijn om dat te veroordelen. We zouden juist moeten proberen te ontdekken waar die angst vandaan komt.

Bij smetvrees wil iemand alles weg wrijven of doodmaken. Hij weet niet precies wat, maar hij denkt alleen maar aan slechte dingen. En dus haalt hij alles weg: slechte én goede dingen. Dat kan niet goed zijn: hoe hoger de hygiënestandaard in een land is, hoe meer allergieën en auto-immuunziekten daar voorkomen. Hoe sterieler een huis is, hoe eerder de bewoners last hebben van allergieën en auto-immuunziekten. Dertig jaar geleden was ongeveer één op de tien mensen ergens allergisch voor, nu is dat één op de drie. Toch is het aantal infecties in die tijd niet zichtbaar verminderd. Verstandige hygiëne is dus iets anders. Het onderzoek naar bestaande bacteriën zorgt voor een nieuw inzicht in hygiëne: het gaat niet langer alleen nog om het doden van de gevaarlijke bacteriën.

Meer dan vijfennegentig procent van alle bacteriën op de wereld doet ons niets, en veel bacteriën helpen ons juist heel erg. In een normale woning heeft desinfectie niets te zoeken, behalve wanneer iemand ziek is of de hond in de woonkamer op de vloer heeft gepoept. Als die hond dan ook nog eens ziek is, wordt alles uit de kast gehaald: stoomreiniger, desinfectiemiddelen, kleine vlammenwerper – hoewel dat ook leuk kan zijn. Als er alleen maar schoenafdrukken op de vloer zitten, zijn water en een druppel schoonmaakmiddel voldoende. Daarmee wordt het aantal vloerbacteriën met negentig procent verminderd en heeft de normale vloerbevolking de kans terug te komen, doordat er van de slechte rest domweg te weinig over is.

Het doel van schoonmaken zou moeten zijn: minder bacteriën, en dus niet: helemaal geen bacteriën meer. Ook slechte bacteriën kunnen goed voor ons zijn, zolang ons lichaam ze maar kan gebruiken als een soort training. Een paar duizend salmonellabacteriën in de gootsteen zou je kunnen beschouwen als een soort sightseeing voor ons immuunsysteem. Het wordt pas gevaarlijk als er te veel salmonellabacteriën zijn. Het worden er te veel als er perfecte omstandigheden voor hen zijn: een afgesloten ruimte, vochtige warmte en af en toe lekker eten. Om hun aantal binnen de perken te houden, kun je vier dingen doen: verdunnen, drogen, koelen en schoonmaken.

Verdunnen

De techniek van het verdunnen gebruiken we in het laboratorium ook. We verdunnen bacteriën met vloeistof en dienen wasmottenlarven een druppel toe met een verschillende concentratie bacteriën. Wasmottenlarven verkleuren als ze ziek worden, zodat goed te zien is bij welke concentratie bacteriën ze ziek worden – sommige al bij duizend en andere pas bij tien miljoen per druppel.

Verdunnen in het huishouden is bijvoorbeeld ook het wassen van groente en fruit. De meeste bacteriën uit de aarde worden daardoor zo verdund dat ze niet langer schadelijk voor ons zijn. In Korea voegt men ook nog een beetje azijn aan het water toe, omdat bacteriën zich in een zure omgeving niet prettig voelen. Ook het luchten van kamers is een vorm van verdunnen.

Als je servies, bestek of planken onder stromend water verdunt, er daarna nog eens met een sponsje overheen wrijft en dan laat drogen, had je ze net zo goed kunnen aflikken. Een keukensponsje is al warm, vochtig en vol voedsel – perfect voor elk micro-organisme dat voorbijkomt. Iedereen die via een microscoop naar een keukensponsje kijkt, krijgt helemaal de kriebels. Deze sponsjes zijn alleen bedoeld voor het grove vuil. Daarna moet je bestek en borden onder stromend water kort afspoelen. Hetzelfde geldt voor vochtige theedoeken, want die zorgen eerder voor een gelijkmatige verdeling van bacteriën dan voor het afdrogen. Sponsjes en theedoeken moeten goed uitgewrongen worden en tussendoor drogen. Anders zijn ze de perfecte voedselbron voor bacteriën.

Drogen

Bacteriën kunnen zich op een droog oppervlak niet vermeerderen, enkele gaan daar zelfs dood. Een afgeveegd oppervlak is na het drogen het schoonst. Droge oksels dankzij deodorant zijn onplezierig voor bacteriën, dat vermindert de geur. Drogen is een goede zaak. Als we levensmiddelen goed drogen, zijn ze langer houdbaar zonder te bederven. Dat zie je bij veel graanproducten, zoals pasta's, muesli en crackers, bij fruit (zoals rozijnen), bij bonen en linzen en bij vlees.

Koelen

In de natuur wordt alles één keer per jaar helemaal doorgekoeld: de winter is – bacterieel gezien – een soort schoonmaakprogramma. Voor ons leven van alledag is het koelen van levensmiddelen heel belangrijk. Maar in een koelkast zit vaak zoveel eten dat die ook bij lage temperaturen een paradijs voor bacteriën is. De beste temperatuur om te koelen is maximaal 5 graden.

Bij de meeste wasprogramma's is het principe van verdunnen voldoende, maar vochtige theedoeken, veel slipjes en het wasgoed van zieken zouden eigenlijk op 60 graden of hoger gewassen moeten worden. Boven de 40 graden gaan de meeste E. coli-bacteriën dood en bij 70 graden ook hardnekkige salmonellabacteriën.

Schoonmaken

'Schoonmaken' betekent: een laagje vetten en eiwitten van een oppervlak halen. Alle bacteriën die zich daarin of daaronder hebben ingekapseld, haal je daardoor ook weg. Meestal worden hiervoor water en een schoonmaakmiddel gebruikt. Schoonmaken is dé manier om de woonvertrekken, de keuken en de badkamer te reinigen.

Je kunt daar heel ver in gaan, maar dat heeft vooral zin bij de productie van medicijnen die rechtstreeks in de aderen van patiënten lopen (zoals een infuusoplossing) – daar mag geen enkele bacterie meer in zitten. De farmaceutische laboratoria doen dat bijvoorbeeld met jodium, omdat dit kan sublimeren. Sublimeren is de directe overgang van de vaste naar de gasvorm: dus een vast jodiumkristal verdampt bij warmte zonder dat het daarvóór heel even vloeibaar is. Daarom verwarmt men jodium net zolang tot het hele vertrek in een blauwe damp verdwijnt. Tot nu toe lijkt dat nog op het principe van de stoomstofzuiger, maar het is toch anders, want jodium kan ook resublimeren. Daartoe wordt het vertrek weer afgekoeld, waarna alle damp opeens kristalliseert. Op alle oppervlakken en zelfs in de lucht ontstaan miljoenen kleine kristallen, waarin alle micro-organismen worden opgesloten, die dan gevangen op de grond vallen. Het personeel gaat dan via verschillende lucht- en ontsmettingssluizen naar binnen, trekt kiemvrije kleding aan die het hele lichaam bedekt en kan dan de jodiumkristallen opvegen.

In feite gebruik je datzelfde systeem als je crème op je handen smeert: dan sluit je de micro-organismen op in een vetlaag en houd ze daar vast. Als je dat laagje afwast, raak je ook de bacteriën weer kwijt. Bij de natuurlijke vetlaag die de huid produceert, is water zonder zeep vaak voldoende. Het vetlaagje is dan niet volledig beschadigd en kan zijn werk na het wassen snel weer oppakken. Te vaak wassen is onzin; dat geldt zowel voor het wassen van je handen als voor douchen. Als je

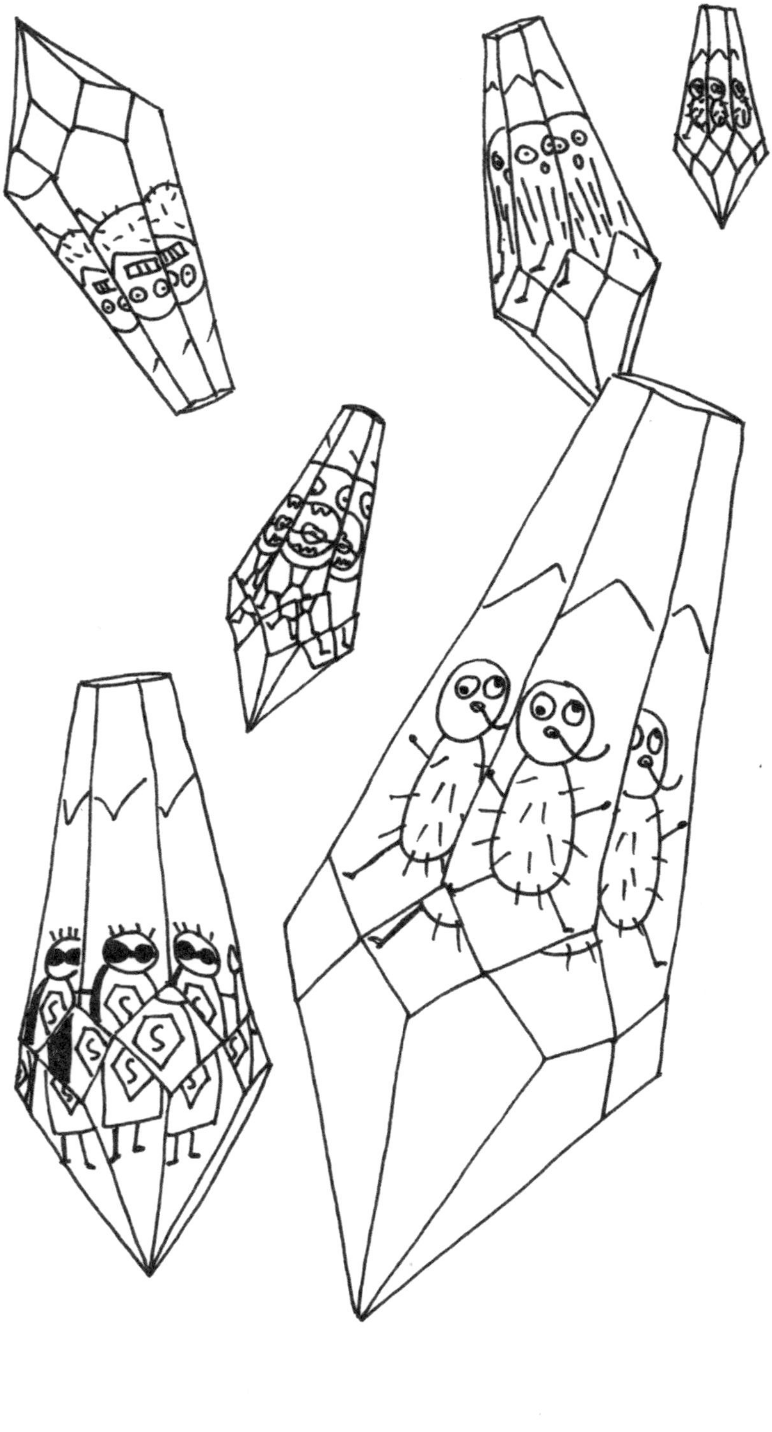

het beschermende vetlaagje te vaak van je af wast, stel je je huid weerloos bloot aan de omgeving en als stinkende bacteriën dan een aanval doen, ruik je nog sterker als je zweet. Een vicieuze cirkel.

Nieuwe methoden

Een team wetenschappers uit Gent is op dit moment een volkomen nieuwe methode aan het uitproberen. Deze onderzoekers bestrijden een zweetgeur met bacteriën. Ze desinfecteren oksels, smeren ze in met reukloze bacteriën en kijken dan op de klok. Na een paar minuten mag de proefpersoon zijn hemd weer aantrekken en naar huis gaan, maar ze komen steeds terug en dan ruiken de experts aan hun lichaam. De eerste uitkomsten zijn vrij goed: bij veel proefpersonen konden de neutraal ruikende bacteriën de stinkende verjagen.

Dezelfde methode wordt tegenwoordig ook gebruikt bij stinkende openbare toiletten in de Duitse stad Düren. Een bedrijf heeft een bacteriënmix ontwikkeld waarmee je net als met een schoonmaakmiddel schoon kunt maken. De neutraal ruikende bacteriënmix kan zich vermeerderen en neemt de ruimte in van de stinkende bacteriën. Het idee om sanitair met bacteriën schoon te maken is geniaal, maar helaas zijn de producenten niet bereid de samenstelling bekend te maken. Daardoor is het moeilijk het product wetenschappelijk te beoordelen. De stad Düren schijnt veel succes te boeken met dit experiment.

Deze nieuwe bacteriënconcepten bewijzen al één ding: hygiëne betekent niet dat je alle bacteriën doodt. Hygiëne is een gezond evenwicht tussen voldoende goede bacteriën en weinig slechte. Dat betekent: een verstandige bescherming tegen echte gevaren en vaak het doelbewust vermeerderen van goede bacteriën. Als je dat voor ogen houdt, kun je het ook weer eens zijn met oude wijsheden, zoals die van de Amerikaanse schrijfster Suellen Hoy: 'Vanuit het standpunt van een Amerikaanse vrouw uit de middenklasse (ook een doorgewinterde reizigster) die de bewijzen tegen elkaar heeft afgewogen, is het zeker beter om schoon te zijn dan vies.'

Bacteriën in jodiumkristallen

Antibiotica

Antibiotica zijn een betrouwbaar middel om gevaarlijke ziekteverwekkers te doden. En hun familie. En hun vrienden. En hun kennissen. En verre kennissen van de kennissen. Daardoor zijn ze het beste wapen tegen gevaarlijke bacteriën, en het gevaarlijkste wapen tegen de beste bacteriën. Wie produceert de meeste antibiotica? Bacteriën. Hè?

Antibiotica zijn de wapens waarmee vijandelijke schimmels en bacteriën elkaar bestrijden.

Sinds onderzoekers dat hebben ontdekt, worden in farmaceutische bedrijven massaal bacteriën gehouden. In enorme vaten met vloeistof (tot wel honderdduizend liter) groeien zo onvoorstelbaar veel bacteriën dat je dat bijna niet in cijfers kunt uitdrukken. Zij produceren antibiotica, wij maken ze schoon en persen deze stof in pilvorm. Dit product heeft een goed effect, vooral in de VS. Bij een onderzoek naar het effect van antibiotica op de darmflora waren in het hele gebied van San Francisco en de omringende steden slechts twee personen die in de voorgaande twee jaar geen antibiotica hadden gebruikt. Een op de vier Nederlanders krijgt gemiddeld één keer per jaar een antibioticum. De meest voorkomende reden hiervoor is een verkoudheid. Iedere microbioloog zou hiervan gruwen, omdat een verkoudheid meestal niet eens wordt veroorzaakt door bacteriën, maar door virussen!

Antibiotica doen drie dingen: bacteriën kapot perforeren, bacterien vergiftigen en bacteriën onvruchtbaar maken. Deze medicijnen zijn dus helemaal niet in staat om iets tegen virussen te doen, zodat antibiotica bij de meeste verkoudheden volkomen nutteloos zijn. Als iemand zich na inname toch beter voelt, komt dat door het placeboeffect of door het werk van het eigen immuunsysteem. Maar door deze zinloze inname worden veel nuttige bacteriën gedood, en dat is slecht voor je. Om dat te voorkomen kun je je huisarts bij een onduidelijke infectie vragen om een PCT-test (procalcitoninetest). Deze test laat zien of de verkoudheid wordt veroorzaakt door bacteriën of virussen. Hij kost vijfentwintig euro en wordt door de meeste ziektekostenverzekeraars niet vergoed. Maar vooral als kleine kinderen een onduidelijke infectie hebben, is het wel de moeite waard deze test te overwegen.

Als het echt nodig is om antibiotica te gebruiken, dan moet dat maar. De nadelen wegen dan zeker op tegen de voordelen. Bijvoorbeeld bij een zware longontsteking of als een kind een bijzonder nare infectie heeft; dan kan een klein pilletje een leven redden. Antibiotica zorgen ervoor dat de bacteriën zich niet vermeerderen en dan doodt het immuunsysteem alle overgebleven ziekteverwekkers, zodat de patiënt snel opknapt. Daar betalen we weliswaar een prijs voor, maar feitelijk is het een goede zaak.

De meest voorkomende bijwerking is diarree. Als je geen diarree krijgt, merk je de volgende ochtend misschien dat je meer ontlasting hebt dan normaal. Feitelijk is dat een grote hoeveelheid dode darmbacteriën. De antibioticapil gaat niet van de mond naar de verkouden neus, maar zakt meteen door naar de maag en van daaruit naar de darm. Voordat hij daarvandaan in het bloed en daarna – onder andere – naar de neus gaat, wordt de verzameling micro-organismen in de darm eerst geperforeerd, vergiftigd en onvruchtbaar gemaakt. Het resultaat is een indrukwekkend slagveld dat je dus tijdens het eerstvolgende toiletbezoek kunt bekijken.

Antibiotica kunnen de darmflora sterk veranderen. De hoeveelheid verschillende micro-organismen in de darm neemt hierdoor af en hun capaciteiten kunnen veranderen. Bijvoorbeeld de hoeveelheid cholesterol die kan worden opgenomen, of welke vitamine (zoals de huidvriendelijke vitamine H) wordt geproduceerd en of welke voeding wordt verteerd. Vooral de antibiotica metronidazol en gentamycine hebben in eerste studies in Harvard en New York sterke veranderingen van de darmflora laten zien.

Lastig zijn antibiotica voor kleine kinderen en oudere patiënten. Hun darmflora is toch al veel instabieler en herstelt zich na de behandeling slechter. Uit onderzoeken in Zweden is gebleken dat bij kinderen tot twee maanden na de antibioticakuur duidelijke veranderingen in hun darmflora te zien waren: hier bevonden zich meer potentieel slechte bacteriën en minder goede zoals Bifidobacteriën en Lactobacillen; de gebruikte antibiotica waren ampicilline en gentamycine. Er zijn maar negen kinderen onderzocht, wat dit alles niet bepaald veelzeggend maakt, maar toch is dit de enige studie over dit onderwerp. De uitkomst moet dus met enige terughoudendheid worden bekeken.

Een nieuwer onderzoek onder gepensioneerden in Ierland laat een duidelijke tweedeling zien: veel darmen herstelden zich na een antibioticakuur heel goed, terwijl andere permanent waren veranderd. De oorzaken daarvoor zijn nog volkomen onduidelijk. Het vermogen om na hevige gebeurtenissen weer stabiel te worden, heet bij de darm net als in de psychologie 'resilient'.

De onderzoeken naar de gevolgen op de lange termijn zijn nog op de vingers van één hand te tellen, ook al worden antibiotica al meer dan vijftig jaar gebruikt. De reden is de techniek: de benodigde apparatuur voor dergelijke onderzoeken is nog maar een paar jaar oud. Het enige effect dat inmiddels is bewezen, is het ontstaan van resistentie. Zelfs twee jaar na inname van antibiotica bevinden zich in de darm nog slechte bacteriën die hun achterachterkleinkinderen over die oorlog tegen antibiotica verhalen vertellen.

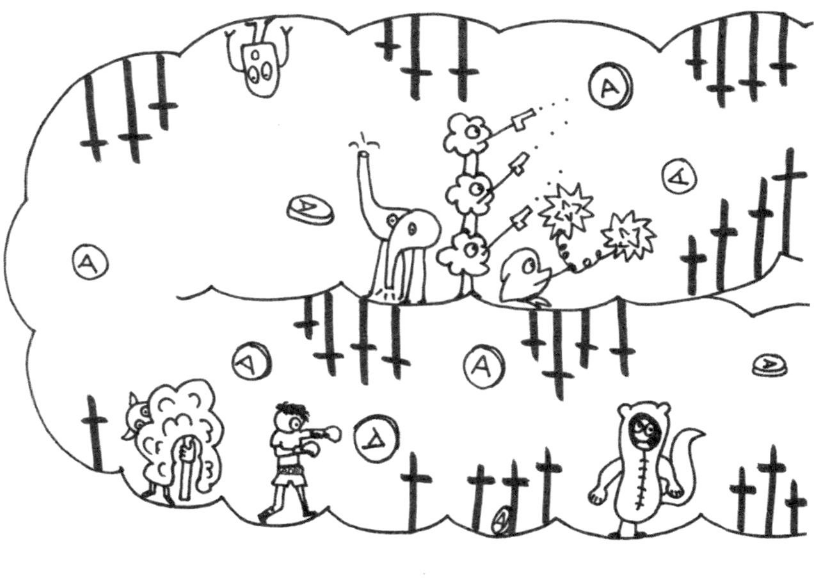

Zij hebben het antibioticum weerstaan en overleefd. En daar is een goede reden voor: indertijd hebben zij resistentietechnieken ontwikkeld, bijvoorbeeld door kleine pompjes in hun celwanden in te bouwen. Daarmee pompten ze het antibioticum uit zichzelf op, zoals de brandweer water uit een ondergelopen kelder. Veel bacteriën vermommen zich, zodat antibiotica hun wanden niet herkennen en dus niet kunnen perforeren. Weer andere maken gebruik van hun vermogen dingen te splitsen – zij bouwen gereedschap waarmee ze ook antibiotica kunnen verslaan.

Het probleem is dat antibiotica zelden alle bacteriën doden. Ze doden bepaalde gemeenschappen, afhankelijk van het gif dat ze gebruiken. Er zijn ook altijd bacteriën die overleven of die ervaren vechtersbazen worden. Als je heel ziek wordt, kunnen juist deze vechtersbazen problemen veroorzaken: hoe resistenter ze zijn, hoe moeilijker het wordt ze nog met antibiotica te bestrijden.

Elk jaar overlijden in Europa duizenden mensen door bacteriën die zo resistent zijn dat geen enkel medicijn nog werkt. Als het immuunsysteem na een operatie verzwakt is of de resistente ziektekiemen na lange antibioticakuren in de meerderheid zijn, dan wordt het gevaarlijk. Nieuwe medicijnen worden bijna niet meer ontwikkeld, doordat dit domweg niet genoeg geld oplevert voor farmaceutische bedrijven.

Als je niet betrokken wilt worden bij een onnodige antibiotica-darmoorlog heb je misschien iets aan deze vier adviezen:

1. Neem niet onnodig antibiotica. En als je ze al een keer moet nemen, doe het dan alsjeblieft lang genoeg. Lang genoeg, omdat niet erg handige resistentie-strijders het op een bepaald moment opgeven en onder de voet kunnen worden gelopen. Daardoor blijven ten slotte alleen die bacteriën over die sowieso zouden zijn overgebleven. De rest is in elk geval naar de andere wereld geholpen.
2. Eet biologisch vlees. De resistente bacteriën verschillen van land tot land. Verbazingwekkend vaak staat dit in nauw verband met de antibiotica uit de veehouderij. In landen als India of Spanje wordt vrijwel niet gecontroleerd hoeveel antibiotica de dieren krijgen toegediend, waardoor enorme hoeveelheden resistente bacteriën in de darmen

ontstaan. Daar komen dan ook bij mensen duidelijk meer onbehandelbare infecties voor dan in andere gebieden. Bij ons zijn hiervoor wel regels, maar zelfs die zijn belachelijk onduidelijk. Veel veeartsen verdienen dan ook hun geld met de semi-illegale 'antibioticahandel'.

Pas sinds 2006 geldt binnen de EU het verbod om 'prestatieverhogende middelen' aan veevoer toe te voegen. Prestatieverhogend betekent hier onder andere: de prestatie van een dier om niet in een smerige, overvolle stal dood te gaan. Deze prestatie is heel goed te bevorderen met antibiotica. Dieren uit biostallen mogen alleen bepaalde hoeveelheden antibiotica krijgen, en als de veehouder deze overschrijdt moet het vlees worden verkocht als 'normaal' vlees, zonder biologisch keurmerk. Als het even kan, zou je dus een paar euro meer moeten uitgeven – tegen resistente veestapels en voor de vrede in de darm. Je merkt het niet meteen, maar zo investeer je wel in een veiliger toekomst.

3. Was groente en fruit goed. Ook dat heeft met het houden van dieren te maken, want de poep van ons vee wordt gebruikt als mest op de akker. Fruit en groenten worden in Nederland niet onderzocht op antibiotica, en al helemaal niet op resistente darmbacteriën – in melk, eieren en vlees worden in elk geval nog bepaalde grenswaarden gecontroleerd. Je kunt dus beter een keer te vaak wassen dan een keer te weinig. Kleine hoeveelheden antibiotica kunnen bij bacteriën al resistentie veroorzaken.
4. Houd tijdens je vakantie je ogen open. Eén op de vier vakantiegangers brengt uiterst resistente ziektekiemen mee terug. De meeste zijn na een paar maanden verdwenen, maar sommige blijven heel lang bij ons. Pas vooral op in landen als India. In Azië en het Midden-Oosten moet je je handen heel vaak wassen, en groente en fruit grondig schoonmaken, desnoods met gekookt water. In Zuid-Europa is het ook opletten geblazen. 'Kook het, pel het of laat het staan' is niet alleen een verstandig advies om diarree te voorkomen, maar ook als bescherming tegen ongewenste resistentiesouvenirs voor jezelf en je gezinsleden.

Zijn er alternatieven voor antibiotica?

Planten (schimmels zoals de penicillineschimmel zijn geen planten, maar worden wel tot de levende wezens gerekend) maken antibiotica die al eeuwen hun werk doen zonder resistentie te veroorzaken. Als planten knakken of als er gaten in vallen, moeten ze op die plek micro-organismen-vijandelijke stoffen produceren, anders zou de plant binnen korte tijd een feestmaal zijn voor de bacteriën uit zijn omgeving. Voor een beginnende verkoudheid, een urineweginfectie of een ontsteking in de mond- of keelholte kun je bij de apotheek plantaardige antibiotica in geconcentreerde vorm kopen. Er zijn bijvoorbeeld producten te koop met mosterd- of rammenasolie en kamille- of salie-extracten. Zij kunnen soms niet alleen bacteriën, maar ook virussen reduceren. Op die manier heeft ons immuunsysteem minder te doen en dus een grotere kans de boosdoeners te verdrijven.

Bij een ernstige ziekte of een ziekte die niet zichtbaar verbetert, zijn dergelijke plantaardige middelen geen oplossing. Ze kunnen dan zelfs schade aanrichten, doordat er te lang met het gebruik van echte antibiotica wordt gewacht. De afgelopen jaren komt door een infectie veroorzaakte hart- en oorschade bij kinderen duidelijk vaker voor, bijvoorbeeld als ouders eigenlijk willen voorkomen dat hun kind te veel antibiotica binnenkrijgt. Dit besluit kan echter ook fatale gevolgen hebben. Een goed opgeleide dokter schrijft niet altijd meteen antibiotica voor, maar zegt ook duidelijk wanneer dat wel noodzakelijk is.

Als je antibiotica gebruikt, speel je eigenlijk een machtsspelletje: je trekt daarbij met een grote legermacht ten strijde tegen gevaarlijke bacteriën, en zij vechten met nog gevaarlijker resistenties terug. Ieder van ons sluit een deal als hij deze medicijnen inneemt: wij offeren onze goede bacteriën op in de hoop het slechte te bestrijden. Bij een kleine verkoudheid is dat tegenwoordig een slechte, maar bij een ernstige ziekte een lonende deal.

Er bestaat nog geen soortenbescherming voor darmbacteriën. We kunnen met zekerheid zeggen dat we sinds de ontdekking van antibiotica veel erfstukken van de familie hebben vernietigd. De ruimte die hierdoor in de darm is vrijgekomen, zou zo goed mogelijk moeten worden bezet, en daarvoor zijn er de probiotica. Ze helpen de darm om na het afweren van echte gevaren een gezond evenwicht terug te vinden.

Probiotica

Elke dag krijgen we vele miljarden levende bacteriën binnen. Ze zitten op rauw voedsel, enkele overleven het zelfs als ze worden gekookt, we likken onbewust aan onze vingers, slikken onze mondbacteriën door of kussen het bacterielandschap van een ander mens. Een deel van deze bacteriën overleeft zelfs de sterke maagzuren en de aanvallende verteringsprocedure, en komt dan levend en wel aan in de dikke darm.

Het grootste deel van deze bacteriën kent niemand – waarschijnlijk doen ze ons niets, of ze doen iets goeds wat we nog niet hebben ontdekt. Een paar zijn ziekteverwekkers, maar kunnen ons over het algemeen geen kwaad doen, omdat er te weinig van zijn. Slechts een fractie van deze bacteriën hebben we helemaal gecontroleerd en is door officiële instanties 'goed' verklaard. Deze bacteriën mogen zichzelf probiotica noemen.

In de supermarkt sta je voor het koelschap en zie je het woord 'probiotisch' op een pak yoghurt staan. Je hebt echt geen idee wat hiermee wordt bedoeld of hoe het werkt, maar velen van ons zijn de reclamespotjes daarvoor nog niet vergeten. Het immuunsysteem wordt versterkt en een eventuele verstopping opgeheven; ook daarom wordt er mond-tot-mondreclame voor dat product gemaakt. Dat is mooi. Daar geef ik ook graag een euro meer voor uit. En hup, dan heb je opeens probiotica in je karretje, daarna in je koelkast en vervolgens in je mond.

Mensen eten al eeuwen probiotische bacteriën; als dat niet zo was, waren we er niet. Dat hebben ook een paar Zuid-Amerikanen moeten constateren: Zij brachten zwangere vrouwen naar de Noordpool die daar hun kind moesten krijgen. De achterliggende gedachte was de oliereserves daar later legitiem te kunnen oppompen, nadat ze daarvoor toestemming hadden gekregen van degenen die er waren geboren. Het resultaat: de baby's stierven, sommige pas op de terugweg. De Noordpool is zo koud en steriel dat de baby's domweg niet genoeg bacteriën kregen. Alleen al de normaal warme omstandigheden en de ziektekiemen op de terugweg betekenden de dood voor deze zuigelingen.

Nuttige bacteriën zijn belangrijke bestanddelen van ons leven en zijn altijd om en op ons te vinden. Onze voorouders wisten dat niet, maar deden intuïtief heel veel goed: zij beschermden hun eten tegen slechte afvalbacteriën, maar vertrouwden op de goede bacteriën, bijvoorbeeld door met behulp daarvan hun eten houdbaar te maken. In elke cultuur bestaan traditionele gerechten die door nuttige micro-organismen ontstaan. In Duitsland zijn dat bijvoorbeeld zuurkool, zoetzure augurken en zuurdesembrood. Crème fraîche uit Frankrijk, gatenkaas uit Zwitserland, salami en olijven uit Italië, *ayran* (gegiste geitenmelk) uit Turkije: dat zou er allemaal niet zijn zonder micro-organismen.

Uit Azië komen ongelofelijk veel van dergelijke levensmiddelen: sojasaus, *kombucha*drankjes, misosoep, het Koreaanse *kimchi*, *lassi* uit India en *fufu* uit Afrika... De lijst is eindeloos lang. Deze voedingsmiddelen worden bewerkt door bacteriën (gefermenteerd). Daarbij worden ze vaak aangevallen door zuren die de yoghurt of de groente een zure smaak geven. Door de zuren en de vele goede bacteriën wordt het eten beschermd tegen gevaarlijke bacteriën. Fermentatie is de oudste en gezondste manier om eten te conserveren.

Even verschillend als de vele gerechten waren vroeger ook de daarvoor verantwoordelijke bacterieculturen. In de karnemelk van een gezin uit Duitsland zitten andere bacteriën dan in de ayran van een Turks gezin. In zuidelijke landen werden bacteriën gebruikt die graag bij hoge temperaturen werken, terwijl in meer noordelijk gelegen gebieden bacteriën werden gebruikt met een voorkeur voor kamertemperatuur.

Yoghurt, karnemelk en andere gefermenteerde producten zijn toevallig ontdekt. Iemand heeft een keer de melk buiten laten staan, daarna kwamen er bacteriën in de emmer terecht (rechtstreeks van de koe of tijdens het melken uit de lucht), de melk werd dikker en klaar was het nieuwe levensmiddel. Wanneer er een erg lekkere yoghurtkiem in de melk was terechtgekomen, deed men een lepel van de yoghurt die daardoor was ontstaan in de volgende portie melk en liet deze bacteriën daardoor nog meer yoghurt maken. In tegenstelling tot de huidige yoghurtproducten was er vroeger een groot team bestaande uit allerlei verschillende bacteriën aan het werk, en niet alleen een team van geselecteerde soorten.

De verscheidenheid aan bacteriën in gefermenteerde levensmiddelen is sterk verminderd. Door de industrialisatie werden ook de productieprocessen genormeerd, met speciaal geselecteerde bacteriën uit laboratoria. Melk wordt tegenwoordig na het melken kort verhit om eventuele ziekteverwekkers te doden, maar daarbij sterven ook potentiële yoghurtbacteriën. Daarom kun je de melk uit de supermarkt ook niet gewoon laten staan in de hoop dat die op een bepaald moment in yoghurt verandert.

Veel levensmiddelen die vroeger veel bacteriën bevatten worden tegenwoordig niet meer met bacteriën, maar met azijn houdbaar gemaakt, zoals zure augurken. Vaak worden ze gefermenteerd met bacteriën, maar daarna weer kiemvrij verhit, zoals veel zuurkool uit de supermarkt. Verse zuurkool is vrijwel alleen nog maar in biologische winkels te krijgen.

De wetenschappelijke wereld vermoedde al sinds het begin van de twintigste eeuw hoe belangrijk goede bacteriën voor ons zijn. Toen kwam Ilja Metchnikoff op het idee yoghurt te onderzoeken. Hij was Nobelprijswinnaar en deed onderzoek naar Bulgaarse bergboeren, want zij werden vaak ouder dan honderd en dat in een opvallend goed humeur. Metchnikoff vermoedde dat dit kwam door de leren zak waarmee ze de melk van hun koeien vervoerden. De boeren moesten na het melken een lange weg afleggen, zodat de melk als ze thuiskwamen in karnemelk of yoghurt was veranderd. Hij was ervan overtuigd dat het regelmatige eten van dit bacteriële product daar verantwoordelijk voor was. In zijn boek *The Prolongation of Life* (De verlenging van het leven) verkondigde hij de mening dat wij dankzij goede bacteriën langer en beter konden leven. Vanaf dat moment waren bacteriën niet langer anonieme bestanddelen van yoghurt, maar ook belangrijke veroorzakers voor een goede gezondheid. Zijn inzicht kwam echter op een slecht moment, want vlak daarvoor waren bacteriën ontdekt als ziekteverwekkers. Microbioloog Stamen Grigorov ontdekte weliswaar in 1905 de door Metchnikoff beschreven yoghurtbacterie, *Lactobacillus bulgaricus*, maar hield zich korte tijd later bezig met de bestrijding van tuberculose. Dankzij het sinds ongeveer 1940 bekende nuttige effect van antibiotica wisten de meeste mensen zeker: hoe minder bacteriën, hoe beter.

Dat Ilja Metchnikoffs idee en Grigorovs bacterie uiteindelijk toch onze supermarkten bereikten, hebben we te danken aan baby's. Moeders die hun baby niet de borst konden geven, hadden vaak een probleem met melkpoeder: hun kind kreeg last van diarree. De melkpoederindustrie verbaasde zich hierover, omdat de ingrediënten op die in echte moedermelk leken. Wat kon er dan nog ontbreken? Bacteriën! Bacteriën die graag op tepels zitten en bacteriën die veel voorkomen in de darm van kinderen die gezoogd worden: Bifidobacteriën en Lactobacillen. Zij splitsen melksuiker (lactose) en produceren melkzuur (lactaat), en horen daarom bij de melkzuurbacteriën. Een Japanse onderzoeker maakte met *Lactobacillus casei Shirota*-bacteriën een yoghurt die de moeders eerst alleen in de apotheek konden verkrijgen. Als ze hun baby daar elke dag iets van gaven, had hij minder vaak last van diarree. Tijdens industrieel onderzoek vond men weer iets terug van Metchnikoffs visie: met baby-bacteriën en meer bescheiden claims.

Normale yoghurt bevat meestal Lactobacillus bulgaricus, maar toch is dat niet altijd precies dezelfde soort als die van de Bulgaarse bergboeren. De soort die Stamen Grigorov heeft ontdekt, wordt tegenwoordig *Lactobacillus helveticus spp. bulgaricus* genoemd. Deze bacteriën kunnen niet goed worden verteerd, zodat een klein deel levend in de darm aankomt. Voor bepaalde effecten op het immuunsysteem is dat niet erg belangrijk; de immuuncellen hoeven vaak maar een lege bacteriehuls te zien om fanatiek aan het werk te gaan.

Probiotische yoghurt bevat bacteriën die voortkomen uit het onderzoek van de baby-diarree: als het even kan moeten ze levend in de dikke darm arriveren. Bacteriën die de spijsvertering kunnen overleven zijn bijvoorbeeld *Lactobacillus rhamnosus*, Lactobacillus acidophilus en de al genoemde Lactobacillus casei Shirota. Een dergelijke levende bacterie kan in theorie meer doen in de darm. Er zijn ook onderzoeken die hun werking bewijzen, maar dat is niet voldoende voor de Europese autoriteiten op het gebied van levensmiddelenveiligheid. *Tadaa*-achtige slogans zoals bij Yakult en Actimel en dergelijke zijn sindsdien verboden.

Bovendien is niet voor honderd procent zeker dat er ook genoeg probiotische bacteriën in de darm aankomen. Door een hiaat in de koelketen of iemand die langzaam verteert zien de bacteriën er misschien al heel vroeg oud uit. Op zich is dat natuurlijk niet erg, maar dan is een probiotische yoghurt waarschijnlijk niet langer beter dan een normale yoghurt. Om in het enorme darm-ecosysteem iets te bereiken, moeten ongeveer een miljard (10^9) bacteriën worden ingezet.

Kortom: elke yoghurt kan goed zijn, maar niet iedereen kan elk melkeiwit of veel dierlijk vet verdragen. Het goede nieuws is dat probiotica niet alleen in yoghurt voorkomen. Hiermee experimenteren onderzoekers in laboratoria met geselecteerde bacteriën. Zij zetten bacteriën meteen op darmcellen in petrischaaltjes, voeren muizen met micro-organismecocktails of laten mensen capsules vol levende bacteriën innemen. In het probiotica-onderzoek hebben we inmiddels grofweg drie werkgebieden onderzocht waarin onze goede bacteriën indrukwekkende vaardigheden laten zien.

1. Massage en balsem

Veel probiotische bacteriën zorgen goed voor onze darm. Zij hebben genen, waardoor ze kleine vetzuren als butyraat produceren. Daarmee kunnen ze de darmvlokken balsemen en verzorgen. Verzorgde darmvlokken zijn veel stabieler en worden groter dan onverzorgde. Hoe groter ze zijn, hoe beter we voeding, mineralen en vitamines kunnen opnemen. Hoe stabieler ze zijn, hoe minder afval ze doorlaten.

Het resultaat: ons lichaam krijgt meer voedingsstoffen en minder schadelijke stoffen voorgeschoteld.

2. Veiligheidsdienst

Goede bacteriën verdedigen onze darm; dat is immers hun woonplaats en ze geven hun terrein niet vrijwillig af aan slechte bacteriën. Daarom zitten ze precies daar waar ziekteverwekkers ons graag infecteren. Als er dan een slechte bacterie aankomt, zitten ze al met een brede grijns op hun favoriete plekje, leggen hun handtas op de passagiersstoel en laten zo weinig mogelijk ruimte vrij. Als dit signaal niet duidelijk genoeg is, dan is dat ook geen probleem: veiligheidsdienst-bacteriën kennen nog meer trucjes. Ze produceren bijvoorbeeld kleine hoeveelheden antibiotica en afweerstoffen, waarmee ze de vreemde bacteriën in hun nabije omgeving verjagen. Of ze gebruiken verschillende zuren: dankzij hen belanden niet alleen yoghurt en zuurkool op de vuilnisbelt, maar wordt onze darm door zuren een onaangename plek voor slechte ziektekiemen. Een andere mogelijkheid is eten pikken (als je broers of zussen hebt, ken je dat misschien). Veel probiotische bacteriën schijnen graag het eten voor de neus van de slechte bacteriën weg te kapen. En op een bepaald moment hebben de booswichten er dan geen zin meer in en geven ze het op.

3. Goede adviseurs en trainers

Last but not least zijn bacteriën de beste deskundigen op het gebied van bacteriën. Als zij samenwerken met onze darm en zijn immuuncellen, krijgen wij duidelijke inside-information en een goed advies: hoe zien de verschillende bacteriënhulzen eruit? Hoeveel beschermend slijm moet er worden gevormd? Hoeveel bacteriële afweerstoffen moeten de darmcellen produceren? Moet het immuunsysteem actiever op vreemde stoffen reageren of ontspannen?

Een gezonde darm bezit veel probiotische bacteriën en wij profiteren elke seconde van hun vaardigheden. Maar het is mogelijk dat onze bacteriëngemeenschappen worden aangevallen, bijvoorbeeld door antibiotica, slechte voeding, ziekten, perioden van stress enzovoorts.

Onze darmen zijn dan minder goed verzorgd, waardoor zij ook minder goed voor ons zorgen en van advies dienen. In dergelijke situaties is het goed dat veel resultaten van laboratoriumonderzoeken ook hun weg naar de apotheek hebben gevonden. Daar kun je namelijk levende bacteriën kopen en op die manier aan tijdelijk bacterieel personeel voor zware tijden komen:

Goed tegen diarree – de nummer 1 onder de werkingsgebieden van probiotica. Bij buikgriep of diarree door het gebruik van antibiotica helpen verschillende bacteriën uit de apotheek bij het verminderen van de diarree en verkorten deze gemiddeld met één dag. Ze hebben, in tegenstelling tot de meeste andere middeltjes tegen diarree, amper bijwerkingen en zijn daardoor bijzonder nuttig voor kleine kinderen en oudere mensen. Bij darmziekten zoals colitis ulcerosa en het geprikkelde-darmsyndroom kunnen probiotica aanvallen van diarree en ontstekingen vertragen.

Goed voor het immuunsysteem. Als je vaak ziek bent, kan het verstandig zijn verschillende probiotica uit te proberen, vooral in de tijd waarin veel mensen verkouden zijn. Als dat te duur is, kun je ook elke dag een beker yoghurt eten, want voor een paar milde effecten hoeven de bacteriën niet per se te leven. Bij enkele onderzoeken is vooral bij oudere mensen en intensieve sporters bewezen dat ze minder erg of minder vaak verkouden zijn als ze regelmatig probiotica innemen.

Een mogelijke bescherming tegen allergieën. Dit effect is minder goed bewezen dan de werking van probiotica bij diarree of een verminderde immuniteit. Voor kinderen die een verhoogd risico op allergieën en neurodermitis hebben, zijn probiotica toch een goede optie. Uit veel onderzoeken blijkt namelijk dat deze een duidelijke bescherming bieden. Soms kon dit effect niet worden bewezen, maar voor deze onderzoeken werden vaak ook verschillende bacteriën gebruikt. Hier zou ik persoonlijk liever gaan voor het 'liever een keer te vaak'-principe. Probiotica zijn in geen geval schadelijk voor kinderen die gevoelig zijn voor allergieën. Als er al sprake is van allergieën of neurodermitis werden de symptomen in veel onderzoeken minder.

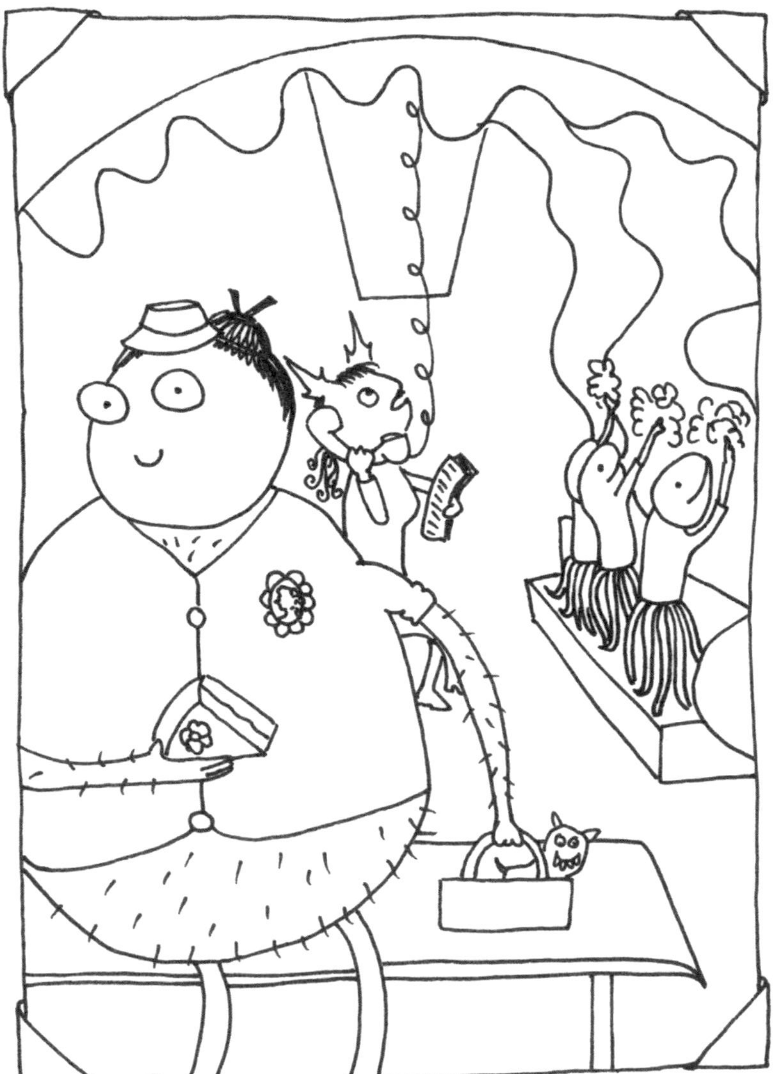

Behalve goed onderzochte gebieden als diarree en ziekten van de darmen of het immuunsysteem zijn er actuele onderzoeksgebieden die de laatste tijd veelbelovende uitkomsten hebben laten zien. Bijvoorbeeld bij spijsverteringsproblemen, reisdiarree, lactose-intolerantie, overgewicht, ontstoken gewrichten en diabetes.

Als je probiotica bij een van deze problemen (bijvoorbeeld als je last hebt van verstopping of winderigheid) wilt uittesten, kan de apotheek geen middel adviseren waarbij de gewenste werking onomstotelijk is bewezen. De farmacie is op dit gebied niet verder dan het onderzoek: je moet zelf maar een beetje uitproberen tot je een bacterie vindt die helpt. Gewoon goed het etiket lezen van dat wat je uitprobeert en als je vier weken later nog geen resultaat ziet, moet je misschien nog een paar andere bacteriesoorten een kans geven. Veel gastro-enterologen kunnen vertellen welke bacteriën de moeite van het proberen waard zijn.

Bij alle probiotica gelden dezelfde regels: je moet ze ongeveer vier weken lang regelmatig innemen en vóór de uiterste houdbaarheidsdatum opmaken (anders zijn er niet meer genoeg in leven om in het enorm grote darm-ecosysteem iets te kunnen bewerkstelligen). Voor aankoop van probiotische producten moet je in elk geval informeren of deze inderdaad bestemd zijn voor de problemen waarvoor je ze wilt gebruiken. Bacteriën bezitten verschillende genen – vele zijn betere immuunsysteem-adviseurs en andere juist vechtlustiger als het gaat om het verjagen van de veroorzakers van bijvoorbeeld diarree.

De best onderzochte probiotica tot nu toe zijn melkzuurbacteriën (Lactobacillen en Bifidobacteriën) en *Saccharomyces boulardii*. De laatste is een gist die hier niet helemaal de aandacht krijgt die het eigenlijk verdient. Het is geen bacterie en daarom ben ik er niet zo gek op. Maar als gist heeft het een niet te overtreffen voordeel: antibiotica kunnen er niets tegen beginnen.

Als je dus tijdens een antibioticakuur alle bacteriën uitroeit, kan Saccharomyces zich rustig vestigen. Op die manier beschermt hij je tegen slechte opportunisten en kan hij bovendien gifstoffen binden. Het heeft echter wel meer bijwerkingen dan bacteriële probiotica. Sommige mensen kunnen gisten niet verdragen; ze krijgen er bijvoorbeeld uitslag van.

Dat wij behalve een of twee gisten bijna alleen maar melkzuurbacteriën als probiotica kennen, bewijst dat we op dit gebied nog maar in de kinderschoenen staan! Want Lactobacillen komen normaal gesproken minder vaak in de darmflora van volwassenen voor, en het is onwaarschijnlijk dat Bifidobacteriën in de dikke darm de enige gezondheids-bevorderaars zijn.

Tot nu toe is er maar één andere, al even goed onderzochte probiotica-bacteriesoort: *E. coli Nissle 1917*. Deze E. coli-soort werd geïsoleerd uit de poep van een soldaat die terugkwam van de Balkanoorlog. Al zijn kameraden hadden tijdens deze slag in de Eerste Wereldoorlog ernstige diarree gekregen, alleen hij niet. Sindsdien is uit veel onderzoeken gebleken dat deze bacterie bij diarree, darmziekten en een verzwakt immuunsysteem nuttig kan zijn. Hoewel deze soldaat allang niet meer leeft, wordt in medische laboratoria nog altijd zijn bijzondere E. coli vermeerderd en ingepakt op de planken van apotheken gelegd, zodat het in de darmen van andere mensen nuttig werk kan verrichten.

De werking van alle probiotica wordt momenteel nog door één ding beperkt: wij kunnen alleen geselecteerde bacteriën uit een laboratorium gebruiken. Zodra je de probiotica niet meer dagelijks inneemt, verdwijnen ze meestal ook weer uit onze darm. Elke darm is anders, er zijn flinke teams die elkaar helpen of tegenwerken; als je daar van bovenaf nieuw binnenkomt, heb je eerst niet veel te vertellen bij de plaatsverdeling. Probiotica werken daardoor alleen als een soort kuurtje voor de darm. Als je ermee ophoudt, moet je eigen flora het werk voortzetten. Voor langdurige resultaten kijkt men sinds kort ook naar de 'gemengd team'-strategie: meerdere bacteriën ineens die elkaar helpen om op onbekend terrein voet aan de grond te krijgen. Zij ruimen elkaars afval op en produceren voedsel voor hun collega's.

Veel producten uit apotheken, drogisterijen en supermarkten zijn al gebaseerd op dit principe, met een mix van al lang bekende melkzuur-collega's en kunnen daardoor veel effectiever werken. Het idee dat men deze bacteriën daardoor langdurig in de darm zou kunnen laten wonen is mooi, maar functioneert tot nu toe nog niet echt.

Als de 'gemengd team'-strategie strikt wordt gehandhaafd, zijn de resultaten indrukwekkend. Dit geldt bijvoorbeeld bij de behandeling van *Clostridium difficile*-infecties. Clostridium difficile zijn bacteriën die goed tegen antibiotica kunnen en daarna de vrijgekomen plaats in de darm kunnen overwoekeren. De patiënten hebben vaak jarenlang bloederige en slijmerige diarree, die ze ondanks verdere antibioticakuren of probiotica-preparaten niet meer de baas kunnen. Zoiets is niet alleen fysiek inspannend, maar ook om wanhopig van te worden.

In dergelijke noodsituaties moeten artsen echt creatief worden. Een paar moedige artsen hebben gewoon darmbacteriën van gezonde mensen geïmplanteerd. Dat is gelukkig relatief eenvoudig te doen (in de diergeneeskunde worden op die manier al decennialang veel ziekten genezen): je hebt alleen gezonde poep nodig inclusief de bacteriën. Dat is alles. Feitelijk is het dus 'poeptransplantatie'. Bij een medische poeptransplantatie krijgt de patiënt de poep niet gewoon in zuivere vorm, maar schoongemaakt. Van achteren of van voren maakt dan ook niet meer uit.

Het succesquotum bij ernstige, tot dan toe ongeneeslijke Clostridium difficile-diarree bedraagt in bijna alle onderzoeken ongeveer negentig procent. En er zijn maar weinig medicijnen met zo'n hoog succesquotum! Toch mag deze behandeling ondanks de goede resultaten alleen bij echt hopeloze gevallen worden uitgevoerd, want men heeft nog geen idee of eventuele ziekten of andere potentieel schadelijke ziektekiemen mee worden getransplanteerd. Bepaalde bedrijven zijn al bezig kunstmatige transplantaten te produceren met een gegarandeerde 'onschadelijkheid'. Als dat lukt, zou dat een geweldige ontwikkeling zijn.

Bij het transplanteren van goede bacteriën, die daarna ook blijven aangroeien, ligt misschien de grootste potentie van de probiotica. Het overplanten heeft zelfs al bij ernstige gevallen van diabetes tot goede resultaten geleid. Op dit moment wordt ook getest of daardoor het ontstaan van diabetes type 1 kan worden voorkomen. Hoe ik van diarree op diabetes kom, zal voor veel lezers een erg grote sprong zijn. Maar eigenlijk is dat helemaal niet zo: dan transplanteert men niet gewoon alleen maar verdedigende bacteriën, maar een micro-organisme-orgaan dat de stofwisseling en het immuunsysteem mee-regelt. Meer dan zestig procent van deze darmbacteriën kennen we helemaal nog niet. Het onderzoeken van mogelijk probiotisch werkende soorten is omslachtig, net als vroeger de zoektocht naar geneeskrachtige kruiden. Alleen leeft ons medicijn deze keer bij ons. Elke dag en elke maaltijd beïnvloeden ook het grote micro-organisme – zowel positief als negatief.

Prebiotica

Waar het bij de prebiotica om gaat is dit: door bepaald eten goede bacteriën bevorderen. Prebiotica zijn veel geschikter voor dagelijks gebruik dan probiotica. Voor het gebruik hiervan is er maar één voorwaarde: ergens in de eigen darm moeten goede bacteriën aanwezig zijn. Deze kun je dan met prebiotisch voedsel stimuleren, waardoor je ze steeds meer macht geeft tegenover de slechte.

Omdat bacteriën veel kleiner zijn dan wij, kijken zij op een totaal andere manier naar eten: elk korreltje is een ongelofelijk evenement, een brokje vol lekkernijen. Alles wat wij niet in de dunne darm kunnen opnemen, noemen we 'voedingsvezels'. Toch zijn vezels geen overbodige zaken, in elk geval niet voor de bacteriën in de dikke darm. Zij zijn gek op voedingsvezels. Niet op alle soorten, maar wel op veel soorten. Bepaalde bacteriën houden van onverteerde aspergevezels, en andere hebben een voorkeur voor onverteerde vleesvezels.

Sommige artsen begrijpen absoluut niet waarom zij hun patiënten eigenlijk het advies geven meer voedingsvezels te eten. Daarmee geven ze hun patiënt namelijk opdracht zijn bacteriën goed te voeden, wat hem weer helpt: eindelijk is er genoeg te eten voor de micro-organismen in de darm, zodat ze vitamines en gezonde vetzuren produceren of het immuunsysteem weer eens goed trainen. In de dikke darm zitten immers ook altijd ziekteverwekkers en die kunnen van bepaald voedsel stoffen maken als indol, fenol (carbonzuur) en ammoniak; dat zijn stoffen waar in de chemiekast een waarschuwingspictogram op staat.

Prebiotica zijn voedingsvezels die alleen door keurige bacteriën gegeten kunnen worden. Als er ook zoiets voor mensen zou zijn, zouden er bijzondere dingen te zien zijn in de kantine! Gewone witte suiker is bijvoorbeeld geen prebioticum, omdat ook cariësbacteriën er dol op zijn. Slechte bacteriën kunnen prebiotica niet of bijna niet verteren en daaruit dus ook niets slechts maken. De goede bacteriën worden tegelijkertijd sterker en veroveren steeds meer terrein.

We eten echter vaak heel weinig voedingsvezels, en dus ook heel weinig prebiotica. We zouden elke dag dertig gram voedingsvezels moeten eten, maar de meeste Europeanen krijgen niet eens de helft binnen. Dat is zo weinig dat er in de darm een felle concurrentiestrijd ontstaat die ook door slechte bacteriën kan worden gewonnen.

Toch is het echt niet moeilijk om iets goeds te doen voor jezelf en je beste micro-organismen. De meeste mensen hebben namelijk al een prebiotisch lievelingsgerecht dat ze probleemloos vaker zouden willen eten. Mijn oma heeft altijd aardappelsalade in de koelkast staan en mijn vader maakt vaak een verrukkelijke witlofsalade met mandarijnen (Tip: witlof kort met warm water afspoelen, dan smaakt hij niet meer bitter en is hij alleen nog knapperig), en mijn zus houdt van asperges of schorseneren met een lekkere roomsaus.

Dit zijn maar een paar gerechten die Bifidobacteriën en Lactobacillen ook lekker vinden; zij houden van lelieachtige planten, planten uit de composietenfamilie en resistent zetmeel. Lelieachtigen zijn niet alleen prei en asperge, maar ook uien en knoflook. Bij de composietenfamilie horen behalve witlof ook aardpeer, schorseneren en artisjokken.

Resistent zetmeel ontstaat bijvoorbeeld als je aardappelen of rijst kort kookt en vervolgens laat afkoelen. Daarbij kristalliseert het zet-

Afb.: Artisjok, asperges, witlof, groene bananen, aardpeer, knoflook, uien, pastinaken, schorseneren, tarwe (volkoren), rogge, haver, prei

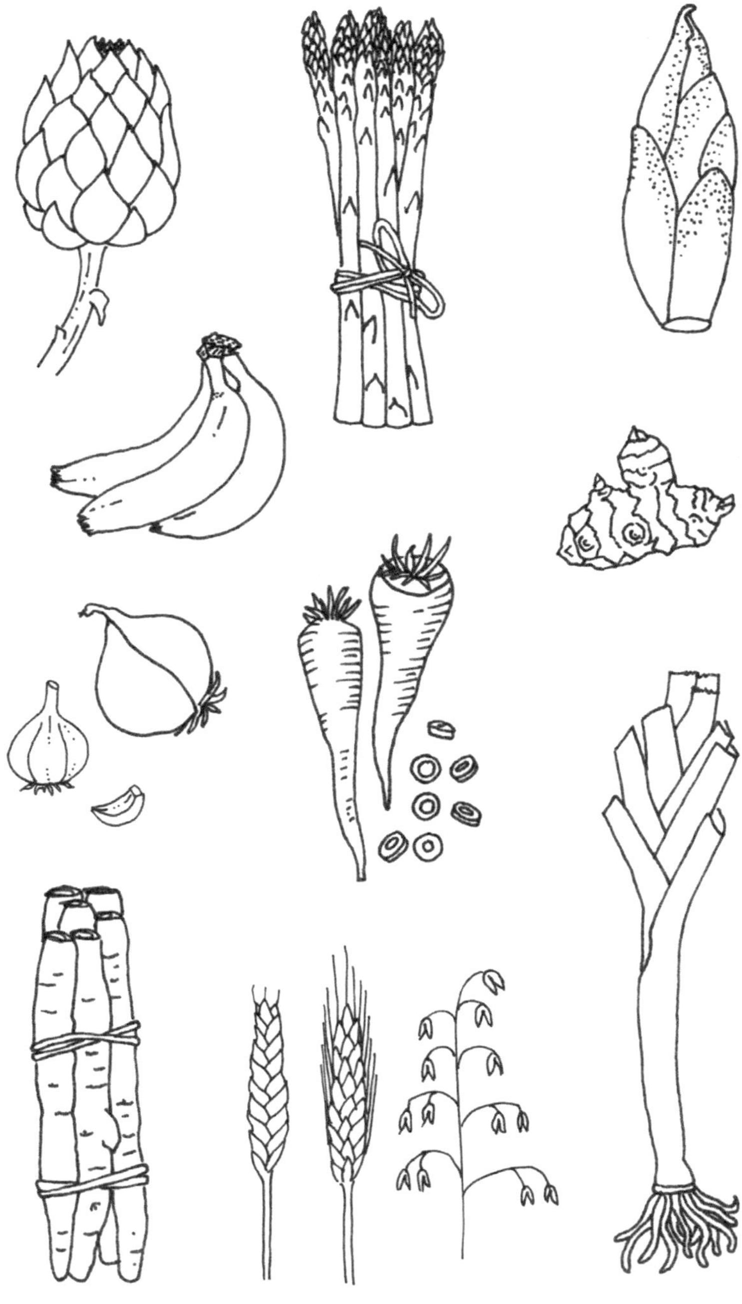

meel, dat daardoor minder goed verteerbaar wordt. Van een 'robuuste' aardappelsalade of koude sushirijst komt meer onverteerd bij de micro-organismen aan. Als je nog geen prebiotisch lievelingsgerecht hebt, zou je er eens een paar kunnen uitproberen. En als je deze gerechten dan regelmatig eet, zul je iets leuks merken: dan krijg je af en toe echt trek in die gerechten.

Iemand die voornamelijk vezelarme maaltijden eet, zoals pasta's, witbrood en pizza, moet niet opeens overstappen op vezelrijke voeding. Dan raakt de verzwakte bacteriëngemeenschap van slag, draait helemaal door en verteert alles helemaal. Met als gevolg: heel veel scheten laten. Ga dus langzaam maar zeker over tot het eten van meer voedingsvezels, en dan ook niet in overdreven grote hoeveelheden. Eten is immers in eerste instantie iets voor jezelf en pas in tweede instantie iets voor de bewoners van je dikke darm.

Veel scheten laten is niet prettig: veel gas blaast je darmen onprettig op. Af en toe een wind laten is echter gezond. Wij zijn levende wezens, in onze buik leeft een kleine wereld die ondertussen werkt en veel dingen produceert. Net zoals de aarde onze uitlaatgassen tolereert, zouden wij ook de uitlaatgassen van onze micro-organismen vriendelijk moeten doorvoeren. Dat mag gek klinken, maar het hoeft niet meteen te stinken. Bifidobacteriën en Lactobacillen ruiken bijvoorbeeld niet onaangenaam. Als je nooit een scheet hoeft te laten, laat je je darmbacteriën verhongeren en ben je geen goede gastheer of gastvrouw voor je micro-organismen.

Als je meteen wilt beginnen, kun je bij de drogist of apotheek pure prebiotica halen. Hiervoor haalt men uit witlof bijvoorbeeld het prebioticum inuline en uit melk GOS (galacto-oligo-saccharide). Deze stoffen zijn getest op hun gezonde werking en voeden vrij effectief alleen bepaalde Bifidobacteriën en Lactobacillen.

Prebiotica zijn bij lange na niet zo goed onderzocht als probiotica, maar toch zijn er al enkele bijzonder goede toepassingen. Prebiotica helpen goede bacteriën zo dat er maar weinig giften in de darm ontstaan. Vooral iemand die problemen met de lever heeft, kan de schadelijke stoffen van slechte bacteriën niet meer zo goed onschadelijk maken en voelt dat vaak ook duidelijk. Bacteriëngiften hebben een verschillende werking, van vermoeidheid tot trillen en in coma raken. In een ziekenhuis geeft men in dergelijke gevallen vaak sterk geconcentreerde prebiotica en over het algemeen zijn de problemen dan voorbij.

Maar ook voor een gewoon iemand met een normaal functionerende lever spelen bacteriëngiften een rol. Deze ontstaan bijvoorbeeld als de weinige voedingsvezels allemaal al bij de ingang van de dikke darm zijn opgebruikt en de bacteriën zich aan het uiteinde van de darm op onverteerde proteïne storten. Bacteriën en vlees zijn vaak geen goede combinatie, zeker niet als het verrot is. Te veel van deze vleesgiften beschadigen de dikke darm en kunnen in het ergste geval kanker veroorzaken. Darmkanker komt vaker dan gemiddeld precies daar voor: aan het uiteinde van de darm. Daarom worden prebiotica vooral getest voor de preventie van darmkanker. De eerste onderzoeken zijn veelbelovend.

Prebiotica zoals GOS zijn spannend, omdat ze ook door ons eigen lichaam worden geproduceerd. In moedermelk zit negentig procent GOS en tien procent andere onverteerbare voedingsvezels. Bij koeien maakt GOS slechts tien procent uit van de melk-voedingsvezels. Maar iets hiervan schijnt ook juist voor mensenbaby's heel belangrijk te zijn. Als een baby flessenmelk krijgt op basis van melkpoeder met een beetje GOS-poeder erin, komen zijn darmbacteriën overeen met die van een baby die borstvoeding krijgt. Een paar onderzoeken lijken erop te wijzen dat ze ook minder allergieën en neurodermitis ontwikkelen dan andere baby's die met melk van melkpoeder werden gevoed. Sinds 2005 is toevoeging van GOS aan melkpoeder toegestaan, maar niet verplicht.

De belangstelling voor GOS is sindsdien groter, en inmiddels heeft men in het laboratorium nog een ander effect kunnen aantonen: GOS hecht zich direct aan darmcellen, vooral daar waar ziekteverwekkers zich ook graag hechten. Daardoor functioneren ze als beschermende schildjes: de slechte bacteriën kunnen zich niet goed vasthouden en glijden in het beste geval gewoon langs hen heen. Na deze ontdekking is nu ook begonnen met de eerste onderzoeken naar het voorkomen van reisdiarree met GOS.

Inuline wordt al langer onderzocht dan GOS. Voedingsmiddelenproducenten gebruiken het vaak als suiker- of vetvervanger, omdat het een beetje zoet en geleiachtig is. Prebiotica zijn meestal bepaalde suikers die in een keten met elkaar verbonden zijn. Als wij suiker zeggen, bedoelen we vaak een bepaalde molecule uit de suikerbiet; maar er zijn honderden verschillende soorten suiker. Als de mens had gekozen voor de fabrieksmatige suikerproductie uit witlof, dan zou snoep geen tandbederf veroorzaken. 'Zoet' is niet altijd ongezond, maar we eten nu eenmaal altijd de ongezonde varianten.

Vaak hebben we geen goed gevoel bij producten die als 'suikervrij' of 'minder vet' worden aangeprezen. Zoetstoffen zoals aspartaam schijnen kankerverwekkend te zijn en andere zoetstoffen uit zogenaamde light-producten worden zelfs aan varkensvoer toegevoegd om de dieren dikker te krijgen. De scepsis is dus over het algemeen terecht. Een product dat inuline bevat als vervanger voor suiker en vet kan echter gezonder zijn dan een product met de complete hoeveelheid dierlijk vet en suiker. Bij lightproducten is het dus zinvol goed op het etiket te kijken, want er zijn veel stoffen waarmee we onszelf met een gerust hart kunnen belonen, en dan kunnen onze darmbacteriën mee snoepen.

Inuline hecht zich minder goed aan onze cellen dan GOS. Volgens een bijzonder groot, goed opgezet onderzoek is het geen middel tegen reisdiarree, maar de proefpersonen die inuline hadden gehad gaven wel aan dat ze zich duidelijk beter voelden. Bij de controlegroep, die slechts een placebo kreeg, was dit effect niet aanwezig. Het is in verschillende ketenlengtes te produceren en dat is heel prettig voor een goede verdeling van de goede bacteriën. Korte inulineketens worden in het begin van de dikke darm door de bacteriën opgegeten, en langere ketens vooral aan het einde.

Deze zogenoemde ITFMIX met verschillende lengtes leidt tot goede resultaten, omdat meer oppervlak een beter resultaat betekent: bij de opname van calcium bijvoorbeeld. Daarvoor zijn bacteriën nodig die deze stof overal door de darmwand sluizen. ITFMIX kon tijdens een experiment de calciumopname bij jonge meisjes met maximaal twintig procent verbeteren. Dat is goed voor de botten en kan op die manier osteoporose (botontkalking) op oudere leeftijd voorkomen.

Calcium is zo'n goed voorbeeld omdat het goed laat zien hoever je met prebiotica kunt gaan. Ten eerste moet je toch nog voldoende calcium innemen om hoe dan ook een effect te zien, en ten tweede halen prebiotica niets uit als het probleem door andere organen wordt veroorzaakt. Een voorbeeld. In de menopauze krijgen veel vrouwen zwakkere botten doordat hun eierstokken hun grote midlifecrisis doormaken: ze moeten afscheid nemen van de hormoonproductie en langzaam leren te genieten van de ontspanning van de oude dag. Maar bij osteoporose missen de botten de hormonen en in dat geval kan ook een prebioticum niets doen.

Toch mag het effect niet worden onderschat. Onze darmbacteriën worden vooral door onze voeding beïnvloed. Prebiotica zijn de machtigste werktuigen om goede bacteriën te bevorderen, en dan met name de bacteriën die al in de darm zitten en daar ook blijven. Vooral prebiotische gewoontedieren zoals mijn aan aardappelsalade verslaafde oma activeren, zonder het te weten, de beste delen van hun micro-organisme-orgaan. Haar op een na meest favoriete gerecht is trouwens prei. Als vroeger iedereen bij ons thuis ziek was, kwam zij met een grijns een pan preisoep brengen en speelde ook nog een paar liedjes op de piano. Het aandeel van haar micro-organismen daaraan is nog onbekend, maar niet te onderschatten.

Vergeet dit dus niet: goede bacteriën doen goede dingen. Dus zou je ze zo moeten voeden dat ze een zo groot mogelijk deel van de dikke darm kunnen bevolken. Dat lukt niet met pasta of witbrood die in een fabriek op de lopende band worden geperst uit een witte deegmassa. Nee, in je eten moeten echte voedingsvezels zitten uit echte groentevezels of vruchtvlees. Deze kunnen ook zoet smaken en lekker zijn, zoals uit verse asperges of sushirijst of in zuivere vorm uit de apotheek. Daar hebben onze bacteriën iets aan, en dan bedanken zij ons met goed werk.

Onder de microscoop zien we de bacteriën alleen als lichte puntjes op een donkere achtergrond. Maar samen laten ze meer zien: ieder mens heeft een volk. De meeste bacteriën zitten gehoorzaam in de slijmhuid en trainen onze immuuncellen, balsemen onze darmvlokken, eten wat wij niet nodig hebben en produceren vitamines voor ons. Andere bacteriën zitten vlak bij de darmcellen, prikken ze soms of maken giften. Als het goede en het slechte een goed evenwicht hebben bereikt, kan het slechte ons sterk maken, terwijl het goede ons verzorgt en gezond houdt.

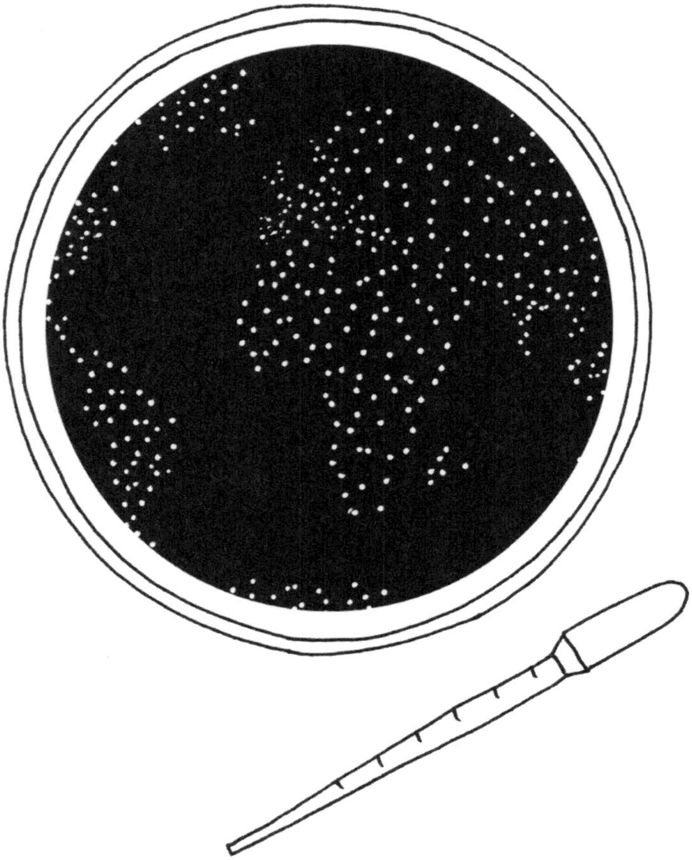

Dankwoord

Dit boek zou er niet zijn zonder mijn zus Jill. Zonder jouw vrije, rationele en nieuwsgierige geest zou ik vaak zijn blijven steken in een wereld waarin gehoorzaamheid en aanpassing gemakkelijker zijn dan moed en de wil om nuttige fouten te maken. Ook al had je het zelf druk genoeg, toch was je er altijd om mijn teksten met mij door te nemen en me op nieuwe ideeën te brengen. Jij hebt me geleerd om creatief te werken. Als ik me niet goed voel, denk ik eraan dat we uit hetzelfde hout zijn gesneden en dat ieder van ons haar pen op een andere manier gebruikt. Ik wil Ambrosius bedanken, die mij vaak veel werk uit handen neemt. Ik bedank mijn familie en mijn peetoom, omdat zij mij omsluiten als het bos een boom en ook in zware tijden standhouden. Ik bedank Ji-Won, omdat zij mij tijdens het werk aan dit boek zo vaak heeft gevoed, met eten en met haar prachtige kunst. Anne-Claire en Anne bedank ik voor hun hulp bij de lastigste vragen!

Ik bedank Michaela en Bettina, omdat dit boek dankzij hun scherpe geest echt tot stand is gekomen. Zonder mijn studie had ik niet de noodzakelijke kennis bezeten en daarom bedank ik alle goede hoogleraren en de Duitse overheid die mijn studie betaalt. Alle mensen die aan dit boek hebben meegewerkt – van de verslaggevers, vertegenwoordigers van de uitgeverij, producenten, zetters, marketeers, persklaarmakers, boekhandelaren, postbodes tot en met degene die dit nu leest: heel erg bedankt!

Belangrijkste bronnen

Dit zijn vooral bronnen voor teksten die niet in standaardleerboeken te vinden zijn.

Hoofdstuk 1

Bandani, A.R.: 'Effect of Plant a-Amylase Inhibitors on Sunn Pest, Eurygaster Integriceps Puton (Hemiptera: Scutelleridae), Alpha-Amylase Activity'. In: *Commun Agric Appl Biol Sci.* 2005; 70 (4): p. 869–873.
Baugh, R.F. et al.: 'Clinical Practice Guideline: Tonsillectomy in Children'. In: *Otolaryngol Head Neck Surg.* Januari 2011; 144 (Suppl. 1): p. 1–30.
Bengmark, S.: 'Integrative Medicine and Human Health – The Role of Pre-, Pro- and Synbiotics'. In: *Clin Transl Med.* 28 mei 2012; 1 (1): p. 6.
Bernardo, D. et al.: 'Is Gliadin Really Safe for Non-Coeliac Individuals? Production of Interleukin 15 in Biopsy Culture from Non-Coeliac Individuals Challenged with Gliadin Peptides'. In: *Gut.* Juni 2007; 56 (6): p. 889 f.
Bodinier, M. et al.: 'Intestinal Translocation Capabilities of Wheat Allergens Using the Caco-2 Cell Line'. In: *J Agric Food Chem.* 30 mei 2007; 55 (11): p. 4576–4583.
Bollinger, R. et al.: 'Biofilms in the Large Bowel Suggest an Apparent Function of the Human Vermiform Appendix'. In: *J Theor Biol.* 21 december 2007; 249 (4): p. 826–831.
Catassi, C. et al.: 'Non-Celiac Gluten Sensitivity: The New Frontier of Gluten Related Disorders'. In: *Nutrients.* 26 september 2013; 5 (10): p. 3839–3853.
Kim, B.H., Gadd, G.M.: *Bacterial Physiology and Metabolism.* Cambridge: Cambridge University Press, 2008.

Klauser, A.G. et al.: 'Behavioral Modification of Colonic Function. Can Constipation Be Learned?' In: *Dig Dis Sci.* Oktober 1990; 35 (10): p. 1271–1275.
Lammers, K.M. et al.: 'Gliadin Induces an Increase in Intestinal Permeability and Zonulin Release by Binding to the Chemokine Receptor CXCR3'. In: *Gastroenterology.* Juli 2008; 135 (1): p. 194–204.
Ledochowski, M. et al.: 'Fructose- and Sorbitolol-Reduced Diet Improves Mood and Gastrointestinal Disturbances in Fructose Malabsorbers'. In: *Scand J Gastroenterol.* Oktober 2000; 35 (10): p. 1048–1052.
Lewis, S.J., Heaton, K.W.: 'Stool Form Scale as a Useful Guide to Intestinal Transit Time'. In: *Scand J Gastroenterol.* September 1997; 32 (9): p. 920–924.
Martín-Peláez, S. et al.: 'Health Effects of Olive Oil Polyphenols: Recent Advances and Possibilities for the Use of Health Claims'. In: *Mol. Nutr. Food Res.* 2013; 57 (5): p. 760–771.
Paul, S.: Paläopower – *Das Wissen der Evolution nutzen für Ernährung, Gesundheit und Genuss.* München: C.H. Beck-Verlag, 2013 (2e druk).
Sikirov, D.: 'Etiology and Pathogenesis of Diverticulosis Coli: A New Approach'. In: *Med Hypotheses.* Mei 1988; 26 (1): p. 17–20.
Sikirov, D.: 'Comparison of Straining During Defecation in Three Positions: Results and Implications for Human Health'. In: *Dig Dis Sci.* Juli 2003; 48 (7): p. 1201–1205.
Thorleifsdottir, R.H. et al.: 'Improvement of Psoriasis after Tonsillectomy Is Associated with a Decrease in the Frequency of Circulating T Cells That Recognize Streptococcal Determinants and Homologous Skin Determinants'. In: *J Immunol.* 2012; 188 (10): p. 5160–5165.
Varea, V. et al.: 'Malabsorption of Carbohydrates and Depression in Children and Adolescents'. In: *J Pediatr Gastroenterol Nutr.* Mei 2005; 40 (5): p. 561–565.
Wisner, A. et al.: 'Human Opiorphin, a Natural Antinociceptive Modulator of Opioid-Dependent Pathways'. In: *Proc Natl Acad Sci USA.* 21 november 2006; 103 (47): p. 17 979–17 984.

Hoofdstuk 2

Agiulera, M. et al.: 'Stress and Antibiotics Alter Luminal and Walladhered Microbiota and Enhance the Local Expression of Visceral Sensory-Related Systems in Mice'. In: *Neurogastroenterol Motil.* Augustus 2013; 25 (8): p. e515–e529.

Bercik, P. et al.: 'The Intestinal Microbiota Affect Central Levels of Brain-Derived Neurotropic Factor and Behavior in Mice'. In: *Gastroenterology.* Augustus 2011; 141 (2): p. 599–609.

Bravo, J.A. et al.: 'Ingestion of *Lactobacillus* Strain Regulates Emotional Behavior and Central GABA Receptor Expression in a Mouse via the Vagus Nerve'. In: *Proc Natl Acad Sci USA.* 20 september 2011; 108 (38): p. 16 050–16 055.

Bubenzer, R.H., Kaden, M.: www.sodbrennen-welt.de (opgevraagd in oktober 2013).

Castrén, E.: 'Neuronal Network Plasticity and Recovery from Depression'. In: *JAMA Psychiatry.* 2013; 70 (9): p. 983–989.

Craig, A.D.: 'How Do You Feel – Now? The Anterior Insula and Human Awareness'. In: *Nat Rev Neurosci.* Januari 2009; 10 (1): p. 59–70.

Enck, P. et al.: 'Therapy Options in Irritable Bowel Syndrome'. In: *Eur J Gastroenterol Hepatol.* December 2010; 22 (12): p. 1402–1411.

Furness, J.B. et al.: 'The Intestine as a Sensory Organ: Neural, Endocrine, and Immune Responses'. In: *Am J Physiol Gastrointest Liver Physiol.* 1999; 277 (5): p. G922–G928.

Huerta-Franco, M.R. et al.: 'Effect of Psychological Stress on Gastric Motility Assessed by Electrical Bio-Impedance'. In: *World J Gastroenterol.* 28 september 2012; 18 (36): p. 5027–5033.

Kell, C.A. et al.: 'The Sensory Cortical Representation of the Human Penis: Revisiting Somatotopy in the Male Homunculus'. In: *J Neurosci.* 22 juni 2005; 25 (25): p. 5984–5987.

Keller, J. et al.: 'S3-Leitlinie der Deutschen Gesellschaft für Verdauungs- und Stoffwechselkrankheiten (DGVS) und der Deutschen Gesellschaft für Neurogastroenterologie und Motilität (DGNM) zu Definition, Pathophysiologie, Diagnostik und Therapie intestinaler

Motilitätsstörungen'. In: *Z Gastroenterol.* 2011; 49: p. 374–390.
Keywood, C. et al.: 'A Proof of Concept Study Evaluating the Effect of ADX10059, a Metabotropic Glutamate Receptor-5 Negative Allosteric Modulator, on Acid Exposure and Symptoms in Gastro-Oesophageal Reflux Disease'. In: *Gut.* September 2009; 58 (9): p. 1192–1199.
Krammer, H. et al.: 'Tabuthema Obstipation: Welche Rolle spielen Lebensgewohnheiten, Ernährung, Prä- und Probiotika sowie Laxanzien?' In: *Aktuelle Ernährungsmedizin.* 2009; 34 (1): p. 38–46.
Layer, P. et al.: 'S3-Leitlinie Reizdarmsyndrom: Definition, Pathophysiologie, Diagnostik und Therapie. Gemeinsame Leitlinie der Deutschen Gesellschaft für Verdauungs- und Stoffwechselkrankheiten (DGVS) und der Deutschen Gesellschaft für Neurogastroenterologie und Motilität (DGNM)'. In: *Z Gastroenterol.* 2011; 49: p. 237–293.
Ma, X. et al.: 'Lactobacillus Reuteri Ingestion Prevents Hyperexcitability of Colonic DRG Neurons Induced by Noxious Stimuli'. In: *Am J Physiol Gastrointest Liver Physiol.* April 2009; 296 (4): p. G868–G875.
Mayer, E.A.: 'Gut Feelings: The Emerging Biology of Gut-Brain Communication'. In: *Nat Rev Neurosci.* 13 juli 2011; 12 (8): p. 453–466.
Mayer, E.A. et al.: 'Brain Imaging Approaches to the Study of Functional GI Disorders: A Rome Working Team Report'. In: *Neurogastroenterol Motil.* Juni 2009; 21 (6): p. 579–596.
Moser, G. (red.): *Psychosomatik in der Gastroenterologie und Hepatologie.* Wenen, New York: Springer, 2007.
Naliboff, B.D. et al.: 'Evidence for Two Distinct Perceptual Alterations in Irritable Bowel Syndrome'. In: *Gut.* Oktober 1997; 41 (4): p. 505–512.
Palatty, P.L. et al.: 'Ginger in the Prevention of Nausea and Vomiting: A Review'. In: *Crit Rev Food Sci Nutr.* 2013; 53 (7): p. 659–669.
Reveiller, M. et al.: 'Bile Exposure Inhibits Expression of Squamous Differentiation Genes in Human Esophageal Epithelial Cells'. In: *Ann Surg.* Juni 2012; 255 (6): p. 1113–1120.
Revenstorf, D.: *Expertise zur wissenschaftlichen Evidenz der Hypnotherapie.* Tübingen, 2003; www.meg-tuebingen.de/downloads/Expertise.pdf (opgevraagd in oktober 2013).
Simons, C.C. et al.: 'Bowel Movement and Constipation Frequencies and the

Risk of Colorectal Cancer Among Men in the Netherlands Cohort Study on Diet and Cancer'. In: *Am J Epidemiol.* 15 december 2010; 172 (12): p. 1404–1414.
Streitberger, K. et al.: 'Acupuncture Compared to Placebo-Acupuncture for Postoperative Nausea and Vomiting Prophylaxis: A Randomised Placebo-Controlled Patient and Observer Blind Trial'. In: *Anaesthesia.* Februari 2004; 59 (2): p. 142–149.
Tillisch, K. et al.: 'Consumption of Fermented Milk Product with Probiotic Modulates Brain Activity'. In: *Gastroenterology.* Juni 2013; 144 (7): p. 1394–1401.

Hoofdstuk 3

Aggarwal, J. et al.: 'Probiotics and their Effects on Metabolic Diseases: An Update'. In: *J Clin Diagn Res.* Januari 2013; 7 (1): p. 173–177.
Arnold, I.C. et al.: '*Helicobacter Pylori* Infection Prevents Allergic Asthma in Mouse Models through the Induction of Regulatory T Cells'. In: *J Clin Invest.* Augustus 2011; 121 (8): p. 3088–3093.
Arumugam, M. et al.: 'Enterotypes of the Human Gut Microbiome'. In: *Nature.* 12 mei 2011; 474 (7353); 1: p. 174–180.
Bäckhed, F.: 'Addressing the Gut Microbiome and Implications for Obesity'. In: *International Dairy Journal.* 2010; 20 (4): p. 259–261.
Balakrishnan, M., Floch, M.H.: 'Prebiotics, Probiotics and Digestive Health'. In: *Curr Opin Clin Nutr Metab Care.* November 2012; 15 (6): p. 580–585.
Barros, F.C.: 'Cesarean Section and Risk of Obesity in Childhood, Adolescence, and Early Adulthood: Evidence from 3 Brazilian Birth Cohorts'. In: *Am J Clin Nutr.* 2012; 95 (2): p. 465–70.
Bartolomeo, F. Di.: 'Prebiotics to Fight Diseases: Reality or Fiction?' In: *Phytother Res.* Oktober 2013; 27 (10): p. 1457–1473.
Bischoff, S.C., Köchling, K.: 'Pro- und Präbiotika'. In: *Zeitschrift für Stoffwechselforschung, klinische Ernährung und Diätik.* 2012; 37: p. 287–304.
Borody, T.J. et al.: 'Fecal Microbiota Transplantation: Indications, Methods, Evidence, and Future Directions'. In: *Curr Gastroenterol Rep.* 2013; 15 (8): p. 337.

Bräunig, J.: *Verbrauchertipps zu Lebensmittelhygiene, Reinigung und Desinfektion.* Berlijn: Bundesinstitut für Risikobewertung, 2005.
Brede, C.: *Das Instrument der Sauberkeit. Die Entwicklung der Massenproduktion von Feinseifen in Deutschland 1850 bis 2000.* Münster et al.: Waxmann, 2005.
Bundesregierung: Antwort der Bundesregierung auf die Kleine Anfrage der Abgeordneten Friedrich Ostendorff, Bärbel Höhn, Nicole Maisch, weiterer Abgeordneter und der Fraktion BÜNDNIS 90/DIE GRÜNEN – Drucksache 17/10017. Daten zur Antibiotikavergabe in Nutztierhaltungen und zum Eintrag von Antibiotika und multiresistenten Keimen in die Umwelt. Drucksache 17/10313, 17 juli 2012, op http://dip21.bundestag.de/dip21/btd/17/103/1710313 (opgevraagd in oktober 2013).
Caporaso, J.G. et al.: 'Moving Pictures of the Human Microbiome'. In: *Genome Biol.* 2011; 12 (5): p. R50.
Carvalho, B.M., Saad, M.J.: 'Influence of Gut Microbiota on Subclinical Inflammation and Insulin Resistance'. In: *Mediators Inflamm.* 2013: 986734.
Charalampopoulos, D., Rastall, R.A.: 'Prebiotics in Foods'. In: *Current Opinion in Biotechnology.* 2012, 23 (2): p. 187–191.
Chen, Y. et al.: 'Association Between Helicobacter Pylori and Mortality in the NHANES III Study'. In: *Gut.* September 2013; 62 (9): p. 1262–1269.
Devaraj, S. et al.: 'The Human Gut Microbiome and Body Metabolism: Implications for Obesity and Diabetes'. In: *Clin Chem.* April 2013; 59 (4): p. 617–628.
Dominguez-Bello, M.G. et al.: 'Development of the Human Gastrointestinal Microbiota and Insights from High-throughput Sequencing'. In: *Gastroenterology.* Mei 2011; 140 (6): p. 1713–1719.
Douglas, L.C., Sanders, M.E.: 'Probiotics and Prebiotics in Dietetics Practice'. In: *J Am Diet Assoc.* Maart 2008; 108 (3): p. 510–521.
Eppinger, M. et al.: 'Who Ate Whom? Adaptive Helicobacter Genomic Changes That Accompanied a Host Jump from Early Humans to Large Felines'. In: *PLoS Genet.* Juli 2006; 2 (7): p. e120.
Fahey, J.W. et al.: 'Urease from Helicobacter Pylori Is Inactivated by Sulforaphane and Other Isothiocyanates'. In: *Biochem Biophys Res Commun.* 24 mei 2013; 435 (1): p. 1–7.

Flegr, J.: 'Influence of Latent Toxoplasma Infection on Human Personality, Physiology and Morphology: Pros and Cons of the Toxoplasma – Human Model in Studying the Manipulation Hypothesis'. In: *J Exp Biol.* 1 januari 2013; 216 (Pt. 1): p. 127–133.
Flegr, J. et al.: 'Increased Incidence of Traffic Accidents in Toxoplasma-Infected Military Drivers and Protective Effect RhD Molecule Revealed by a Large-Scale Prospective Cohort Study'. In: *BMC Infect Dis.* 26 mei 2009; 9: p. 72.
Flint, H.J.: 'Obesity and the Gut Microbiota'. In: *J Clin Gastroenterol.* November 2011; 45 (Suppl.): p. 128–132.
Fouhy, F. et al.: 'High-Throughput Sequencing Reveals the Incomplete, Short-Term Recovery of Infant Gut Microbiota following Parenteral Antibiotic Treatment with Ampicillin and Gentamicin'. In: *Antimicrob Agents Chemother.* November 2012; 56 (11): p. 5811–5820.
Fuhrer, A. et al.: 'Milk Sialyllactose Influences Colitis in Mice Through Selective Intestinal Bacterial Colonization'. In: *J Exp Med.* 20 december 2010; 207 (13): p. 2843–2854.
Gale, E.A.M.: 'A Missing Link in the Hygiene Hypothesis?' In: *Diabetologia.* 2002; 45 (4): p. 588–594.
Ganal, S.C. et al.: 'Priming of Natural Killer Cells by Non-mucosal Mononuclear Phagocytes Requires Instructive Signals from the Commensal Microbiota'. In: *Immunity.* 27 juli 2012; 37 (1): p. 171–186.
Gibney, M.J., Burstyn, P.G.: 'Milk, Serum Cholesterol, and the Maasai – A Hypothesis'. In: *Atherosclerosis.* 1980; 35 (3): p. 339–343.
Gleeson, M. et al.: 'Daily Probiotic's (Lactobacillus Sasei Shirota) Reduction of Infection Incidence in Athletes'. In: *Int J Sport Nutr Exerc Metab.* Februari 2011; 21 (1): p. 55–64.
Goldin, B.R., Gorbach, S.L.: 'Clinical Indications for Probiotics: An Overview'. In: *Clinical Infectious Diseases.* 2008; 46 (Suppl. 2): p. S96–S100.
Gorkiewicz, G.: 'Contribution of the Physiological Gut Microflora to Health and Disease'. In: *J Gastroenterol Hepatol Erkr.* 2009; 7 (1): p. 15–18.
Grewe, K.: *Prävalenz von Salmonella ssp. in der primären Geflügelproduktion und Broilerschlachtung – Salmonelleneintrag bei Schlachtgeflügel während des Schlachtprozesses.* Hannover: Tierärztliche Hochschule Hannover, 2011.

Guseo, A.: 'The Parkinson Puzzle'. In: *Orv Hetil.* 30 december 2012; 153 (52): p. 2060–2069.
Herbarth, O. et al.: 'Helicobacter Pylori Colonisation and Eczema'. In: *Journal of Epidemiology and Community Health.* 2007; 61 (7): p. 638–640.
Hullar, M.A., Lampe, J.W.: 'The Gut Microbiome and Obesity'. In: *Nestle Nutr Inst Workshop Ser.* 2012; 73: p. 67–79.
Jernberg, C. et al.: 'Long-Term Impacts of Antibiotic Exposure on the Human Intestinal Microbiota'. In: *Microbiology.* November 2010; 156 (Pt. 11): p. 3216–3223.
Jin, C., Flavell, R.A.: 'Innate Sensors of Pathogen and Stress: Linking Inflammation to Obesity'. In: *J Allergy Clin Immunol.* Augustus 2013; 132 (2): p. 287–94.
Jirillo, E. et al.: 'Healthy Effects Exerted by Prebiotics, Probiotics, and Symbiotics with Special Reference to Their Impact on the Immune System'. In: *Int J Vitam Nutr Res.* Juni 2012; 82 (3): p. 200–208.
Jones, M.L. et al.: 'Cholesterol-Lowering Efficacy of a Microencapsulated Bile Salt Hydrolase-Active Lactobacillus Reuteri NCIMB 30242 Yoghurt Formulation in Hypercholesterolaemic Adults'. In: *British Journal of Nutrition.* 2012; 107 (10): p. 1505–1513.
Jumpertz, R. et al.: 'Energy-Balance Studies Reveal Associations Between Gut Microbes, Caloric Load, and Nutrient Absorption in Humans'. In: *Am J Clin Nutr.* 2011; 94 (1): p. 58–65.
Katz, S.E.: *The Art of Fermentation: An In-Depth Exploration of Essential Concepts and Processes from Around the World.* Chelsea: Chelsea Green Publishing, 2012.
Katz, S.E.: *Wild Fermentation: The Flavor, Nutrition, and Craft of Live-Culture Foods Reclaiming Domesticity from a Consumer Culture.* Chelsea: Chelsea Green Publishing, 2011.
Kountouras, J. et al.: 'Helicobacter Pylori Infection and Parkinson's Disease: Apoptosis as an Underlying Common Contributor'. In: *Eur J Neurol.* Juni 2012; 19 (6): p. e56.
Krznarica, Željko et al.: 'Gut Microbiota and Obesity'. In: *Dig Dis.* 2012; 30: p. 196–200.
Kumar, M. et al.: 'Cholesterol-Lowering Probiotics as Potential

Biotherapeutics for Metabolic Diseases'. In: *Exp Diabetes Res.* 2012; 2012: 902917.
Macfarlane, G.T. et al.: 'Bacterial Metabolism and Health-Related Effects of Galactooligosaccharides and Other Prebiotics'. In: *J Appl Microbiol.* Februari 2008; 104 (2): p. 305–344.
Mann, G.V. et al.: 'Atherosclerosis in the Masai'. In: *American Journal of Epidemiology.* 1972; 95 (1): p. 26-37.
Marshall, B.J.: 'Unidentified Curved Bacillus on Gastric Epithelium in Active Chronic Gastritis'. In: *Lancet.* 4 juni 1983; 1 (8336): p. 1273 ff.
Martinson, V.G. et al.: 'A Simple and Distinctive Microbiota Associated with Honey Bees and Bumble Bees'. In: *Mol Ecol.* Februari 2011; 20 (3): p. 619–628.
Matamoros, S. et al.: 'Development of Intestinal Microbiota in Infants and its Impact on Health'. In: *Trends Microbiol.* April 2013; 21 (4): p. 167–173.
Moodley, Y. et al.: 'The Peopling of the Pacific from a Bacterial Perspective'. In: *Science.* 23 januari 2009; 323 (5913): p. 527–530.
Mori, K. et al.: 'Does the Gut Microbiota Trigger Hashimoto's Thyroiditis?' In: *Discov Med.* November 2012; 14 (78): p. 321–326.
Musso, G. et al.: 'Gut Microbiota as a Regulator of Energy Homeostasis and Ectopic Fat Deposition: Mechanisms and Implications for Metabolic Disorders'. In: *Current Opinion in Lipidology.* 2010; 21 (1): p. 76–83.
Nagpal, R. et al.: 'Probiotics, their Health Benefits and Applications for Developing Healthier Foods: A Review'. In: *FEMS Microbiol Lett.* September 2012; 334 (1): p. 1–15.
Nakamura, Y.K., Omaye, S.T.: 'Metabolic Diseases and Pro- and Prebiotics: Mechanistic Insights'. In: *Nutr Metab (Lond).* 19 juni 2012; 9 (1): p. 60.
Nicola, J.P. et al.: 'Functional Toll-like Receptor 4 Conferring Lipopolysaccharide Responsiveness is Expressed in Thyroid Cells'. In: *Endocrinology.* Januari 2009; 150 (1): p. 500–508.
Nielsen, H.H. et al.: 'Treatment for Helicobacter Pylori Infection and Risk of Parkinson's Disease in Denmark'. In: *Eur J Neurol.* Juni 2012; 19 (6): p. 864–869.
Norris, V. et al.: 'Bacteria Control Host Appetites'. In: *J Bacteriol.* Februari 2013; 195 (3): p. 411–416.
Okusaga, O., Postolache, T.T.: 'Toxoplasma Gondii, the Immune System, and

Suicidal Behavior'. In: Dwivedi, Y. (red.): *The Neurobiological Basis of Suicide.* Boca Raton, Florida: CRC Press, 2012: p. 159–194.
Ottman, N. et al.: 'The Function of our Microbiota: Who Is Out There and What Do They Do?' In: *Front Cell Infect Microbiol.* 9 augustus 2012; 2: p. 104.
Pavlolvíc, N. et al.: 'Probiotics-Interactions with Bile Acids and Impact on Cholesterol Metabolism'. In: *Appl Biochem Biotechnol.* 2012; 168: p. 1880–1895.
Petrof, E.O. et al.: 'Stool Substitute Transplant Therapy for the Eradication of *Clostridium Difficile* Infection: "RePOOPulating" the Gut'. In: *Microbiome.* 9 januari 2013; 1 (1): p. 3.
Reading, N.C., Kasper, D.L.: 'The Starting Lineup: Key Microbial Players in Intestinal Immunity and Homeostasis'. In: *Front Microbiol.* 7 juli 2011; 2: p. 148.
Roberfroid, M. et al.: 'Prebiotic Effects: Metabolic and Health Benefits'. In: *Br J Nutr.* Augustus 2010; 104 (Suppl. 2): p. S1–S63.
Sanders, M.E. et al.: 'An Update on the Use and Investigation of Probiotics in Health and Disease'. In: *Gut.* 2013; 62 (5): p. 787–796.
Sanza, Y. et al.: 'Understanding the Role of Gut Microbes and Probiotics in Obesity: How Far Are We?' In: *Pharmacol Res.* Maart 2013; 69 (1): p. 144–155.
Schmidt, C.: 'The Startup Bugs'. In: *Nat Biotechnol.* April 2013; 31 (4): p. 279–281.
Scholz-Ahrens, K.E. et al.: 'Prebiotics, Probiotics, and Synbiotics Affect Mineral Absorption, Bone Mineral Content, and Bone Structure'. In: *J Nutr.* Maart 2007; 137 (3 Suppl. 2): p. 838S–846S.
Schwarz, S. et al.: 'Horizontal versus Familial Transmission of Helicobacter Pylori'. In: *PLoS Pathog.* Oktober 2008; 4 (10): p. e1000180.
Shen, J. et al.: 'The Gut Microbiota, Obesity and Insulin Resistance'. In: *Mol Aspects Med.* Februari 2013; 34 (1): p. 39–58.
Starkenmann, C. et al.: 'Olfactory Perception of Cysteine-S-Conjugates from Fruits and Vegetables'. In: *J Agric Food Chem.* 22 oktober 2008; 56 (20): p. 9575–9580.
Stowell, S.R. et al.: 'Innate Immune Lectins Kill Bacteria Expressing Blood Group Antigen'. In: *Nat Med.* Maart 2010; 16 (3): p. 295–301.
Tängdén, T. et al.: 'Foreign Travel Is a Major Risk Factor for Colonization

with Escherichia Coli Producing CTX-M-Type Extended-Spectrum ß-Lactamases: A Prospective Study with Swedish Volunteers'. In: *Antimicrob Agents Chemother*. September 2010; 54 (9): p. 3564–3568.
Teixeira, T.F. et al.: 'Potential Mechanisms for the Emerging Link Between Obesity and Increased Intestinal Permeability'. In: *Nutr Res*. September 2012; 32 (9): p. 637–647.
Torrey, E.F. et al.: 'Antibodies to Toxoplasma Gondii in Patients With Schizophrenia: A Meta-Analysis'. In: *Schizophr Bull*. Mei 2007; 33 (3): p. 729–736.
Tremaroli, V., Bäckhed, F.: 'Functional Interactions Between the Gut Microbiota and Host Metabolism.' In: *Nature*. 13 september 2012; 489 (7415): p. 242–249.
Turnbaugh, P.J., Gordon, J.I.: 'The Core Gut Microbiome, Energy Balance and Obesity'. In: *J Physiol*. 2009; 587 (17): p. 4153–4158.
Vrese, M. de; Schrezenmeir, J.: 'Probiotics, Prebiotics, and Synbiotics'. In: *Adv Biochem Engin/Biotechnol*. 2008; 111: p. 1–66.
Vriese, J. de: 'Medical Research. The Promise of Poop'. In: *Science*. 30 augustus 2013; 341 (6149): p. 954–957.
Vyas, U., Ranganathan, N.: 'Probiotics, Prebiotics, and Synbiotics: Gut and Beyond'. In: *Gastroenterol Res Pract*. 2012: 872716.
Webster, J.P. et al.: 'Effect of Toxoplasma Gondii upon Neophobic Behaviour in Wild Brown Rats, Rattus norvegicus'. In: *Parasitology*. Juli 1994; 109 (Pt. 1): p. 37–43.
Wichmann-Schauer, H.: *Verbrauchertipps: Schutz vor Lebensmittel-infektionen im Privathaushalt*. Berlijn: Bundesinstitut für Risikobewertung, 2007.
Wu, G.D. et al.: 'Linking Long-Term Dietary Patterns with Gut Microbial Enterotypes'. In: *Science*. 7 oktober 2011; 334 (6052): p. 105–108.
Yatsunenko, T. et al.: 'Human Gut Microbiome Viewed Across Age and Geography'. In: *Nature*. 9 mei 2012; 486 (7402): p. 222–227.
Zipris, D.: 'The Interplay Between the Gut Microbiota and the Immune System in the Mechanism of Type 1 Diabetes'. In: *Curr Opin Endocrinol Diabetes Obes*. Augustus 2013; 20 (4): p. 265–270.